ALCHEMIE DER SCHÖNHEIT

Der epigenetische Code deiner Haut

Christine Tontsch

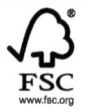

Bibliografische Information der Deutschen Nationalbibliothek: Die Deutsche Nationalbibliothek verzeichnet diese Publikation in der Deutschen Nationalbibliografie; detaillierte bibliografische Daten sind im Internet über http://dnb.dnb.de abrufbar.

Die automatisierte Analyse des Werkes, um daraus Informationen insbesondere über Muster, Trends und Korrelationen gemäß §44b UrhG („Text und Data Mining“) zu gewinnen, ist untersagt

© 2025 Christine Tontsch

Lektorat: Christine Tontsch
Korrektorat: Christine Tontsch

Verlag: BoD · Books on Demand GmbH, Überseering 33, 22297 Hamburg, bod@bod.de

Druck: Libri Plureos GmbH, Friedensallee 273, 22763 Hamburg

ISBN: 978-3-7693-5614-4

Inhalt

Alchemie der Schönheit

In Tiegeln aus uralter Zeit
Brodelt der Essenz Geheimnis weit
Wo Gold und Silber sich vermählen
Mit Düften, die vom Zauber zählen

Der Weisen Stein, er glüht so sacht
In jeder Form der Schönheit Pracht
Verwandelt Rohes in das Feine
Macht Dunkles klar wie Edelsteine

Aus Blütenkelchen tropft der Tau
Der Morgenröte zartes Blau
Vermischt mit Mondlicht, still und rein
Fließt in den Äther sanft hinein

Die Zeit wird flüssig, warm und weich
Im großen alchemist'schen Reich
Wo Schönheit ihre Wandlung findet
Und sich mit Weisheit eng verbindet

In Spiegeln aus geschliffnem Glas
Zeigt sich der Wandlung tiefes Maß
Was außen glänzt, muss innen strahlen
Um wahre Schönheit zu erfahren.
Der Körper - nur ein Instrument
In dem die Seele leuchtend brennt
Verwandelt durch die große Kunst
Der Alchemie geschenkte Gunst

So wird das Rohe edel, rein
Das Äußre mit dem Innren eins
Die Schönheit - mehr als nur ein Schein
Sie muss durchdrungen, lebend sein

Ein ewger Kreislauf, nie vollendet
Der Geist, der sich zur Schönheit wendet
Sucht stets aufs Neue zu verstehen
Was wir als Zauber nur ansehen.

Christine Tontsch, Februar 2025

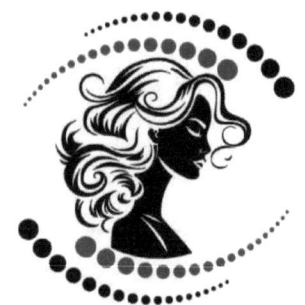

Zwischen Wissenschaft und Intuition

Mein Weg zur ganzheitlichen Hautpflege begann, vor über 25 Jahren, mit einer tiefen Faszination für die Geheimnisse unserer Haut. Als Kosmetikerin entdeckte ich schnell, dass wahre Hautgesundheit weit mehr umfasst als die äußere Pflege. Die Haut ist unser Spiegel - sie erzählt Geschichten von inneren Ungleichgewichten, von Stress, von unerfüllten Bedürfnissen.

Der wissenschaftliche Wendepunkt

Meine Ausbildung zur Heilpraktikerin öffnete mir die Augen für die tieferen Zusammenhänge zwischen innerer und äußerer Gesundheit. Die Epigenetik brachte schließlich das entscheidende Puzzleteil: Das Verständnis dafür, wie unsere Lebensweise, unsere Emotionen und unsere Umwelt die Gesundheit und Ausstrahlung unserer Haut aktiv beeinflussen.

Meine Vision

Meine Arbeit vereint drei kraftvolle Dimensionen: Die fundierte kosmetische Expertise, das ganzheitliche heilpraktische Wissen und die revolutionären Erkenntnisse der Epigenetik. Diese einzigartige Kombination ermöglicht es mir, Menschen auf ihrem Weg zu strahlender Hautgesundheit umfassend zu begleiten. Dabei verstehe ich mich als Übersetzerin - zwischen den sichtbaren Hautzeichen und ihren verborgenen Ursachen, zwischen wissenschaftlicher Erkenntnis und intuitiver Hautpflege.

Mein Herzensweg

Jede Haut erzählt ihre eigene Geschichte, trägt ihr eigenes genetisches und energetisches Erbe. Diese individuellen Geschichten zu lesen, ihre versteckten Botschaften zu entschlüsseln und Wege zu nachhaltiger Hautgesundheit aufzuzeigen - das ist meine Berufung. Dabei verbinde ich traditionelles Schönheitswissen mit modernster Hautforschung und dem tiefen Verständnis für die Bedürfnisse jeder einzelnen Haut.

Die Essenz meiner Arbeit

In meiner täglichen Praxis erlebe ich die transformative Kraft dieser ganzheitlichen Herangehensweise. Wenn fundiertes Hautpflegewissen sich mit heilpraktischer Expertise und epigenetischem Verständnis vereint, entstehen nachhaltige Veränderungen. Dieses Buch ist eine Einladung, dich mit mir auf diese Reise zu begeben - eine Reise zu deiner besten, gesündesten und schönsten Version deiner Haut.

Die Beauty Alchemistin - Wandlerin zwischen äußerer und innerer Schönheit

Eine Beauty Alchemistin ist eine moderne Verwandlungskünstlerin, die die uralte Kunst der Alchemie in die Welt der Schönheitspflege überträgt. Wie die Alchemisten des Mittelalters, die versuchten, unedle Metalle in Gold zu verwandeln, strebt sie danach, das verborgene Potenzial in jedem Menschen zum Strahlen zu bringen.

Die Essenz ihrer Arbeit liegt in der Verschmelzung verschiedener Welten:

Die Welt der Naturwissenschaft

Sie versteht die biochemischen Prozesse der Haut, kennt die Wirkung von Inhaltsstoffen und weiß um die Bedeutung der richtigen Zusammensetzung von Pflegeprodukten. Wie eine Alchemistin in ihrem Labor experimentiert sie mit verschiedenen Wirkstoffen und findet individuelle Lösungen für jeden Hauttyp.

Die Welt der Naturheilkunde

Sie arbeitet mit der Kraft der Natur, nutzt das Wissen um Heilpflanzen, ätherische Öle und natürliche Extrakte. Dabei verbindet sie traditionelles Heilwissen mit modernen Erkenntnissen der Kosmetik.

Die Welt der Energiearbeit

Als Beauty Alchemistin weiß sie um die feinstofflichen Energien des Körpers. Sie versteht, dass Schönheit eng mit dem Energiefluss im Körper verbunden ist und arbeitet, gezielt mit Energiebahnen und -punkten.

Die Welt der Intuition

Sie verlässt sich nicht nur auf erlerntes Wissen, sondern nutzt auch ihre intuitive Wahrnehmung. Sie spürt, was ein Mensch wirklich braucht - manchmal über die offensichtlichen Hautbedürfnisse hinaus.

Die spirituelle Welt

In ihrer Arbeit berücksichtigt sie die tiefe Verbindung zwischen körperlichem und seelischem Wohlbefinden. Sie versteht Schönheit als Ausdruck innerer Harmonie und begleitet Menschen auf ihrem Weg zur Selbstentfaltung.

Das "Labor" einer Beauty Alchemistin ist mehr als ein gewöhnlicher Behandlungsraum. Es ist ein Raum der Transformation, in dem verschiedene Ebenen des Seins berührt werden:

- Die physische Ebene durch gezielte Hautpflege und Behandlungen
- Die energetische Ebene durch Energiearbeit und Berührung
- Die emotionale Ebene durch einfühlsame Begleitung
- Die mentale Ebene durch Bewusstseinsarbeit
- Die spirituelle Ebene durch ganzheitliche Heilungsansätze
- Ihre "Rezepturen" sind individuell abgestimmt und können beinhalten:
- Klassische Kosmetikbehandlungen
- Energetische Behandlungen
- Klangschalenarbeit
- Kristallheilung
- Aromatherapie
- Meditation und Achtsamkeitsübungen
- Rituale zur Selbstpflege

Das Ziel einer Beauty Alchemistin ist es, Menschen dabei zu unterstützen, ihre natürliche Schönheit zu entfalten - von innen und von außen. Sie versteht sich als Wegbegleiterin auf dem Pfad zur Selbsterkenntnis und Selbstliebe. Dabei geht es ihr nicht um oberflächliche Verschönerung, sondern um eine tiefgreifende Transformation, die alle Ebenen des Seins einschließt.

Eine Beauty Alchemistin ist somit Kosmetikerin, Heilerin, Energiearbeiterin und spirituelle Begleiterin in einem. Sie vereint altes Wissen mit modernen Erkenntnissen und schafft einen ganzheitlichen Ansatz für Schönheit und Wohlbefinden. Ihre Arbeit ist eine Kunst der Transformation, die das "Gold" - die einzigartige Schönheit und Ausstrahlung - in jedem Menschen zum Vorschein bringt.

Ja, ich bin eine Beauty Alchemisten - mit Herz und Seele. Denn echte Schönheit beginnt mit dem Verständnis für die tieferen Zusammenhänge. Lass uns gemeinsam die Weisheit deiner Haut entdecken.

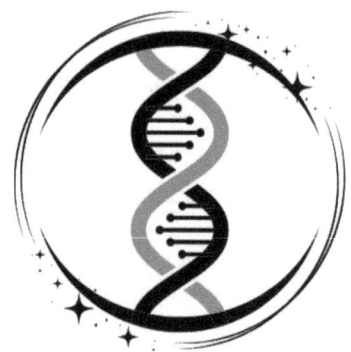

Für dich, du Wunderschöne Seele,

In einer Welt, die oft nur die Oberfläche betrachtet, hast du erkannt, dass wahre Schönheit tiefer geht. Du hast verstanden, dass deine Haut mehr ist als nur eine Hülle – sie ist dein größtes Organ, dein Schutzschild, dein erster Kontakt zur Welt.

Diese Seiten widme ich jedem Menschen, der morgens in den Spiegel blickt und beschließt, sich selbst mit Achtsamkeit zu begegnen. Der Mutter, die ihre Tochter lehrt, dass Selbstfürsorge keine Eitelkeit ist. Dem Vater, der seinem Sohn zeigt, dass Hautpflege keine Frage des Geschlechts ist.

Ich widme dieses Buch allen, die spüren, dass die Pflege unserer Haut ein Akt der Selbstliebe ist. Die verstehen, dass jede Berührung, jeder sanfte Strich beim Eincremen ein Moment der Verbindung mit uns selbst sein kann.

Den Zweifelnden, den Suchenden, den Neugierigen – dieses Buch ist für dich. Für alle, die bereit sind, unter die Oberfläche zu schauen und zu erkennen, dass Hautpflege mehr ist als Kosmetik. Sie ist ein Ritual der Achtsamkeit, ein tägliches Geschenk an dich selbst.

Mögen diese Seiten, dich begleiten auf einer Reise zu einer gesunden, strahlenden Haut – und zu einem tieferen Verständnis dafür, dass die Pflege unserer äußeren Hülle auch unsere innere Schönheit zum Leuchten bringt.

Aus tiefstem Herzen DANKE – für deinen Mut, dein Vertrauen, deinen Weg.

Platz für deine AHA - Momente

Vorwort

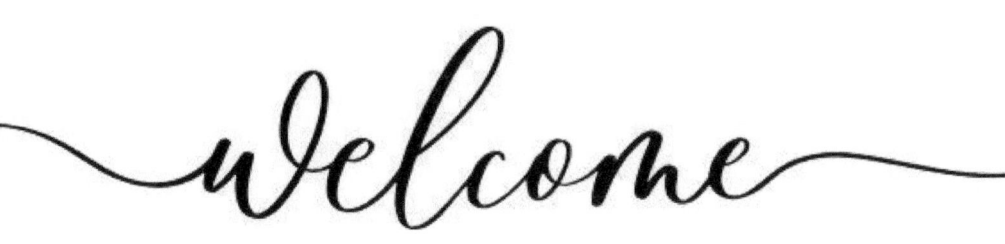

zu einer epischen Expedition durch die geheimnisvolle Welt der Hautpflege und - Gesundheit – eine Reise, die nicht nur deine Haut transformieren wird, sondern auch die Essenz deiner eigenen unwiderstehlichen Schönheit entfesseln soll.

Kennst du diesen magischen Moment, wenn du in den Spiegel schaust und deine Haut einfach strahlt? Dieses unbeschreibliche Gefühl von Gesundheit, Vitalität und natürlicher Schönheit? Genau dieses Gefühl möchte ich dir mit diesem Buch jeden Tag schenken.

Die Reise zu diesem Buch begann mit einer einfachen Frage: Warum ist gesunde Haut so viel mehr als nur ein kosmetisches Thema? Je tiefer ich in die Wissenschaft der Hautgesundheit eintauchte, desto faszinierender wurde die Antwort. Unsere Haut ist nicht nur eine Hülle – sie ist ein Spiegelbild unserer Gesundheit, unseres Lebensstils und sogar unserer Gene.

In den letzten Jahren hat die Forschung bahnbrechende Erkenntnisse über unsere Haut gewonnen. Wir wissen heute, dass unsere Hautgesundheit tief mit unserer DNA verbunden ist, dass winzige Telomere über unsere Hautalterung mitentscheiden und dass das richtige Verständnis von Wirkstoffen wahre Wunder bewirken kann. Dieses Wissen ist zu wertvoll, um es nur in wissenschaftliches Journal verstauben zu lassen.

Meine Vision für dieses Buch war es, diese komplexen Zusammenhänge so zu übersetzen, dass sie jeder verstehen und vor allem anwenden kann. Ob du nun zum ersten Mal tiefer in das Thema Hautpflege eintauchst oder schon eine echte Hautpflege – Enthusiast bist – dieses Buch wird dir neue Perspektiven eröffnen.

Was du in deinen Händen hältst, ist mehr als ein Ratgeber. Es ist eine Einladung zu einer Reise. Eine Reise zu tieferem Verständnis deiner Haut, zu wissenschaftlich fundiertem Wissen und zu Pflegeroutinen, die wirklich funktionieren. Ich nehme dich mit in die faszinierende Welt der Epigenetik, erkläre dir, was deine Telomere dir über deine Hautalterung verraten und zeige dir, wie moderne Longevity-Konzepte deine Hautgesundheit revolutionieren können.

Dabei war es mir wichtig, nicht nur Wissen zu vermitteln, sondern auch praktische Lösungen anzubieten. Jedes Kapitel verbindet neueste wissenschaftliche Erkenntnisse mit konkreten Handlungsempfehlungen, die du sofort in deinen Alltag integrieren kannst.

Hautgesundheit ist eine Reise, kein Ziel. Sie ist so individuell wie du selbst. Dieses Buch soll dein persönlicher Begleiter auf dieser Reise sein – mit allem Wissen, das du brauchst, um informierte Entscheidungen für deine Hautpflege zu treffen.

Ich lade dich ein, dich auf den folgenden Seiten inspirieren zu lassen, Neues zu entdecken und deiner Haut die Aufmerksamkeit zu schenken, die sie verdient. Lass uns gemeinsam die Geheimnisse deiner Hautgesundheit entschlüsseln.

Auf eine spannende Reise

Warum altern wir?

Der Takt unserer Lebenszeit

Altern - ein Prozess, dem kein Lebewesen entkommt. Doch warum altern wir? Diese Frage beschäftigt die Menschheit seit Jahrtausenden. Von antiken Philosophen bis zu modernen Wissenschaftlern haben wir nach Antworten gesucht, nach dem sprichwörtlichen Jungbrunnen oder zumindest nach einem tieferen Verständnis dieses unaufhaltsamen Prozesses. Im Jahr 2013 machte der Genetiker Dr. Steve Horvath eine Entdeckung, die unser Verständnis des Alterns grundlegend veränderte: die epigenetische Uhr.

Horvaths Entdeckung: Die DNA-Methylierungsuhr[1]

In seiner bahnbrechenden Studie identifizierte Dr. Horvath ein Muster von 353 spezifischen Stellen im menschlichen Genom, an denen die DNA-Methylierung - ein epigenetischer Prozess - mit erstaunlicher Genauigkeit das biologische Alter eines Menschen vorhersagen kann. Diese Entdeckung war revolutionär, denn sie zeigte, dass unser Körper über eine Art innere Uhr verfügt, die den Alterungsprozess auf molekularer Ebene steuert.

DNA-Methylierung ist ein Prozess, bei dem Methylgruppen (CH_3) an bestimmte Stellen der DNA angeheftet werden. Diese chemischen Markierungen verändern nicht die DNA-Sequenz selbst, beeinflussen aber, wie Gene abgelesen und exprimiert werden. Mit zunehmendem Alter verändert sich das Muster dieser Methylierungen systematisch - manche Stellen werden stärker methyliert, andere verlieren ihre Methylierung. Horvath erkannte, dass diese Veränderungen so konsistent sind, dass sie als präziser biologischer Alterungsmarker dienen können.

Das Besondere an Horvaths Entdeckung ist die Universalität dieser epigenetischen Uhr. Sie tickt in nahezu allen Geweben des Körpers im gleichen Takt - von Blutzellen über Gehirngewebe bis hin zu Hautzellen. Dies deutet auf einen fundamentalen Mechanismus hin, der den Alterungsprozess auf zellulärer Ebene orchestriert.

Chronologisches versus biologisches Alter

Horvaths epigenetische Uhr ermöglicht es uns, zwischen dem chronologischen Alter (den Kalenderjahren, die wir gelebt haben) und dem biologischen Alter (dem tatsächlichen Zustand unseres Körpers) zu unterscheiden. Diese Unterscheidung ist bedeutsam, denn wir kennen alle Menschen, die "jünger aussehen als sie sind" oder umgekehrt deutlich gealtert wirken.

Die DNA-Methylierungsuhr bietet nun einen objektiven Maßstab für diese subjektive Beobachtung. Sie zeigt, dass manche Menschen tatsächlich biologisch jünger oder älter sein können als ihr Geburtsdatum vermuten lässt. Menschen, deren epigenetisches Alter schneller voranschreitet als ihr chronologisches Alter, haben ein höheres Risiko für altersbedingte Erkrankungen und eine geringere Lebenserwartung. Umgekehrt könnten Menschen mit einer "langsamer tickenden" epigenetischen Uhr ein geringeres Krankheitsrisiko und eine längere gesunde Lebensspanne haben.

Die Hallmarks of Ageing - Ein umfassendes Modell des Alterns

Um Horvaths Entdeckung in einen breiteren Kontext zu stellen, ist es hilfreich, die "Hallmarks of Ageing" zu betrachten - ein 2013 von López-Otín und Kollegen vorgeschlagenes Rahmenwerk, das die wesentlichen Merkmale des Alterungsprozesses beschreibt. Sie identifizierten neun fundamentale biologische Prozesse, die zusammen den Alterungsprozess charakterisieren:

1. Genomische Instabilität: Die Ansammlung von DNA-Schäden im Laufe des Lebens.
2. Telomerverkürzung: Die Verkürzung der schützenden Chromosomenenden bei jeder Zellteilung.
3. Epigenetische Veränderungen: Modifikationen der Genexpression ohne Veränderung der DNA-Sequenz - hierzu gehört auch Horvaths epigenetische Uhr.
4. Verlust der Proteostase: Die abnehmende Fähigkeit der Zellen, fehlerhafte Proteine zu erkennen und zu beseitigen.

5. Deregulierte Nährstoffsensitivität: Veränderungen in der Fähigkeit, Nährstoffe zu erkennen und zu verarbeiten.
6. Mitochondriale Dysfunktion: Die verminderte Effizienz der zellulären "Kraftwerke" - ein Aspekt, den wir in späteren Kapiteln detaillierter betrachten werden.
7. Zelluläre Seneszenz: Die Ansammlung von Zellen, die sich nicht mehr teilen können, aber biologisch aktiv bleiben.
8. Stammzellerschöpfung: Der Verlust der regenerativen Kapazität von Geweben.
9. Veränderte interzelluläre Kommunikation: Störungen in der Kommunikation zwischen Zellen.

Die epigenetische Uhr von Horvath ist besonders mit dem dritten Merkmal verbunden, hat aber Auswirkungen auf alle anderen Aspekte des Alterns. Sie könnte sogar als eine Art "Dirigent" verstanden werden, der das Orchester der anderen Alterungsmerkmale koordiniert.

Die Epigenetik als Brücke zwischen Genetik und Umwelt

Eine der faszinierendsten Erkenntnisse aus Horvaths Arbeit ist, dass die epigenetische Uhr sowohl von genetischen Faktoren als auch von Umwelteinflüssen beeinflusst wird. Unsere Gene geben den grundlegenden Takt vor, aber Lebensstilfaktoren können das Tempo modifizieren.

Studien haben gezeigt, dass chronischer Stress, Rauchen, Übergewicht und mangelnde körperliche Aktivität die epigenetische Uhr beschleunigen können. Umgekehrt scheinen gesunde Ernährung, regelmäßige Bewegung und ausreichend Schlaf den Alterungsprozess auf epigenetischer Ebene zu verlangsamen.

Diese Erkenntnis eröffnet spannende Perspektiven für die Präventivmedizin und das persönliche Gesundheitsmanagement. Wenn wir verstehen, wie unsere Lebensweise die epigenetische Uhr beeinflusst, können wir möglicherweise gezielt intervenieren, um gesünder zu altern.

Implikationen für die Alternsforschung und Medizin

Die Entdeckung der epigenetischen Uhr hat weitreichende Implikationen für die Alternsforschung und die Medizin:

1. Biomarker für Alterung: Die DNA-Methylierungsuhr bietet einen präzisen Biomarker für den Alterungsprozess, der in klinischen Studien eingesetzt werden kann, um die Wirksamkeit von Anti-Aging-Interventionen zu bewerten.
2. Personalisierte Medizin: Durch die Messung des epigenetischen Alters könnten Ärzte besser einschätzen, welche Patienten ein erhöhtes Risiko für altersbedingte Erkrankungen haben, und präventive Maßnahmen entsprechend anpassen.
3. Entwicklung neuer Therapien: Das Verständnis der molekularen Mechanismen, die der epigenetischen Uhr zugrunde liegen, könnte zur Entwicklung neuer Therapien führen, die gezielt in den Alterungsprozess eingreifen.
4. Lebensverlängerung: Langfristig könnte die Forschung an der epigenetischen Uhr dazu beitragen, die gesunde Lebensspanne zu verlängern, indem sie Wege aufzeigt, wie der Alterungsprozess verlangsamt werden kann.

Grenzen und offene Fragen

Trotz ihrer revolutionären Bedeutung ist die epigenetische Uhr kein vollständiges Modell des Alterns. Es bleiben wichtige Fragen offen:

- Ist die epigenetische Uhr eine Ursache des Alterns oder nur ein Symptom tieferliegender Prozesse?
- Wie genau interagiert die epigenetische Uhr mit den anderen Hallmarks of Ageing?
- Inwieweit können wir tatsächlich in die epigenetische Uhr eingreifen, um den Alterungsprozess zu verlangsamen?

Diese Fragen treiben die aktuelle Forschung voran und versprechen weitere spannende Entdeckungen in den kommenden Jahren.

Fazit: Ein neues Kapitel in unserem Verständnis des Alterns

Die Entdeckung der epigenetischen Uhr durch Dr. Steve Horvath markiert einen Wendepunkt in unserem Verständnis des Alterns. Sie zeigt, dass der Alterungsprozess nicht chaotisch und unvorhersehbar ist, sondern einem präzisen epigenetischen Programm folgt, das in unseren Zellen abläuft.

Dieses Wissen eröffnet neue Wege für die Erforschung des Alterns und die Entwicklung von Strategien, um gesünder zu altern. Es gibt uns auch ein besseres Verständnis dafür, wie unsere Lebensweise und unsere Umwelt unseren Alterungsprozess beeinflussen können.

Während wir noch weit davon entfernt sind, den Alterungsprozess vollständig zu verstehen oder gar umzukehren, hat uns Horvaths Entdeckung einen wichtigen Schritt näher an dieses Ziel gebracht. Die epigenetische Uhr tickt in uns allen - doch vielleicht können wir lernen, ihren Gang zu verlangsamen und mehr gesunde Jahre zu unserem Leben hinzuzufügen.

In den folgenden Kapiteln werden wir tiefer in die anderen Mechanismen des Alterns eintauchen, insbesondere die Rolle der Mitochondrien als fundamentale Energielieferanten unserer Zellen, und erkunden, wie das Wissen über die epigenetische Uhr und die Hallmarks of Ageing unser tägliches Leben und unsere Gesundheitsentscheidungen beeinflussen kann.

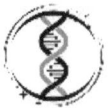

Die erstaunliche Geschichte deiner Haut

Stell dir vor, du könntest jeden Morgen in den Spiegel schauen und eine Geschichte lesen. Eine Geschichte von Gesundheit, Lebensfreude und dem natürlichen Strahlen, das von innen kommt. Genau diese Geschichte erzählt deine Haut – jeden einzelnen Tag. Sie ist dein persönliches Tagebuch, dein Schutzschild und dein Spiegel zum Ich.

Deine Haut ist ein Wunderwerk der Natur. Sie ist dein größtes Organ und gleichzeitig dein sichtbarstes. Sie atmet, fühlt, schützt und erneuert sich ständig. In jedem Moment deines Lebens arbeiten Millionen von Hautzellen unermüdlich daran, dich gesund und geschützt zu halten. Sie ist dein persönlicher Bodyguard, dein Klimaregulator und dein emotionaler Vermittler zur Außenwelt.

Warum dieses Buch dein Leben verändern wird

Stell dir vor, du könntest die Sprache deiner Haut verstehen. Was würde sie dir erzählen? Von Stress, den du vielleicht gar nicht wahrnimmst? Von Nährstoffen, die ihr fehlen? Von der Kraft der Berührung und der Heilung, die in deinen eigenen Händen liegt?

Dieses Buch ist dein Schlüssel zu diesem Verständnis. Es ist keine weitere Sammlung von oberflächlichen Beautytipps. Es ist deine Reise zu tieferem Verständnis, zu wissenschaftlich fundiertem Wissen und zu praktischen Lösungen.

Was dich erwartet

In den kommenden Kapiteln nehme ich dich mit auf eine faszinierende Entdeckungsreise:

- Du wirst verstehen, wie deine Haut - Gene auf deine Lebensweise reagieren
- Du lernst die wahren Helden der Hautpflege kennen – von antiken Heilmitteln bis zu modernsten Wirkstoffen
- Du erfährst, wie du das Altern deiner Hautzellen positiv beeinflussen kannst
- Du bekommst praktische Routinen an die Hand, die du sofort umsetzen kannst

Dein persönlicher Wendepunkt

Kennst du das Gefühl, wenn du morgens aufwachst und deine Haut einfach strahlt? Wenn sie sich geschmeidig und vital anfühlt, ausgeglichen und gesund aussieht? Dieses Gefühl ist kein Zufall und auch kein kurzfristiger Effekt teurer Cremes. Es ist das Ergebnis eines tiefen Verständnisses dafür, was deine Haut wirklich braucht.

Ich verspreche dir: Nach der Lektüre dieses Buches wirst du deine Haut mit anderen Augen sehen. Du wirst verstehen, dass wahre Hautgesundheit von innen kommt und dass du selbst der wichtigste Akteur in dieser spannenden Geschichte bist.

Deine Haut - mehr als nur Oberfläche

Wusstest du, dass deine Haut jeden Tag etwa eine Million abgestorbene Zellen verliert und neue bildet? Dass sie in einem einzigen Tag bis zu einen Liter Schweiß produzieren kann? Dass sie über mehr Sinneszellen verfügt als jedes andere Organ?

Diese erstaunlichen Fakten sind nur der Anfang. Deine Haut ist ein Meisterwerk der Evolution, ein hochkomplexes Organ, das täglich Höchstleistungen für dich erbringt. Sie verdient deine Aufmerksamkeit, dein Verständnis und die bestmögliche Pflege.

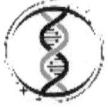

Meisterwerk der Natur - deine Haut

Die Haut - dein faszinierender Schutzschild zwischen den Welten

Die Geschichte deiner Haut ist die Geschichte eines wahren Multitalents. Mit einer Fläche von etwa zwei Quadratmetern und einem Gewicht von rund zehn Kilogramm ist sie nicht nur unser größtes Organ - sie ist ein Meisterwerk der Natur, das uns jeden Tag aufs Neue schützt, reguliert und mit unserer Umwelt verbindet.

Stell dir vor, deine Haut wäre ein hochmodernes Gebäude. An der Oberfläche ein unüberwindbarer Schutzwall, darunter ein komplexes

Netzwerk aus Sensoren, Regulatoren und Kommunikationszentren. Jede Sekunde deines Lebens arbeitet dieses erstaunliche System, um dich zu schützen und im Gleichgewicht zu halten.

Die Kunst der Abgrenzung

Deine Haut ist weit mehr als eine simple Hülle - sie ist die intelligente Grenze zwischen deinem Inneren und der Außenwelt. Wie ein geschulter Türsteher entscheidet sie, was hineindarf und was draußen bleiben muss. Dabei schützt sie dich nicht nur vor sichtbaren Gefahren wie Bakterien oder UV-Strahlung, sondern auch vor unsichtbaren Bedrohungen wie freien Radikalen und Umweltschadstoffen.

Der sogenannte Säureschutzmantel deiner Haut spielt dabei eine zentrale Rolle. Mit einem pH-Wert von etwa 5,5 schafft er ein leicht saures Milieu, in dem schädliche Bakterien sich unwohl fühlen, während nützliche Mikroorganismen bestens gedeihen. Dieses Mikrobiom - deine persönliche Bakteriengemeinschaft - ist wie eine unsichtbare Armee, die dich rund um die Uhr beschützt.

TIP: Bewahre deinen Säureschutzmantel! Vermeide zu häufiges Waschen mit Seife und benutze pH-hautneutrale Reinigungsprodukte. Gönne deiner Haut auch mal produktfreie Tage, damit sich dein Mikrobiom regenerieren kann.

Die energetische Dimension

Was viele nicht wissen: Deine Haut ist auch eine energetische Grenze. Wie eine sensible Membran nimmt sie Energien und Schwingungen aus deiner Umgebung wahr. In der traditionellen chinesischen Medizin wird die Haut als Spiegel des Qi - der Lebensenergie - betrachtet. Über verschiedene Meridiane (Energiebahnen) steht sie in direkter Verbindung mit deinen inneren Organen.

Diese energetische Dimension erklärt auch, warum Berührungen so heilsam sein können und warum wir manchmal eine "dicke Haut" entwickeln, wenn wir uns schützen müssen.

Deine Haut ist wie ein energetischer Schutzanzug, der sich deinen Bedürfnissen anpasst.

TIP: Aktiviere deine Hautenergie! Regelmäßiges Trockenbürsten oder sanfte Massagen können die Energiebahnen stimulieren und die Hautvitalität fördern. Achte auch auf deine emotionale Hygiene - Stress und negative Energien belasten auch deine Haut.

Kommunikationszentrale und Sinnesorgan

Mit Millionen von Rezeptoren ist deine Haut ein wahres Kommunikationswunder. Sie fühlt Wärme und Kälte, Druck und Berührung, Schmerz und Vergnügen. Aber sie kommuniziert auch selbst: Wenn du errötest, schwitzt oder eine Gänsehaut bekommst, sendet deine Haut klare Botschaften an deine Umwelt.

Diese Kommunikation beginnt schon im Mutterleib und bleibt lebenslang wichtig für deine emotionale Gesundheit. Berührungen auf der Haut stimulieren die Ausschüttung von Glückshormonen wie Oxytocin und können Stress, Angst und sogar Schmerzen reduzieren.

TIP: Pflege deine Hautsinne! Gönne dir regelmäßige Berührungen durch Massagen oder Streicheleinheiten. Verschiedene Temperaturen und Texturen können deine Hautsinne trainieren und vital halten.

Deine persönliche Regulationszentrale

Stell dir deine Haut wie einen hochmodernen Thermostat vor, der ständig die perfekte Temperatur für deinen Körper reguliert. Wenn dir zu warm wird, öffnen sich Millionen kleiner Schweißdrüsen, um dich durch Verdunstungskälte abzukühlen. Wird es zu kalt, verengen sich die Blutgefäße in der Haut, um Wärme im Körperinneren zu bewahren.

Aber das ist nur der Anfang ihrer regulatorischen Fähigkeiten. Deine Haut ist auch maßgeblich an der Produktion von Vitamin D beteiligt - dem Sonnenvitamin, das für starke Knochen, ein gesundes Immunsystem und sogar deine mentale Gesundheit wichtig ist. Wie eine kluge Chemikerin wandelt sie dabei UV-Strahlen in dieses lebenswichtige Vitamin um.

Gleichzeitig überwacht deine Haut konstant den Feuchtigkeitshaushalt deines Körpers. Durch ihre einzigartige Barrierefunktion verhindert sie übermäßigen Wasserverlust und reguliert, wie viel Feuchtigkeit aus der Umgebung aufgenommen wird.

TIP: Unterstütze die Regulationsfähigkeit deiner Haut! 15-20 Minuten moderate Sonneneinstrahlung täglich fördern die Vitamin-D-Produktion. Vermeide jedoch Überexposition und nutze danach angemessenen Sonnenschutz. Unterstütze den Feuchtigkeitshaushalt durch regelmäßiges Trinken und feuchtigkeitsspendende Pflege.

Das unterschätzte Entgiftungsorgan

Deine Haut ist ein wahres Entgiftungswunder. Täglich scheidet sie über die Schweißdrüsen Giftstoffe und Stoffwechselprodukte aus. Dabei arbeitet sie eng mit deinen anderen Entgiftungsorganen - Leber, Nieren und Darm - zusammen. Wie ein gut organisiertes Entsorgungsunternehmen transportiert sie Abfallprodukte nach außen und unterstützt so die Reinigung deines gesamten Systems.

Besonders interessant ist die Rolle der Haut im Säure-Base-Haushalt. Wenn andere Entgiftungsorgane überlastet sind, springt die Haut als Nothelfer ein und versucht, überschüssige Säuren auszuscheiden. Das kann sich dann in Form von Hautproblemen, erhöhter Schweißproduktion oder sogar Hautausschlägen zeigen.

TIP: Optimiere deine Hautentgiftung! Regelmäßige Saunagänge oder Bewegung bis zum leichten Schwitzen unterstützen die Ausscheidungsfunktion. Basische Bäder können die Säureausleitung fördern. Achte auf eine ausgewogene, nicht zu säure lastige Ernährung.

Die Haut als Spiegel deiner Gesundheit

Deine Haut ist wie ein hochsensibler Bildschirm, der den Zustand deines gesamten Organismus widerspiegelt. Stress, Schlafmangel, Hormonschwankungen oder Nährstoffmängel - all das zeigt sich oft zuerst an deiner Haut. Unreinheiten, Rötungen oder Trockenheit sind dabei wie kleine SOS-Signale deines Körpers.

Besonders faszinierend ist die Verbindung zwischen Darm und Haut, die oft als "Darm-Haut-Achse" bezeichnet wird. Ein gestörtes Darmmikrobiom kann sich direkt auf dein Hautbild auswirken. Umgekehrt kann eine gesunde Darmflora zu strahlender Haut beitragen.

TIP: Lerne die Signale deiner Haut kennen! Führe ein Hauttagebuch und notiere Veränderungen zusammen mit Ernährung, Stress und anderen Faktoren. Achte besonders auf wiederkehrende Muster. Eine gesunde Darmflora durch probiotische Lebensmittel und ballaststoffreiche Ernährung unterstützt auch deine Hautgesundheit.

Die Haut als emotionales Organ

Vielleicht hast du dich schon einmal gefragt, warum Stress sich so oft auf der Haut zeigt oder warum du bei Aufregung rot wirst? Deine Haut steht in ständigem Dialog mit deinem Nervensystem und deinen Hormonen. Sie ist wie ein emotionales Tagebuch, das deine Gefühle sichtbar macht.

Diese enge Verbindung zwischen Haut und Psyche wird in der Wissenschaft als "Psychodermatologie" bezeichnet. Chronischer Stress kann die Hautbarriere schwächen, die Wundheilung verlangsamen und Hautalterung beschleunigen. Umgekehrt können positive Berührungen und Entspannung die Hautgesundheit fördern.

TIP: Pflege deine Haut – Seele – Verbindung! Integriere Entspannungstechniken in deine tägliche Routine. Verwandle deine Hautpflege in ein achtsames Ritual. Sanfte Selbstmassagen können Stress abbauen und die Hautdurchblutung fördern.

Um dieses emotionale Gebilde besser zu verstehen, tauche in die Tiefen deiner Haut hinab.

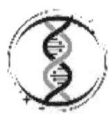

Von Typen und Zuständen

Stell dir deine Haut als ein hochmodernes, dreistöckiges Gebäude vor, in dem jede Etage ihre ganz besondere Aufgabe erfüllt. Wie in einem perfekt durchdachten Bauwerk arbeiten alle Schichten zusammen, um deine Gesundheit und dein Wohlbefinden zu gewährleisten. Lass uns gemeinsam auf eine Entdeckungsreise durch dieses beeindruckende Hautgebäude gehen.

Im obersten Stockwerk befindet sich die **Epidermis** - dein äußerer Schutzschild. Obwohl sie mit nur 0,1 mm dünn, wie eine zarte Tapete erscheint, leistet sie Außergewöhnliches. Sie besteht aus fünf verschiedenen Schichten, die wie Spezialabteilungen unterschiedliche Aufgaben erfüllen: Ganz außen wacht das Stratum corneum wie ein aufmerksamer Türsteher über deine Sicherheit. In deinen Handflächen und Fußsohlen findest du zusätzlich das Stratum lucidum, das wie eine extra Schutzverglasung wirkt. Darunter arbeitet das Stratum granulosum als deine Feuchtigkeitsbarriere - vergleichbar mit einer modernen Klimaanlage. Das Stratum spinosum funktioniert wie eine Sicherheitszentrale mit immunologischen Wachposten, während ganz unten das Stratum basale als Erneuerungsfabrik unermüdlich neue Hautzellen produziert.

Alle 28 Tage erneuert sich dieses Team vollständig - ein nicht endendes Wunder der Regeneration.

Die Lederhaut (Dermis) - deine Schönheitsetage

Hier liegt das wahre Geheimnis deiner Hautschönheit: ein dichtes Netzwerk aus Kollagen- und Elastin Fasern - wie ein natürliches Anti-Aging-Kraftwerk. Stell dir vor, wie hier täglich unzählige Proteinfäden gewoben werden, die deiner Haut Spannkraft und Elastizität verleihen. Hier pulsiert das Leben: Blutgefäße versorgen die Zellen mit Nährstoffen, Nervenfasern vermitteln Berührungen, Temperatur und sogar Emotionen. Hierhin sollte deine Wirkstoffkosmetik vordringen. Frag deine Kosmetikerin, ob dem so ist.

Das Unterhautfettgewebe (Subkutis) - dein Energiespeicher
Im untersten Stockwerk liegt die Subkutis - dein persönlicher Energie- und Polsterspeicher. Wie eine weiche Matratze polstert sie Stöße ab, schützt dich vor Kälte und speichert wichtige Energiereserven. Sie formt deine Hautkontur und reagiert besonders gut auf Massage und Bewegung, die wie eine sanfte Aktivierung wirken.

Der Erfolg deiner Hautpflege hängt davon ab, dass die richtigen Wirkstoffe die richtigen Schichten erreichen - wie ein gut koordiniertes Logistiksystem. Für die Epidermis sind das vor allem feuchtigkeitsspendende Faktoren, Ceramide und kurzkettige Hyaluronsäure. Die Dermis freut sich über Retinol, langkettige Hyaluronsäure, Peptide und stabiles Vitamin C. Dabei ist es wichtig, die Produkte richtig zu schichten - von leicht nach reichhaltig, wie beim Anziehen verschiedener Kleidungsschichten.

Die verschiedenen Hauttypen - finde deinen individuellen Code
Deine Haut ist so einzigartig wie dein Fingerabdruck. Lass uns gemeinsam entdecken, welcher Hauttyp du bist:

Normale Haut - der Goldstandard
- ausgeglichen wie ein perfekt komponiertes Kunstwerk
- feine Poren, rosiger Teint, weder zu trocken noch zu ölig
- der Beweis, dass dein Hautstoffwechsel im perfekten Gleichgewicht ist.

Trockene Haut - der sensible Künstler
- wie ein durstiger Garten an einem heißen Sommertag
- deine Talgdrüsen arbeiten zurückhaltend
- spannt oft und benötigt besondere Aufmerksamkeit
- neigt zu feinen Linien, aber mit der richtigen Pflege erblühst du

Ölige Haut - der übereifrige Beschützer
- deine Talgdrüsen sind wie übermotivierte Mitarbeiter
- große Poren, glänzende Haut

- der Vorteil: Du alterst oft langsamer!

Mischhaut - das Chamäleon
- T-Zone ölig, Wangen trocken
- wie ein Garten mit unterschiedlichen Klimazonen
- braucht zonenbezogene Pflege

Sensible Haut - die Feinschmeckerin
- reagiert wie ein hochsensibler Sensor auf Umwelteinflüsse
- rötet sich schnell, mag nicht jede Pflege
- braucht besondere Sorgfalt bei der Produktauswahl

All diese Hauttypen, haben direkten Einfluss auf:

1. **die Hautalterung - ein natürlicher Prozess mit vielen Geheimnissen**

Die intrinsische Alterung, auch natürliche oder chronologische Alterung genannt, ist ein genetisch programmierter, unvermeidlicher biologischer Prozess, der in allen Körperzellen kontinuierlich abläuft. Sie wird durch körpereigene Faktoren wie die Verkürzung der Telomere bei der Zellteilung, die Anhäufung von Stoffwechselprodukten und die nachlassende DNA-Reparaturfähigkeit bestimmt. Im Gegensatz zur extrinsischen Alterung, die durch äußere Einflüsse wie UV-Strahlung oder Umweltgifte beschleunigt wird, läuft die intrinsische Alterung auch ohne äußere Einwirkungen ab. Sie manifestiert sich unter anderem in der verminderten Produktion von Kollagen und Elastin sowie einer verlangsamten Zellerneuerung.

Intrinsische Alterung - deine biologische Uhr
- Genetisch programmiert wie ein voreingestellter Timer
- ab 25 beginnt die Kollagenproduktion langsam zu sinken
- jährlicher Verlust von etwa 1 % Kollagen
- Elastin Fasern werden weniger elastisch

Extrinsische Alterung - die äußeren Einflüsse
- UV-Strahlung als Hauptfaktor (80 % der sichtbaren Hautalterung!)

- Umweltverschmutzung
- Lebensstil (Rauchen, Ernährung, Stress)
- die gute Nachricht: Hier kannst du aktiv gegensteuern!

2. das Hautmikrobiom - ein faszinierender unsichtbare Schutzschild für unseren Körper - besteht aus Billionen winziger Helfer, die als persönliches Schutzteam auf unserer Haut leben. Diese mikroskopischen Organismen erfüllen dabei verschiedene wichtige Funktionen: Sie halten schädliche Bakterien in Schach, produzieren essentielle Substanzen für die Hautgesundheit und stehen in ständiger Kommunikation mit unserem Immunsystem. Dabei ist jedes Hautmikrobiom so einzigartig wie ein Fingerabdruck.

Die Balance dieses komplexen Systems ist dabei von entscheidender Bedeutung. Vergleichbar mit einem perfekt ausbalancierten Ökosystem kann diese empfindliche Balance durch verschiedene Faktoren wie falsche Hautpflege, Stress oder Medikamente gestört werden. Moderne Hautpflegeprodukte sind daher darauf ausgerichtet, das Mikrobiom gezielt zu unterstützen.

Das physiologische Hautmikrobiom setzt sich aus verschiedenen Mikroorganismen zusammen, wobei Bakterien und Pilze die Hauptvertreter darstellen. Zu den wichtigsten Bakterien zählen das Propionibacterium (heute als Cutibacterium bekannt) acnes, das besonders in talgdrüsenreichen Arealen vorkommt, der Staphylococcus epidermidis als einer der häufigsten Vertreter, Corynebakterien, die vorwiegend in feuchten Körperregionen zu finden sind, sowie Streptokokken in geringerer Anzahl. Bei den Pilzen spielen vor allem Malassezia-Arten (früher als Pityrosporum bezeichnet), die besonders auf der behaarten Kopfhaut vorkommen, sowie verschiedene Candida-Spezies in geringer Menge eine wichtige Rolle.

Die Zusammensetzung des Mikrobioms variiert dabei je nach Körperregion und wird von verschiedenen Faktoren beeinflusst. Dazu gehören die Feuchtigkeit der Haut, die Talgproduktion, der pH-Wert, die Temperatur sowie anatomische Gegebenheiten wie Hautfalten und die spezifische Lokalisation am Körper. Diese Faktoren schaffen jeweils einzigartige

Mikrohabitate, die verschiedene Mikroorganismen beherbergen und somit zu der komplexen Diversität des Hautmikrobioms beitragen.

Diese Mikroorganismen leben in einem ausbalancierten Verhältnis zueinander und tragen zur Aufrechterhaltung der Hautbarriere und zum Schutz vor pathogenen Keimen bei. Die Hautschutzbarriere ist die äußerste Schutzschicht unserer Haut, die wie eine Ziegelmauer aufgebaut ist: Die Hautzellen sind dabei die Ziegel, verbunden durch eine Lipidmatrix aus Ceramiden, Cholesterol und freien Fettsäuren als Mörtel. Diese Barriere schützt uns nicht nur vor äußeren Einflüssen wie UV-Strahlung, Schadstoffen und Krankheitserregern, sondern verhindert auch, dass zu viel Feuchtigkeit aus der Haut verloren geht. Eine gestörte Hautschutzbarriere zeigt sich durch eine trockene, spannende und oft gerötete Haut, die besonders empfindlich auf äußere Einflüsse und Pflegeprodukte reagiert.

Hauttyp vs. Hautzustand - ein wichtiger Unterschied für deine Hautpflege
Stell dir deine Haut wie ein lebendiges Gemälde vor. Der Hauttyp ist dabei wie die Leinwand - er bleibt grundsätzlich gleich. Der Hautzustand hingegen ist wie die Farben und Strukturen darauf - er kann sich je nach äußeren und inneren Einflüssen verändern. Diesen fundamentalen Unterschied zu verstehen, ist der Schlüssel zu einer effektiven Hautpflege.

Der Hauttyp - dein genetisches Erbe
Dein Hauttyp ist wie deine DNA-Signatur. Er wird dir in die Wiege gelegt und bleibt im Wesentlichen ein Leben lang bestehen. Er wird bestimmt durch:
- die Anzahl und Aktivität deiner Talgdrüsen
- die Dicke deiner Hornschicht
- die Dichte deiner Blutgefäße
- die Pigmentierung deiner Haut
- die grundsätzliche Beschaffenheit deiner Hautbarriere

Ob du zu trockener, normaler, Misch- oder fettiger Haut neigst, ist also genetisch vorprogrammiert. Das ist wie deine Augenfarbe - du kannst sie zwar mit Kontaktlinsen temporär ändern, aber der Grundton bleibt derselbe.

TIP: Akzeptiere deinen Hauttyp als Teil deiner genetischen Ausstattung. Kämpfe nicht gegen ihn an, sondern lerne, ihn optimal zu pflegen. Die beste Pflegeroutine ist die, die zu deinem Hauttyp passt!

Der Hautzustand - der wandelbare Aspekt
Der Hautzustand dagegen ist wie das Wetter - er kann sich von Tag zu Tag, ja sogar von Stunde zu Stunde ändern. Er wird beeinflusst durch:
- Umweltfaktoren (Temperatur, Luftfeuchtigkeit, UV-Strahlung)
- Lebensstilfaktoren (Stress, Schlaf, Ernährung)
- Hormonelle Schwankungen
- Medikamente,
- Jahreszeiten
- Pflegeroutinen

Eine von Natur aus ölige Haut kann unter anderem temporär dehydriert sein. Normale Haut kann durch Stress oder falsche Pflege sensibilisiert werden. Eher trockene Haut kann durch hormonelle Schwankungen plötzlich zu Unreinheiten neigen.

TIP: Beobachte deinen Hautzustand regelmäßig und passe deine Pflege flexibel an. Was gestern perfekt war, muss heute nicht optimal sein. Höre auf deine Haut!

Die praktische Bedeutung für deine Hautpflege
Die praktische Bedeutung der richtigen Hautpflege basiert auf dem fundamentalen Verständnis des Unterschieds zwischen Hauttyp und Hautzustand, wodurch die Pflege präziser und effektiver gestaltet werden kann.
Die Basispflege orientiert sich dabei am individuellen Hauttyp und bildet das Fundament jeder Pflegeroutine. Für fettige Haut sind leichte, nicht

komedogene Texturen optimal, während trockene Haut eine reichhaltigere Pflege benötigt. Mischhaut erfordert eine zonenspezifische Behandlung der unterschiedlichen Hautareale, und normale Haut profitiert von einer ausgleichenden Pflege, die den natürlichen Zustand erhält.

Auf dieser Grundlage aufbauend ist es wichtig, flexibel auf aktuelle Hautzustände zu reagieren. Bei Dehydrierung sollte zusätzliche Feuchtigkeit zugeführt werden, während bei Irritationen beruhigende Wirkstoffe zum Einsatz kommen. Phasen temporärer Sensibilität erfordern eine Reduktion aktiver Inhaltsstoffe, und bei auftretenden Unreinheiten ist eine klärende Behandlung angezeigt.

Der Schlüssel zu einer erfolgreichen Hautpflege liegt somit in einer flexiblen Pflegeroutine, die sowohl den grundlegenden Hauttyp berücksichtigt als auch auf temporäre Veränderungen des Hautzustands angemessen reagiert. Diese adaptive Herangehensweise ermöglicht es, die Haut optimal zu versorgen und auf ihre sich ändernden Bedürfnisse einzugehen.

TIP: Baue dir eine flexible Hautpflegeroutine auf. Hab immer einige "Problemlöser" zur Hand, die du bei Bedarf einsetzen kannst. Weniger ist dabei oft mehr!

Die häufigsten Missverständnisse

Ein klassischer Irrtum ist es, den Hauttyp mit dem Hautzustand zu verwechseln. Nur weil deine Haut sich heute ölig anfühlt, heißt das nicht, dass du den Hauttyp "fettige Haut" hast. Vielleicht ist deine trockene Haut nur überfordert und produziert als Schutzreaktion mehr Talg.

Ebenso problematisch ist es, bei temporären Hautproblemen sofort die gesamte Pflegeroutine umzustellen. Oft reichen kleine, gezielte Anpassungen, um den Hautzustand wieder ins Gleichgewicht zu bringen.

TIP: Führe ein Hauttagebuch! Notiere Veränderungen des Hautzustands zusammen mit möglichen Auslösern wie Stress, Ernährung oder neuen Produkten. So erkennst du Muster und kannst gezielter reagieren.

Die professionelle Einschätzung

Eine professionelle Hautanalyse durch einen Experten kann von entscheidender Bedeutung sein, wenn die Unterscheidung zwischen Hauttyp und Hautzustand im Eigenmanagement schwerfällt. Ein qualifizierter Hautexperte verfügt über das notwendige Fachwissen und die Erfahrung, um eine gründliche Analyse durchzuführen.

Diese Fachleute sind in der Lage, den grundlegenden Hauttyp präzise zu bestimmen und gleichzeitig aktuelle Hautzustände detailliert zu analysieren. Basierend auf dieser umfassenden Beurteilung können sie eine individuell abgestimmte Pflegeroutine empfehlen, die sowohl den Hauttyp als auch temporäre Zustände berücksichtigt. Besonders wichtig ist dabei ihre Fähigkeit, problematische Hautzustände frühzeitig zu erkennen und entsprechende Maßnahmen einzuleiten.

Diese professionelle Einschätzung bildet oft die Grundlage für eine erfolgreiche langfristige Hautpflege und kann dabei helfen, kostspielige Fehlkäufe bei Pflegeprodukten zu vermeiden sowie potenzielle Hautprobleme rechtzeitig zu adressieren. Die Expertise eines Hautspezialisten kann somit als wertvolle Investition in die Gesundheit und das Wohlbefinden der Haut betrachtet werden.

TIP: Gönne dir vereinzelt eine professionelle Hautanalyse. Kosmetikerinnen sind die Hautpflegexperten; haben oft einen geschulteren Blick und können dir wertvolle Tipps für deine individuelle Hautpflege geben. Gern erklären sie dir auch, die einzelnen Haut – Schichten.

Der optimale Wirkstofftransport

Für eine gesunde, straffe Haut müssen die richtigen Wirkstoffe die richtigen Schichten erreichen:

Für die Epidermis:

- Feuchtigkeitsspendende Faktoren (NMF)
- Ceramide
- Kurzkettige Hyaluronsäure
- Barrierestärkende Lipide

Für die Dermis:

- Retinol und Retinolderivate
- Langkettige Hyaluronsäure
- Peptide
- Vitamin C in stabiler Form
- Antioxidative Stoffe

Denk daran: Timing ist wichtig - morgens Schutz, abends Regeneration. Die Konzentration macht's - mehr ist nicht immer besser. Regelmäßigkeit ist der Schlüssel - wie beim Sport ist kontinuierliches Training erfolgversprechender als einzelne intensive Einheiten. Und manche Wirkstoffe verstärken sich gegenseitig - wie ein gut eingespieltes Team.

Aber all dieses Wissen über die vielschichtigen Etagen deiner Haut nutzt nichts, wenn die Hautbarriere gestört ist. Stell dir deine Zellmembran vor: Sie sollte prall und saftig wie ein reifer Pfirsich sein, nicht schrumpelig wie eine vertrocknete Pflaume. Eine intakte Hautbarriere ist die Grundvoraussetzung für eine gesunde, strahlende Haut.

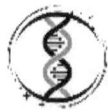

Die Wissenschaft der Hautpflege

Die Zellmembran - der Schlüssel zu wirklich wirksamer Hautpflege

Diese erstaunliche biologische Membran ist nicht nur eine Wand - sie ist ein komplexes System, das maßgeblich darüber entscheidet, wie gut deine Hautpflege tatsächlich wirkt.

Stell dir deine Zellmembran wie eine flexible, schützende Hülle vor, ähnlich einer Seifenblase, die jedoch viel stabiler und komplexer aufgebaut ist. Diese besondere Struktur, die wir als "Fluid-Mosaik-Modell" kennen, besteht aus einer speziellen Doppelschicht von Phospholipiden - faszinierende Moleküle, die wie kleine Akrobaten mit einem wasserlöslichen "Kopf" und einem fettlöslichen "Schwanz" ausgestattet sind. Sie ordnen sich dabei so an, dass ihre wasserliebenden Köpfe nach außen und innen zeigen, während sich ihre fettliebenden Schwänze in der Mitte treffen.

In dieser beweglichen Phospholipid-Doppelschicht bewegen sich, wie in einem gut organisierten Tanz, verschiedene Proteine und andere wichtige Moleküle. Die Phospholipide übernehmen dabei mehrere lebenswichtige Aufgaben: Sie funktionieren wie aufmerksame Türsteher, die den Stoffaustausch zwischen Zellinnerem und -äußerem kontrollieren. Gleichzeitig geben sie deinen Zellen, ähnlich einem flexiblen Gerüst, ihre Form und Stabilität. Sie sind auch Teil eines ausgeklügelten Kommunikationssystems zur Signalübertragung zwischen den Zellen.

Eine ihrer wichtigsten Aufgaben ist der Schutz vor Wasserverlust. Wie eine hochmoderne Klimaanlage regulieren sie den Feuchtigkeitshaushalt deiner Zellen und unterstützen gleichzeitig den kontinuierlichen Prozess der Zellerneuerung. Dies erklärt, warum Hautpflegeprodukte mit hautidentischen Phospholipiden so wertvoll sind - sie können sich nahtlos in diese natürliche Struktur einfügen und ihre Funktionen optimal unterstützen. Eine gesunde, gut funktionierende Zellmembran ist der Schlüssel zu einer strahlenden, vitalen Haut. Wenn du das nächste Mal ein Hautpflegeprodukt auswählst, achte besonders auf Inhaltsstoffe, die diese wichtige Hautbarriere unterstützen und stärken können.

Wenn der Zellmembran die Lipide fehlen

Stell dir vor, deine Zellmembran, die normalerweise wie eine perfekt dichte Seifenblase funktioniert, bekommt plötzlich Lücken. Genau das passiert, wenn deiner Haut wichtige Lipide fehlen. Die Phospholipid-Doppelschicht, die eigentlich wie eine gut abgedichtete Schutzbarriere wirken sollte, wird durchlässig - vergleichbar mit einem Regenschirm, der an einigen Stellen löchrig geworden ist.

Diese gestörte Hautbarriere hat weitreichende Folgen für deine Haut:

Der Feuchtigkeitsverlust steigt dramatisch an - wie bei einem undichten Wasserbehälter verliert deine Haut nun unkontrolliert Feuchtigkeit. Die Zellen, die eigentlich prall und vital wie reife Pfirsiche sein sollten, beginnen zu schrumpfen und ähneln mehr vertrockneten Pflaumen. Deine Haut fühlt sich trocken, spröde und spannend an.

Gleichzeitig wird deine Haut anfälliger für äußere Einflüsse. Schadstoffe, Allergene und Irritationen können nun leichter eindringen, da die schützende Barriere geschwächt ist. Dies kann zu Rötungen, Juckreiz und Irritationen führen. Auch Bakterien haben nun ein leichteres Spiel, was zu vermehrten Hautproblemen und Unreinheiten führen kann.

Um deine Zellmembran zu unterstützen und einem Lipidmangel vorzubeugen, ist eine angepasste Hautpflege wichtig. Suche nach Produkten mit:

- hautidentischen Lipiden
- Ceramiden
- essenziellen Fettsäuren
- cholesterinähnlichen Substanzen

Diese Wirkstoffe können die Lipidbarriere deiner Haut reparieren und stärken, sodass deine Zellmembranen wieder ihre volle Schutzfunktion erfüllen können. Wie bei einer gut gewarteten Schutzmauer sorgt eine intakte Lipidbarriere dafür, dass deine Haut gesund, vital und widerstandsfähig bleibt.

TIP: Ein erhöhter TEWL zeigt sich oft durch ein spannendes, trockenes Hautgefühl. Das ist ein Warnsignal für eine gestörte Lipidbarriere!

TEWL steht in der Kosmetik für "Transepidermal Water Loss" (Transepidermaler Wasserverlust). Es bezeichnet die Menge an Wasser, die durch die äußerste Hautschicht (Stratum corneum) verdunstet und in die Umgebung abgegeben wird.

TEWL ist ein wichtiger Indikator für die Barrierefunktion der Haut:

- Ein niedriger TEWL-Wert deutet auf eine intakte Hautbarriere hin, die Feuchtigkeit effektiv zurückhält.
- Ein hoher TEWL-Wert zeigt eine beeinträchtigte Hautbarriere an, durch die übermäßig viel Feuchtigkeit entweicht.

In der Kosmetikindustrie wird TEWL als Maßstab verwendet, um:

- Die Wirksamkeit von feuchtigkeitsspendenden Produkten zu bewerten
- Die Hautverträglichkeit von Inhaltsstoffen zu testen
- Den Zustand der Hautbarriere vor und nach der Anwendung von Produkten zu messen
- Die Wirkung von Produkten zu quantifizieren, die die Hautbarriere reparieren sollen

TEWL kann mit speziellen Messgeräten (Evaporimetern) gemessen werden und ist ein objektiver Parameter in der dermatologischen und kosmetischen Forschung.

Warum nicht jede Pflege wirklich pflegt

Stell dir vor, deine Hautpflege wäre wie ein Schlüssel, der perfekt in das Schloss deiner Zellmembran passen muss. Leider sind viele Produkte, die sich als "pflegend" bezeichnen, eher wie ein Schlüssel, der nur oberflächlich ähnlich aussieht, aber nicht wirklich passt.

Deine Haut erkennt sie als "körpereigen" und kann sie problemlos in ihre

Struktur einbauen. Sie verstärken die natürliche Schutzbarriere deiner Haut, anstatt sie nur oberflächlich zu bedecken.

Der zweite wichtige Aspekt ist der richtige Lipidmix. Wie bei einem perfekt abgestimmten Rezept müssen verschiedene Komponenten in genau dem richtigen Verhältnis zusammenspielen: Ceramide als Grundbausteine, Cholesterol als Stabilisator, freie Fettsäuren als flexible Verbindungselemente und Phospholipide als strukturgebende Komponenten. Nur wenn diese Bestandteile im optimalen Verhältnis vorliegen, kann deine Haut sie effektiv nutzen.

Der dritte entscheidende Faktor ist die Formulierung des Pflegeprodukts. Liposomale Systeme funktionieren dabei wie kleine Transportkapseln, die die wertvollen Wirkstoffe gezielt und tief in deine Haut bringen. Stabile Emulsionen sorgen dafür, dass die Wirkstoffe nicht vorzeitig ihre Wirkung verlieren - wie ein gut verschlossener Behälter, der seinen wertvollen Inhalt schützt. Ein hautfreundlicher pH-Wert ist dabei die Grundvoraussetzung, damit deine Haut die Pflege optimal aufnehmen und verwerten kann.

Wenn du das nächste Mal eine Hautpflege auswählst, achte besonders auf diese drei Aspekte. Eine effektive Pflege sollte nicht nur angenehm auf deiner Haut sein, sondern aktiv dazu beitragen, deine Hautbarriere zu stärken und zu unterstützen.

TIP: Achte auf Produkte mit einem ausgewogenen Lipidkomplex. Einzelne Lipide allein sind weniger effektiv als eine ausbalancierte Mischung.

Die Lösung für eine gesunde Haut: Bioidentische Pflege - wenn deine Hautpflege die Sprache deiner Haut spricht

Stell dir vor, deine Hautpflege wäre wie ein Übersetzer, der perfekt die Sprache deiner Haut versteht und spricht. Genau das sind bioidentische Pflegeprodukte. Sie sind wie maßgeschneiderte Kleidungsstücke für deine Zellmembranen, die sich perfekt in die natürliche Struktur deiner Haut einfügen.

Bioidentische Inhaltsstoffe sind dabei der Schlüssel zum Erfolg. Sie sind wie perfekte Kopien deiner körpereigenen Lipide - so perfekt, dass deine Haut sie als "die eigenen" erkennt und mühelos in ihre Zellmembranen einbauen kann. Um diese wertvollen Wirkstoffe optimal in deine Haut zu transportieren, nutzen moderne Pflegeprodukte intelligente Transportsysteme: Liposomen

Liposomen funktionieren dabei wie winzige Taxis, die die Wirkstoffe gezielt in tiefere Hautschichten bringen. Nanocarrier sind wie geschickte Paketzusteller, die ihre wertvolle Fracht genau dort abliefern, wo sie gebraucht wird. Mehrschichtige Emulsionen wirken wie ein Zeitfreisetzungssystem, das die Wirkstoffe nach und nach an deine Haut abgibt.

Der Weg zu einer gesunden Zellmembran ist dabei wie ein gut durchdachter Drei-Stufen-Plan:
- Alles beginnt mit einer sanften Reinigung, die wie ein behutsamer Frühjahrsputz wirkt - sie entfernt Verschmutzungen, ohne die wertvollen natürlichen Lipide deiner Haut anzugreifen. Der pH-Wert sollte dabei im hautneutralen Bereich liegen, um deine Hautbarriere nicht zu stören.
- Darauf folgt eine aufbauende Pflege mit hautidentischen Lipiden, die wie ein Reparaturteam die Zellmembranen stärkt und unterstützt. Diese Pflege kannst und solltest du langfristig anwenden - wie ein kontinuierliches Training für deine Haut.
- Zusätzlich unterstützen äußere Faktoren den Erfolg deiner Hautpflege: Eine ausgewogene Ernährung mit gesunden Fetten liefert deiner Haut wichtige Bausteine, ausreichend Schlaf gibt ihr Zeit zur Regeneration, und ein gutes Stressmanagement verhindert zusätzliche Belastungen.

Auch wenn bioidentische Pflegeprodukte oft etwas teurer sind - sie sind wie eine kluge Investition in deine Hautgesundheit. Denn im Gegensatz zu oberflächlich "pflegenden" Produkten können sie deine Haut wirklich von innen heraus unterstützen und stärken.

TIP: Gib deiner Haut mindestens 28 Tage, besser noch 56 Tage, Zeit (2 komplette Hauterneuerungszyklen), um auf eine neue Pflege zu reagieren.

Nach ca. 8 Wochen kann man erst erkennen, ob die Hautpflege, optimal auf deine Haut, abgestimmt ist. PS: Deswegen sind Proben, Irrsinn. Schlimmstenfalls sabotierst du deine Hautregeneration selbst und provozierst eine beschleunigte Hautalterung.

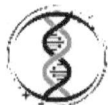

Die unsichtbaren Saboteure

Die faszinierende Geschichte der Hautalterung
Zeit hinterlässt ihre Spuren - auch auf unserer Haut. Doch was genau passiert eigentlich, wenn unsere Haut altert? Die Geschichte der Hautalterung ist weitaus spannender und komplexer als die sichtbaren Fältchen vermuten lassen.

Der natürliche Tanz der Zeit
Unsere Haut beginnt bereits in unseren Zwanzigerjahren mit ihrem natürlichen Alterungsprozess. Wie ein präzises Uhrwerk verlangsamt sich die Produktion wichtiger Strukturproteine. Die Kollagenfasern, die unserer Haut ihre Festigkeit verleihen, werden weniger und ungeordneter. Die elastischen Fasern, die für die Geschmeidigkeit sorgen, verlieren ihre Spannkraft.

Gut zu wissen! Bereits ab dem 25. Lebensjahr verlieren wir jährlich etwa 1 % unseres Kollagens. Dieser Prozess beschleunigt sich bei Frauen besonders in der Menopause, wo der Kollagenverlust auf bis zu 30 % in den ersten 5 Jahren ansteigen kann.

Die Hauterneuerung, die in jungen Jahren noch etwa 28 Tage dauert, verlangsamt sich zunehmend. Es ist, als würde ein einst quirliges Orchester langsamer und bedächtiger spielen. Die Haut wird dünner, trockener und verliert ihre jugendliche Fülle.

Der äußere Einfluss - mehr als nur Zeit
Doch die Zeit allein ist nicht der einzige Künstler, der an unserem Hautbild arbeitet. Die größten Veränderungen kommen von außen - allen voran durch die Sonne. UV-Strahlung ist für bis zu 80 % der sichtbaren Hautalterung verantwortlich.

Gut zu wissen! Das eineiigen Zwillingen unterschiedlich altern können? Dass der Zwilling mit höherer UV-Exposition deutlich mehr Falten und Altersflecken entwickelt als sein Zwilling mit weniger Exposition - ein eindeutiger Beweis für den massiven Einfluss äußerer Faktoren.

Wie ein sensibler Sensor reagiert unsere Haut auch auf andere Umwelteinflüsse: Luftverschmutzung, Zigarettenrauch, aber auch Stress und Schlafmangel hinterlassen ihre Spuren. Sie erzeugen freie Radikale - aggressive Moleküle, die unsere Zellen schädigen und den Alterungsprozess beschleunigen.

Die stille Entzündung - der versteckte Alterungsbeschleuniger
Ein besonders faszinierender Aspekt der Hautalterung ist das sogenannte "Inflammaging"- eine chronische, unterschwellige Entzündung, die wie ein leises Feuer den Alterungsprozess anheizt.

Gut zu wissen! Wissenschaftler haben entdeckt, dass diese stillen Entzündungen maßgeblich zur Hautalterung beitragen. Sie entstehen durch UV-Strahlung, Umweltgifte, aber auch durch Stress und ungesunde Ernährung.

Inflammaging - wenn die Haut im Dauerstress ist

Stell dir deine Haut wie eine Stadt vor, in der ständig kleine Brände schwelen. Diese unterschwelligen Entzündungen - das Inflammaging - schädigen langsam, aber stetig unsere Hautzellen und Kollagenfasern.

Dieses unterschwellige Entzündungsgeschehen stört die Kollagenproduktion, schwächt die Hautbarriere und beschleunigt den Abbau wichtiger Hautstrukturen. Es ist, als würde ein unsichtbarer Saboteur die Regenerationsfähigkeit unserer Haut untergraben.

Gut zu wissen! Der Begriff "Inflammaging" ist eine Kombination aus "Inflammation" (Entzündung) und "Aging" (Altern). Wissenschaftler haben entdeckt, dass diese chronischen Mikroentzündungen einer der Hauptgründe für beschleunigte Hautalterung sind.

Was hilft gegen Inflammaging?

Von innen:

- Omega-3-Fettsäuren aus fettem Fisch oder Algenöl
- Antioxidantien reiche Ernährung (besonders Beeren, grünes Gemüse)
- Kurkuma und Ingwer als natürliche Entzündungshemmer
- ausreichend Schlaf für die Regeneration
- Stressreduktion durch Meditation oder Yoga

Von außen:

- beruhigende Wirkstoffe wie Niacinamid
- Antioxidantien wie Vitamin C und E
- pflanzliche Entzündungshemmer (grüner Tee, Aloe Vera)
- CBD in der Hautpflege

Gut zu wissen! Niacinamid (Vitamin B3) kann nachweislich Entzündungsmarker in der Haut reduzieren und gleichzeitig die Barrierefunktion stärken.

Die Glykation - ein Alterungsprozess der Haut und wie wir ihn beeinflussen können

Die Glykation ist ein natürlicher Prozess in unserem Körper, der sich am besten mit der Karamellisierung vergleichen lässt. Dabei verbinden sich Zuckermoleküle mit Proteinen in unserer Haut, wodurch diese ihre Flexibilität und Funktion verlieren. Dies betrifft besonders die für unsere Hautstruktur wichtigen Kollagen- und Elastin Fasern. Interessanterweise können Wissenschaftler heute das biologische Alter der Haut anhand der sogenannten AGEs (Advanced Glycation Endproducts) bestimmen, die als Endprodukte dieses Prozesses entstehen.

Um der Glykation entgegenzuwirken, gibt es verschiedene effektive Strategien. In der Ernährung ist es wichtig, den Zuckerkonsum zu reduzieren und stattdessen auf komplexe Kohlenhydrate zu setzen. Grünes Gemüse, Gewürze wie Zimt und Kurkuma sowie eine ausreichende Wasseraufnahme spielen dabei eine wichtige Rolle. Besonders hervorzuheben ist grüner Tee, dessen Catechine nachweislich die Bildung von AGEs hemmen und durch ihre Wirkung auf die Telomere zu einer Hautverjüngung beitragen können. Bei der Hautpflege sind spezielle Wirkstoffe wie Carnosin, Antioxidantien-Komplexe und Peptide wichtig, die die Kollagenbildung stimulieren und die Proteinfunktion unterstützen.

Der Lebensstil spielt ebenfalls eine zentrale Rolle: Regelmäßige Bewegung verbessert die Durchblutung, ausreichend Schlaf ermöglicht optimale Zellreparatur, und UV-Schutz minimiert oxidativen Stress. Auch eine Reduktion des Alkoholkonsums ist empfehlenswert.

Für optimale Ergebnisse empfiehlt sich eine Kombination verschiedener Ansätze über den Tag verteilt. Morgens sollte man mit einem Antioxidantien reichen Frühstück starten und die Haut mit Vitamin C-Serum und UV-Schutz versorgen. Dabei verstärkt die Kombination von Vitamin C und E die antioxidative Wirkung um das Vierfache. Abends liegt der Fokus auf entzündungshemmenden und regenerierenden Wirkstoffen sowie speziellen Anti-Glykation-Produkten. Kontinuierlich wichtig bleiben eine ausgewogene, zuckerarme Ernährung, regelmäßige Bewegung, gutes Stressmanagement und ausreichend Schlaf.

Die gute Nachricht ist: Jede einzelne dieser Maßnahmen trägt dazu bei, die Alterungsprozesse zu verlangsamen. Wie bei einem Orchester macht das Zusammenspiel aller Faktoren die wahre Musik - oder in diesem Fall: die nachhaltig gesunde, strahlende Haut.

Gut zu wissen! Studien zeigen, dass bereits nach 8 Wochen konsequenter Anti-Inflammaging und Anti-Glykation Strategien messbare Verbesserungen der Hautqualität nachweisbar sind.

Die gute Nachricht - wir können eingreifen
Das Verständnis dieser komplexen Alterungsprozesse eröffnet uns auch neue Möglichkeiten, aktiv einzugreifen. Moderne Wirkstoffe können gezielt verschiedene Alterungsmechanismen beeinflussen.
Die Kunst liegt darin, die richtigen Strategien zu kombinieren: Schutz vor UV-Strahlung, antioxidative Wirkstoffe, hautidentische Lipide und zellregulierende Substanzen ergänzen einander in ihrer Wirkung.

Der ganzheitliche Blick
Wahrhaft schöne, gesunde Haut entsteht durch das Zusammenspiel vieler Faktoren. Eine ausgewogene Ernährung, ausreichend Schlaf, Bewegung und innere Balance sind mindestens genauso wichtig wie die richtige Pflege. Die Geschichte der Hautalterung lehrt uns primär eines: Unsere Haut ist ein lebendiges, reaktives Organ, das sensibel auf unseren Lebensstil reagiert. Wenn wir ihre Sprache verstehen und ihre Bedürfnisse respektieren, können wir den Alterungsprozess
Der Schlüssel zum Erfolg liegt in der Konsequenz und dem Verständnis, dass Hautgesundheit von innen und außen unterstützt werden muss. Es ist nie zu spät, mit diesen Strategien zu beginnen - deine Haut wird es dir danken! Und dich, mit einem gesunden, vitalen, feinen Hautbild begeistern. Jedoch nur, wenn dein Augenmerk auch, auf deinem Hautmikrobiom liegt.

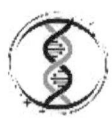

Die Revolution der Hautpflege

Das Hautmikrobiom - dein unsichtbarer Schutzschild

Stell dir vor, auf deiner Haut lebt ein ganzes Universum winziger Helfer. Billionen von Mikroorganismen, die gemeinsam dein persönliches Hautmikrobiom bilden. Diese mikroskopische Gemeinschaft ist weit mehr als nur "Bewohner" deiner Haut - sie ist ein essenzieller Teil deiner Hautgesundheit.

Auf jedem Quadratzentimeter deiner Haut leben etwa eine Million Bakterien, dazu kommen Pilze und andere Mikroorganismen. Gemeinsam bilden sie ein komplexes Ökosystem, das so einzigartig ist wie dein Fingerabdruck.

Gut zu wissen! Das Mikrobiom deiner Haut wiegt insgesamt etwa zwei Kilogramm und besteht aus über 1000 verschiedenen Arten von Mikroorganismen!

Dein Hautmikrobiom - Die faszinierende Welt deiner kleinsten Hautbeschützer

Stell dir vor, auf deiner Haut leben Milliarden winziger Helfer, die Tag und Nacht unermüdlich für deine Hautgesundheit arbeiten. Diese mikroskopisch kleinen Lebewesen bilden eine eigene, wunderbar komplexe Gemeinschaft - dein persönliches Hautmikrobiom. Wie ein gut eingespieltes Orchester arbeiten diese kleinen Organismen harmonisch zusammen und erschaffen dabei eine wahre Symphonie der Hautgesundheit.

Diese unsichtbaren Beschützer sind wahre Multitalente: Sie stehen wie treue Wächter an vorderster Front und verteidigen deine Haut gegen ungebetene Eindringlinge. Dabei kommunizieren sie ständig mit deinem Immunsystem - wie kluge Diplomaten, die dafür sorgen, dass deine körpereigene Abwehr genau weiß, wann sie eingreifen muss und wann nicht. Mit bemerkenswerter Präzision regulieren sie den pH-Wert deiner Haut und sorgen dafür, dass Schweiß und Talg effizient abgebaut werden. Dabei produzieren sie sogar wichtige Botenstoffe, die deine Haut vital und gesund halten.

Doch dieses empfindliche Ökosystem kann aus der Balance geraten - ähnlich wie ein Garten, der zu wenig Pflege bekommt. Wenn dein Mikrobiom leidet, zeigt sich das oft in Form von Hautproblemen: Von Akne über Neurodermitis bis hin zu Rosazea können verschiedene Beschwerden auftreten. Besonders interessant ist dabei die wissenschaftliche Erkenntnis, dass Menschen mit Hautproblemen häufig ein weniger vielfältiges Mikrobiom haben - wie ein Garten, in dem nur noch wenige Arten wachsen. Unser modernes Leben stellt diese kleinen Helfer vor große Herausforderungen. Zu häufiges Waschen, aggressive Reinigungsprodukte und übermäßige Desinfektion können ihr empfindliches Gleichgewicht stören - manchmal reicht schon ein einziger Tag mit einem zu aggressiven Reinigungsprodukt, um die sensible Balance für längere Zeit zu erschüttern. Auch Umweltverschmutzung, Stress und eine unausgewogene Ernährung können deinen mikroskopischen Freunden das Leben schwer machen.

Die gute Nachricht ist: Du kannst deinen kleinen Helfern das Leben leichter machen! Die moderne Hautpflege erlebt derzeit eine sanfte Revolution, die sich am Prinzip "Weniger ist mehr" orientiert. Statt deine Haut mit aggressiven Produkten zu überfordern, setzt du besser auf milde, pH-hautneutrale Reinigung. Gib deinem Mikrobiom Zeit und Raum, sich selbst zu regulieren, und unterstütze es dabei mit gezielter Pflege deiner Hautbarriere.

Denk an dein Hautmikrobiom wie an einen kostbaren Garten: Er braucht Schutz, Pflege und vor allem die richtigen Bedingungen, um zu gedeihen. Ein gesundes Mikrobiom ist der Schlüssel zu einer strahlenden, ausgeglichenen Haut - ein faszinierendes Beispiel dafür, wie die Natur in ihrer unendlichen Weisheit für dich sorgt.

Lerne dieses wertvolle Geschenk der Natur zu schätzen und zu pflegen. Denn wenn du gut zu deinem Mikrobiom bist, ist es auch gut zu dir - eine wunderbare Symbiose, die dich mit gesunder, vitaler Haut belohnt.

Gut zu wissen! Die traditionelle koreanische Hautpflege setzt seit Jahrhunderten auf fermentierte Inhaltsstoffe, die das Mikrobiom unterstützen.

Präbiotika, Probiotika und Postbiotika - Die drei Säulen der mikrobiomfreundlichen Hautpflege

Eine neue Generation der Hautpflege hat sich der Unterstützung deines Hautmikrobioms verschrieben. Dabei spielen drei besondere Wirkstoffgruppen eine Schlüsselrolle, die sich gegenseitig wunderbar ergänzen und gemeinsam für eine gesunde, ausgeglichene Haut sorgen.

Präbiotika sind das Lieblingsfutter deiner hautfreundlichen Bakterien. Wie ein gut sortierter Vorratskeller versorgen sie die nützlichen Mikroorganismen mit genau den Nährstoffen, die sie brauchen, um zu gedeihen. Diese clevere Strategie unterstützt gezielt das bakterielle Gleichgewicht auf deiner Haut. Die guten Bakterien werden gestärkt, während unerwünschte Keime weniger Chancen haben, sich auszubreiten. Gleichzeitig tragen Präbiotika dazu bei, deine Hautbarriere zu kräftigen - wie ein unsichtbarer Schutzschild, der deine Haut widerstandsfähiger macht.

Probiotika gehen noch einen Schritt weiter: Sie bringen direkt lebende oder sanft inaktivierte gute Bakterien auf deine Haut. Stell dir vor, du würdest einem Garten neue, wertvolle Pflanzen hinzufügen - genauso bereichern Probiotika die mikrobielle Vielfalt deiner Haut. Diese zusätzlichen freundlichen Bakterien verstärken deine Hautabwehr und sorgen für ein ausgewogenes Mikrobiom. Sie sind wie kleine Gärtner, die aktiv daran arbeiten, das Ökosystem deiner Haut gesund zu halten.

Die dritte Säule bilden die Postbiotika - die wertvollen Stoffwechselprodukte nützlicher Bakterien. Sie sind die Früchte der mikrobiellen Aktivität und haben erstaunliche Wirkungen auf deine Haut. Wie ein sanfter Balsam unterstützen sie die Hautgesundheit, beruhigen gereizte Stellen und fördern die Regeneration. Diese bakteriellen Botenstoffe sind wahre Multitalente, die deine Haut auf vielfältige Weise unterstützen.

Die Kombination dieser drei Wirkstoffgruppen in deiner Hautpflege ist wie ein gut durchdachtes Unterstützungsprogramm für dein Hautmikrobiom. Sie arbeiten Hand in Hand daran, das empfindliche Gleichgewicht deiner Hautflora zu bewahren und zu stärken. Mit dieser sanften, aber effektiven Strategie hilfst du deiner Haut, ihre natürliche Balance zu finden und zu bewahren - für ein strahlendes, gesundes Hautbild, das von innen kommt.

Gut zu wissen! Milchsäurebakterien können spezielle Peptide produzieren, die entzündungshemmend wirken und die Hautbarriere stärken.

Dein Lebensstil und dein Hautmikrobiom - Eine gesunde Beziehung von innen und außen

Die Gesundheit deines Hautmikrobioms beginnt nicht erst bei der Hautpflege - sie ist tief verbunden mit deinem gesamten Lebensstil. Wie ein empfindliches Mobile reagiert dein Mikrobiom auf alles, was du tust, isst und wie du lebst. Lass uns gemeinsam entdecken, wie du mit einfachen Alltagsentscheidungen deine mikroskopischen Hauthelfer unterstützen kannst.

Deine Ernährung spielt dabei eine Schlüsselrolle: Eine ballaststoffreiche Kost ist wie ein Festmahl für deine guten Darmbakterien, die in engem Austausch mit deinem Hautmikrobiom stehen. Fermentierte Lebensmittel wie Kimchi, Kefir oder Sauerkraut sind dabei besondere Schätze - sie bringen lebendige Bakterienkulturen in deinen Körper, die sich positiv auf deine gesamte Mikrobiom-Gesundheit auswirken.

Ausreichend Schlaf ist wie eine Regenerationszeit für dein Mikrobiom. In der Nacht arbeiten deine Hautbakterien besonders aktiv an der Hautregeneration. Auch ein kluges Stressmanagement ist Gold wert, denn Stress kann das empfindliche Gleichgewicht deiner Hautflora durcheinanderbringen. Regelmäßige Bewegung hingegen fördert nicht nur deine Durchblutung, sondern unterstützt auch den gesunden Stoffwechsel deiner Hautbakterien.

Bei der äußeren Pflege gilt der weise Grundsatz: Weniger ist oft mehr. Eine minimale, aber durchdachte Pflegeroutine mit natürlichen, mikrobiomfreundlichen Produkten ist wie ein sanfter Rahmen, in dem sich dein Hautmikrobiom optimal entfalten kann. Vermeide dabei übertriebene Hygiene - deine Haut braucht keine sterile Umgebung, sondern ein lebendiges, ausgewogenes Mikrobiom.

Besonders wertvoll für deine Hautflora sind regelmäßige Aufenthalte in der Natur. Ein Spaziergang im Wald, Gartenarbeit oder einfach Zeit im Freien bringen dein Hautmikrobiom in Kontakt mit einer Vielfalt nützlicher

Umweltbakterien. Dies stärkt die Biodiversität deiner Hautflora und macht sie widerstandsfähiger.

Diese ganzheitliche Herangehensweise ist wie ein Liebeslied an dein Mikrobiom - du unterstützt es sowohl von innen als auch von außen. Jede dieser Maßnahmen ist ein Baustein für eine gesunde, ausgewogene Hautflora. Und das Schöne daran: Diese Lifestyle-Änderungen tun nicht nur deinem Mikrobiom gut, sondern steigern auch dein gesamtes Wohlbefinden. Dein Hautmikrobiom wird es dir mit einem strahlenden, gesunden Hautbild danken.

Gut zu wissen! Der Kontakt mit natürlichen Umgebungen wie Wäldern oder Gärten kann die Diversität deines Hautmikrobioms erhöhen.

Die Zukunft der Mikrobiom-Pflege

Die Forschung entdeckt ständig neue Zusammenhänge zwischen Mikrobiom und Hautgesundheit:

- personalisierte Mikrobiom-Analysen
- maßgeschneiderte Probiotika
- Mikrobiom-Transplantationen
- gezielte Bakterienstämme für spezifische Hautproblem[2]

Gut zu wissen! Wissenschaftler arbeiten bereits an "lebender" Hautpflege, die aktive Mikroorganismen enthält und sich den individuellen Hautbedürfnissen anpasst.

Die wichtigste Erkenntnis der Mikrobiom Forschung ist: Weniger ist oft mehr. Ein zu perfektionistischer Umgang mit unserer Haut kann mehr schaden als nutzen. Die Kunst liegt darin, das natürliche Gleichgewicht unserer Haut zu unterstützen und ihr zu vertrauen.

Ein gesundes Mikrobiom ist der Schlüssel zu strahlender, gesunder Haut – und das Beste daran ist: Die wichtigsten Helfer tragen wir bereits auf unserer Haut. Wir müssen sie nur gut behandeln und in ihrer Arbeit unterstützen.

Bahnbrechende Studien über das Hautmikrobiom

In den vergangenen Jahren hat die Forschung zum Hautmikrobiom revolutionäre Erkenntnisse geliefert. Hier sind einige der wichtigsten Studien, die unser Verständnis fundamental verändert haben:

Das Human Microbiome Project (HMP)

Eine der umfassendsten Studien wurde im Rahmen des Human Microbiome Project durchgeführt.

Gut zu wissen! Das HMP analysierte zwischen 2008 und 2017 über 300 gesunde Menschen und kartierte erstmals systematisch das menschliche Mikrobiom, einschließlich der Haut.[3]

Wichtigste Erkenntnisse:

- jeder Mensch hat ein einzigartiges Mikrobiom-Profil
- die Bakterienzusammensetzung variiert je nach Körperregion
- es gibt einen "Kern" von Bakterien, die bei allen Menschen vorkommen

Die Neurodermitis-Connection

Bei Neurodermitis kommt es zu komplexen Veränderungen in der Hautstruktur und -funktion. Die Erkrankung beginnt mit einer gestörten Hautbarriere, bei der wesentliche Strukturproteine wie Filaggrin unzureichend produziert werden. Diese Barrierestörung führt zu einem erhöhten transepidermalen Wasserverlust (TEWL), wodurch die Haut austrocknet und ihre Schutzfunktion einbüßt. Gleichzeitig reagiert das Immunsystem überempfindlich auf harmlose Umweltstoffe, was eine überschießende Entzündungsreaktion auslöst. Bestimmte T-Zellen werden aktiviert und setzen entzündungsfördernde Botenstoffe wie Interleukine frei, die Rötungen, Schwellungen und vor allem den quälenden Juckreiz verursachen. Auf der geschädigten Hautoberfläche siedeln sich vermehrt Bakterien wie Staphylococcus aureus an, die die Entzündungsprozesse zusätzlich verstärken. Es entsteht ein sich selbst verstärkender Kreislauf: Der intensive Juckreiz führt zum Kratzen, was die Hautbarriere weiter schädigt und die Entzündung intensiviert. Diese Kombination aus Barrieredefekt, Immunüberreaktion und mikrobieller Besiedlung charakterisiert das komplexe Hautgeschehen bei Neurodermitis und erklärt die chronisch-wiederkehrende Natur dieser Hauterkrankung.

Eine bahnbrechende Studie zeigt den Zusammenhang zwischen Mikrobiom und Neurodermitis:

- bei Neurodermitis-Patienten dominiert oft der Keim Staphylococcus aureus
- die mikrobielle Vielfalt ist deutlich reduziert
- bestimmte nützliche Bakterienstämme fehlen häufig[4]

Gut zu wissen! Die Studie führte zur Entwicklung gezielter probiotischer Therapien für Neurodermitis-Patienten, die bei 70 Prozent der Teilnehmer zu einer deutlichen Verbesserung führten.

Die Akne-Studie

Auf unserer Haut leben natürlicherweise Milliarden von Mikroorganismen - Bakterien, Pilze und Viren - die ein empfindliches Ökosystem bilden und normalerweise in einem Gleichgewicht zueinanderstehen. Bei Akne gerät dieses Gleichgewicht aus den Fugen, wobei das Bakterium Cutibacterium acnes (früher Propionibacterium acnes genannt) eine Schlüsselrolle einnimmt.

C. acnes ist ein anaerobes Bakterium, das die Talgdrüsen besiedelt und sich von den Lipiden im Talg ernährt. Bei Menschen mit Akne ist die Zusammensetzung des Hautmikrobioms verändert - bestimmte Stämme von C. acnes vermehren sich übermäßig, während die mikrobielle Vielfalt insgesamt abnimmt. Diese Dysbiose (Ungleichgewicht) triggert Entzündungsreaktionen in der Haut. Wenn Hormone, insbesondere während der Pubertät, die Talgproduktion steigern, findet C. acnes ideale

Wachstumsbedingungen vor. Das Bakterium zersetzt die Talglipide in freie Fettsäuren, die die Follikelwände reizen und entzündliche Prozesse auslösen.

Eine Studie untersuchte das Mikrobiom bei Akne:
- Identifizierung verschiedener C. acne Stämme
- manche Stämme schützen vor Akne, andere fördern sie
- der Unterschied liegt in den produzierten Stoffwechselprodukten[5]

Diese Erkenntnis führte zu einem Paradigmenwechsel in der Akne-Behandlung: Weg von der kompletten Bakterienbekämpfung, hin zur gezielten Förderung "guter" Bakterienstämme. Das Mikrobiom ist nicht nur ein passiver Bewohner unserer Haut, sondern ein aktiver Partner für Hautgesundheit und Wohlbefinden. Die Erkenntnisse revolutionieren derzeit die Entwicklung von Hautpflegeprodukten und Therapien. All diese Faktoren sind tief in deinen Zellen hinterlegt. Abgespeichert in deinen Genen.

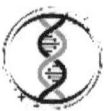

Die Darm-Haut-Achse: Ein epigenetisches Zusammenspiel

Der verborgene Dialog zwischen innen und außen
Wenn wir einen ganzheitlichen Blick auf Hautgesundheit werfen, entdecken wir eine faszinierende Verbindung, die in der traditionellen Kosmetik oft übersehen wird: die Darm-Haut-Achse. Diese tiefgreifende Beziehung zwischen deinem Verdauungssystem und deiner Haut erklärt, warum echte

Schönheit tatsächlich von innen kommt – und zwar auf einer biochemischen, mikrobiellen und epigenetischen Ebene.

Stell dir vor: In deinem Darm leben etwa 100 Billionen Mikroorganismen, ein komplexes Ökosystem, das nicht nur deine Verdauung steuert, sondern auch direkt mit deiner Haut kommuniziert. Diese unsichtbare Verbindung erklärt, warum deine Ernährung sich buchstäblich auf deinem Gesicht zeigen kann und warum manche Hautprobleme trotz perfekter äußerer Pflege bestehen bleiben.

Noch faszinierender: Dieses System ist nicht nur auf dein eigenes Leben beschränkt, sondern reicht über Generationen hinweg. Die Darmgesundheit deiner Vorfahren hat durch epigenetische Mechanismen Spuren in deiner DNA hinterlassen, die heute deine Hautgesundheit beeinflussen können.

Die Wissenschaft der Darm-Haut-Kommunikation

Dein Darmmikrobiom – die Gesamtheit aller Mikroorganismen im Darm – ist weit mehr als ein passiver Verdauungshelfer. Es fungiert als aktiver Kommunikator mit deiner Haut durch mehrere Wege:

- **Produktion bioaktiver Moleküle**: Die Darmbakterien produzieren kurzkettige Fettsäuren, Vitamine und Neurotransmitter, die ins Blut gelangen und direkt auf Hautzellen einwirken.
- **Immunmodulation**: Etwa 70% deines Immunsystems befinden sich im Darm. Eine ausgewogene Darmflora trainiert dein Immunsystem für angemessene Reaktionen, während ein Ungleichgewicht zu überschießenden Reaktionen führen kann, die sich als Hautentzündungen manifestieren.
- **Entgiftungsfunktion**: Ein gesunder Darm bildet eine wichtige Barriere gegen Toxine. Bei gestörter Darmbarriere ("Leaky Gut") können Schadstoffe in den Blutkreislauf gelangen und Hautprobleme verursachen.

Epigenetische Schalter verbinden Darm und Haut

Die Epigenetik – die Wissenschaft davon, wie Umweltfaktoren die Aktivität unserer Gene beeinflussen – spielt eine Schlüsselrolle in der Darm-Haut-Achse:

- **Genaktivität ohne DNA-Veränderung**: Epigenetische Mechanismen verändern nicht die DNA-Sequenz selbst, sondern regulieren, welche Gene an- oder abgeschaltet werden. Sie funktionieren wie molekulare Schalter.
- **Mikrobielle Metaboliten als epigenetische Modulatoren**: Die von Darmbakterien produzierten kurzkettigen Fettsäuren (besonders Butyrat) wirken als Histon-Deacetylase-Inhibitoren, die epigenetische Markierungen in Hautzellen beeinflussen.
- **Methylierungsprozesse**: Bestimmte Darmbakterien beeinflussen Methylierungsvorgänge, die wiederum steuern, welche hautrelevanten Gene aktiv oder inaktiv sind.

Das transgenerationale Erbe: Deine Hautgeschichte begann vor deiner Geburt

Die faszinierende Welt der Epigenetik zeigt uns, dass bestimmte Umwelteinflüsse Spuren in unserem Erbgut hinterlassen können, die an nachfolgende Generationen weitergegeben werden:

Die Vererbung des Mikrobioms

Dein erstes Mikrobiom erhältst du bei deiner Geburt – ein lebendiges Erbe deiner Mutter:

- **Geburtsmodus-Prägung**: Kinder, die vaginal geboren werden, besitzen eine andere initiale Darmflora als Kinder, die per Kaiserschnitt zur Welt kommen. Diese frühe mikrobielle Besiedlung beeinflusst die lebenslange Hautgesundheit.
- **Stillzeit als mikrobielle Formungsphase**: Die Muttermilch enthält präbiotische Oligosaccharide, die speziell jene Bakterien fördern, die für eine gesunde Immunentwicklung und somit auch Hautgesundheit wichtig sind.
- **Die ersten drei Lebensjahre**: In dieser Zeit etabliert sich das Grundgerüst des Mikrobioms und prägt die immunologischen Reaktionsmuster, die später die Hautgesundheit beeinflussen.

Epigenetische Prägung durch Vorfahren

Die Erfahrungen, die deine Eltern und Großeltern gemacht haben, können über epigenetische Markierungen in deinen Zellen fortleben:

- **Ernährungsmuster über Generationen**: Die Ernährungsgewohnheiten deiner Großmutter während ihrer Schwangerschaft mit deiner Mutter können epigenetische Veränderungen bewirkt haben, die heute die Reaktivität deiner Haut beeinflussen.

- **Stresserfahrungen der Vorfahren**: Traumatische Erlebnisse oder chronischer Stress bei deinen Vorfahren können zu epigenetischen Anpassungen geführt haben, die die Stressresistenz deiner Haut und deines Darms verringern.

- **Umweltexpositionen**: Die Belastung deiner Eltern mit Umweltgiften könnte epigenetische Marker gesetzt haben, die die Entgiftungsfähigkeit deiner Haut und deines Darms beeinträchtigen.

Der Generationendialog zwischen Darm und Haut

Diese transgenerationalen Mechanismen erklären, warum manche Menschen trotz ähnlicher Lebensweise unterschiedliche Hautreaktionen zeigen:

- **Unterschiedliche Ausgangssituationen**: Jeder von uns beginnt mit einem einzigartigen epigenetischen Profil, das von unseren Vorfahren geprägt wurde.

- **Familiäre Hautmuster**: Oft zeigen sich in Familien ähnliche Hautreaktionsmuster, die nicht allein durch direkte Genvererbung erklärt werden können.

- **Historische Einflüsse**: Sogar historische Ereignisse wie Hungerperioden können über epigenetische Mechanismen das Darmmikrobiom und die Hautgesundheit nachfolgender Generationen beeinflussen.

Die Transformation: Wie du dein epigenetisches Erbe umschreiben kannst

Die befreiende Botschaft der Epigenetik ist: Diese Muster sind nicht unveränderlich. Du kannst aktiv Einfluss nehmen und durch gezielte Maßnahmen deine epigenetischen Schalter neu einstellen:

Ernährungsstrategien für ein gesundes Darmmikrobiom

Die richtige Ernährung kann sowohl dein Darmmikrobiom als auch deine epigenetischen Marker positiv beeinflussen:

Diversität als Schlüssel

- **Pflanzliche Vielfalt**: Strebe 30+ verschiedene Pflanzenarten pro Woche an. Jede Pflanzenart fördert unterschiedliche Bakterienspezies.

- **Regenbogen-Prinzip**: Verschiedenfarbige Obst- und Gemüsesorten enthalten unterschiedliche Polyphenole, die spezifische Bakteriengruppen nähren.

Präbiotika: Nahrung für deine guten Bakterien

Unverdauliche Ballaststoffe, die deine nützlichen Darmbakterien nähren:

- **Inulinreiche Lebensmittel**: Chicorée, Topinambur, Artischocken
- **Resistente Stärke**: Gekochter, abgekühlter Reis, Haferflocken
- **Pektine**: Äpfel, Zitrusfrüchte, Beeren

Fermentierte Lebensmittel: Lebende Mikroorganismen

- **Traditionell fermentierte Nahrungsmittel**: Sauerkraut, Kimchi, Kefir
- **Kombucha**: Fermentierter Tee mit probiotischen Eigenschaften
- **Miso**: Fermentierte Sojapaste mit vielfältigen Bakterienkulturen

Epigenetisch aktive Nährstoffe

Bestimmte Nährstoffe wirken direkt auf epigenetische Mechanismen:

- **Methyldonatoren**: Folat (grünes Blattgemüse), B12, Cholin (Eier)
- **Polyphenole**: Resveratrol (Trauben), EGCG (grüner Tee), Quercetin (Zwiebeln)
- **Sulforaphan**: Brokkoli und andere Kreuzblütler

Lebensstil-Faktoren für eine gesunde Darm-Haut-Achse

Neben der Ernährung beeinflussen weitere Faktoren dein Darmmikrobiom und deine epigenetischen Marker:

- **Stressmanagement**: Chronischer Stress verändert nachweislich die Zusammensetzung der Darmflora und setzt epigenetische Stressmarker.
- **Schlafqualität**: Während des Schlafs regeneriert sich die Darmschleimhaut. Zudem werden im Schlaf wichtige epigenetische Regulationsprozesse aktiviert.
- **Bewegung**: Moderate körperliche Aktivität fördert die Vielfalt des Mikrobioms und beeinflusst epigenetische Marker positiv.
- **Naturkontakt**: Regelmäßiger Kontakt mit natürlichen Umgebungen diversifiziert das Mikrobiom und kann stress-assoziierte epigenetische Markierungen zurücksetzen.

Das 21-Tage-Programm zur Neugestaltung der Darm-Haut-Achse

Die Wissenschaft zeigt, dass bereits drei Wochen gezielter Intervention messbare Veränderungen im Darmmikrobiom und den epigenetischen Markern bewirken können:

Woche 1: Reinigung und Vorbereitung

- **Tag 1-3**: Reduzierung von Zucker, verarbeiteten Lebensmitteln und potentiellen Triggern
- **Tag 4-7**: Einführung präbiotischer Lebensmittel und gesteigerter Ballaststoffaufnahme

Woche 2: Aufbau und Diversifikation

- **Tag 8-10**: Einführung fermentierter Lebensmittel
- **Tag 11-14**: Rotation verschiedener Pflanzenarten für maximale Diversität

Woche 3: Epigenetische Optimierung

- **Tag 15-18**: Fokus auf epigenetisch aktive Nährstoffe
- **Tag 19-21**: Integration von Stress-Reduktion und optimiertem Schlaf

Tägliche Praktiken während des Programms

- Morgendliches Glas warmes Wasser mit Flohsamenschalen für Darmgesundheit
- Tägliche 10-minütige Atemübung zur Regulation der Darm-Hirn-Achse
- Abendliches Hautjournal zur Dokumentation von Veränderungen

Die Zukunft: Personalisierte Darm-Haut-Strategien

Die Forschung zur Darm-Haut-Achse und Epigenetik entwickelt sich rasant weiter:

Neue diagnostische Möglichkeiten

- **Mikrobiom-Sequenzierung**: Detaillierte Analyse der individuellen Darmflora
- **Epigenetische Profile**: Tests, die epigenetische Marker in Haut- und Darmzellen analysieren
- **Metabolomics**: Untersuchung der Stoffwechselprodukte, die vom Mikrobiom produziert werden

Therapeutische Entwicklungen

- **Maßgeschneiderte Probiotika**: Speziell entwickelte Bakterienkulturen für spezifische Hautbedürfnisse
- **Epigenetische Kosmetik**: Wirkstoffe, die gezielt epigenetische Mechanismen in der Haut beeinflussen
- **Mikrobiom-Transplantationen**: In Extremfällen könnten diese zukünftig auch für Hauterkrankungen relevant werden

Die Darm-Haut-Achse als Schlüssel zu wahrer Hautgesundheit

Die Erkenntnis über die epigenetische Verbindung zwischen Darm und Haut erweitert unser Verständnis von Hautpflege grundlegend. Die traditionelle Weisheit, dass Schönheit von innen kommt, erhält durch diese wissenschaftlichen Erkenntnisse eine neue, tiefere Bedeutung.

Deine Haut trägt die epigenetischen Erinnerungen deiner Vorfahren in sich – aber du hast die Macht, diese Geschichte neu zu schreiben. Durch bewusste Ernährung, gezielte Lebensstilmaßnahmen und ein Verständnis der Darm-Haut-Achse kannst du nicht nur deine eigene Hautgesundheit transformieren, sondern auch ein positives epigenetisches Erbe für kommende Generationen schaffen.

Die wahre Alchemie der Schönheit liegt nicht nur in den Tiegeln und Tuben auf deinem Badezimmerregal – sie beginnt in der lebendigen Gemeinschaft deines Darmmikrobioms und den epigenetischen Schaltern, die deine Hautgesundheit regulieren.

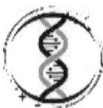

Die Epigenetische Gesundheit

Horvaths bahnbrechende Entdeckung der epigenetischen Uhr hat nicht nur unser Verständnis des allgemeinen Alterungsprozesses revolutioniert, sondern bietet auch tiefe Einblicke in das Altern unseres größten Organs – der Haut. Die DNA-Methylierungsmuster, die Horvath identifizierte, lassen sich auch in Hautzellen nachweisen und zeigen, dass unsere Haut ihr eigenes epigenetisches Alter hat, das vom chronologischen Alter abweichen kann.

Die Haut als Spiegel unserer epigenetischen Gesundheit

Unsere Haut ist ein einzigartiges Organ – sie steht in direktem Kontakt mit der Umwelt und fungiert gleichzeitig als Barriere und Kommunikationsschnittstelle. Diese exponierte Position macht sie besonders anfällig für epigenetische Veränderungen durch Umwelteinflüsse. Studien haben gezeigt, dass die epigenetische Uhr in der Haut durch zahlreiche Faktoren beeinflusst werden kann:

- UV-Strahlung: Übermäßige Sonnenexposition kann DNA-Methylierungsmuster verändern und das epigenetische Alter der

Haut beschleunigen – ein Phänomen, das als "Photo-Aging" bekannt ist.

- Luftverschmutzung: Umweltschadstoffe wie Feinstaub und Stickoxide können epigenetische Modifikationen in Hautzellen auslösen, die zu vorzeitiger Hautalterung und Hautproblemen beitragen.
- Ernährung und Lifestyle: Antioxidantienreiche Ernährung, ausreichend Schlaf und Stressmanagement können die epigenetischen Marker positiv beeinflussen und das "Hautschicksal" verbessern.
- Hautmikrobiom: Die Zusammensetzung der Mikroorganismen auf unserer Haut interagiert mit dem epigenetischen Profil der Hautzellen und kann sowohl schützende als auch schädigende Wirkungen haben.

Von der Theorie zur Praxis: Epigenetische Hautpflege
Die Erkenntnisse aus Horvaths Forschung eröffnen völlig neue Ansätze für die Hautpflege und Dermatologie. Wenn unsere Gene nicht unser Schicksal sind, sondern vielmehr durch epigenetische Mechanismen reguliert werden, dann können wir diese Mechanismen potenziell beeinflussen, um die Hautgesundheit zu verbessern und Hautprobleme wie Akne, Neurodermitis und vorzeitige Alterung anzugehen.
Die Erkenntnisse aus Horvaths Forschung eröffnen völlig neue Ansätze für die Hautpflege und Dermatologie. Wenn unsere Gene nicht unser Schicksal sind, sondern vielmehr durch epigenetische Mechanismen reguliert werden, dann können wir diese Mechanismen potenziell beeinflussen, um die Hautgesundheit zu verbessern und Hautprobleme wie Akne, Neurodermitis und vorzeitige Alterung anzugehen.

Epigenetische Biomarker in der Hautdiagnostik
Moderne Diagnostikmethoden können heute das epigenetische Profil von Hautzellen analysieren und so wertvolle Informationen über den

biologischen Zustand der Haut liefern. Diese epigenetischen Biomarker können:

- Das biologische Alter der Haut bestimmen, unabhängig vom chronologischen Alter
- Frühe Anzeichen von Hautstörungen erkennen, bevor sie klinisch sichtbar werden
- Die Wirksamkeit von Hautpflegeprodukten und Behandlungen objektiv messen

Epigenetische Faktoren bei Hauterkrankungen

Die Forschung zeigt zunehmend, dass Hauterkrankungen wie Neurodermitis, Psoriasis und Akne stark mit epigenetischen Veränderungen zusammenhängen.

Neurodermitis und Epigenetik

Bei Neurodermitis wurden spezifische DNA-Methylierungsmuster nachgewiesen, die die Expression von Genen beeinflussen, welche für die Hautbarrierefunktion und Immunregulation wichtig sind. Die gestörte Barrierefunktion, erkennbar am erhöhten TEWL (Transepidermaler Wasserverlust), kann teilweise auf epigenetische Dysregulation zurückgeführt werden.

Akne und epigenetische Faktoren

Auch bei Akne spielen epigenetische Mechanismen eine wichtige Rolle. Faktoren wie Stress, Ernährung und Umweltbelastungen können die Expression von Genen verändern, die an der Talgproduktion, Entzündungsreaktion und der Interaktion mit dem Hautmikrobiom beteiligt sind. Dies erklärt, warum manche Menschen trotz genetischer Prädisposition keine Akne entwickeln, während andere trotz "guter Gene" darunter leiden.

Das Hautmikrobiom als epigenetischer Modulator

Ein besonders faszinierender Aspekt ist die Wechselwirkung zwischen unserem Hautmikrobiom und der Epigenetik. Die Mikroorganismen auf unserer Haut produzieren Stoffwechselprodukte, die epigenetische Veränderungen in Hautzellen bewirken können. Gleichzeitig beeinflusst der epigenetische Zustand unserer Hautzellen, welche Mikroorganismen sich ansiedeln können.

Diese bidirektionale Kommunikation erklärt, warum probiotische Hautpflegeprodukte mehr bewirken können als nur eine oberflächliche Veränderung des Mikrobioms – sie können tatsächlich epigenetische Prozesse beeinflussen und so tiefgreifende und langanhaltende Veränderungen der Hautgesundheit bewirken.

Epigenetik als Schlüssel zum Hautverständnis

Horvaths bahnbrechende Forschung zur epigenetischen Uhr hat ein neues Kapitel im Verständnis unserer Haut aufgeschlagen. Wie das Bild des Klaviers in der Einleitung verdeutlicht: Es sind nicht nur die Tasten (Gene), die über unsere Hautgesundheit entscheiden, sondern vor allem, welche gespielt werden und wie (Epigenetik).

Diese Erkenntnis ist revolutionär, denn sie bedeutet, dass wir aktiv Einfluss auf unser "Hautschicksal" nehmen können. Durch gezielte Beeinflussung epigenetischer Faktoren – sei es durch Lebensstil, Ernährung, Hautpflege oder medizinische Interventionen – können wir die Gesundheit und Schönheit unserer Haut nachhaltig verbessern.

In den folgenden Abschnitten werden wir tiefer in die konkreten epigenetischen Schutzstrategien eintauchen, die uns helfen können, das genetische Potenzial unserer Haut voll auszuschöpfen und Hautprobleme wie Neurodermitis und Akne aus einer neuen Perspektive zu verstehen und zu behandeln.

Die verborgene Intelligenz deiner Haut - Eine faszinierende Reise durch das beeindruckendste Organ deines Körpers

Deine Haut ist ein wahres Meisterwerk der Evolution - ein lebendes, fühlendes und sich ständig erneuerndes Organ mit einem phänomenalen Gedächtnis. Wie ein hochmoderner Sensor nimmt sie jeden einzelnen Umwelteindruck auf, verarbeitet ihn in komplexen biochemischen Prozessen und speichert diese Erfahrungen tief in ihren zellulären Strukturen. Sie ist weit mehr als nur eine schützende Hülle - sie ist dein persönliches Lebenstagebuch, in dem jeder Sonnentag, jede durchwachte

Nacht, jeder Moment von Stress oder Entspannung seine molekularen Spuren hinterlässt.

Die UV-Strahlung ist dabei einer der eindrucksvollsten Geschichtenerzähler in deinem Hautgedächtnis. Wie ein unsichtbarer Künstler aktiviert sie nicht nur die Gene für deine Pigmentierung, die dir deine sommerlichen Sommersprossen und deinen Teint verleihen, sondern hinterlässt auch tiefere, epigenetische Spuren in deinen Hautzellen. Besonders bemerkenswert und gleichzeitig besorgniserregend sind Erkenntnis, dass intensive Sonnenerlebnisse in jungen Jahren wie ein vorzeitig aktivierter Alterungsbeschleuniger wirken können - eine stille Erinnerung, die deine Haut ihr Leben lang bewahrt und die selbst durch späteren konsequenten Sonnenschutz nicht vollständig rückgängig gemacht werden kann.

Die Luftverschmutzung in unseren modernen Städten schreibt ihre eigenen, oft beunruhigenden Geschichten in deine Haut. Wie ein unsichtbarer, aber allgegenwärtiger Nebel aus Feinstaub, Abgasen und chemischen Verbindungen dringt sie in die tieferen Hautschichten ein, weckt Entzündungsprozesse und fordert deine körpereigenen Entgiftungs- und Schutzsysteme kontinuierlich heraus. Diese ständige Belastung kann die Hautbarriere nachhaltig verändern und zu einer erhöhten Sensibilität führen.

Auch Stress - dieser allgegenwärtige Begleiter unseres modernen Lebens - hinterlässt seine deutlichen Spuren. Er aktiviert nicht nur kurzfristig Stress Gene, die das Hautbild verändern können, sondern beeinflusst auch langfristig die Kollagenproduktion und Wundheilung. Chronischer Stress kann wie ein schleichender Beschleuniger der Hautalterung wirken und die Regenerationsfähigkeit deiner Haut nachhaltig beeinträchtigen.

Doch deine Haut ist keine passive Chronistin dieser Einflüsse - sie ist eine aktive Gestalterin deiner Gesundheit, die du durch bewusste Lebensstilentscheidungen unterstützen kannst. Ein Antioxidans reiche Ernährung wirkt dabei wie ein schützender Zauberspruch für deine Hautzellen. Besonders spannend ist die Wirkung von grünem Tee, dessen Inhaltsstoffe wie sanfte Dirigenten die "Alterungsgene" zur Ruhe bringen und gleichzeitig Schutzmechanismen aktivieren können. Der Schlaf ist wie ein nächtlicher Reparaturservice für deine Haut. In diesen kostbaren

Stunden der Regeneration laufen Erneuerungsprozesse auf Hochtouren, während Entzündungsprozesse besänftigt werden. Die Zeit zwischen 22 und 2 Uhr gilt dabei als besonders wertvoll - in diesem magischen Zeitfenster sind die Reparatur Gene deiner Haut am aktivsten, wie fleißige Handwerker, die im Schutz der Dunkelheit ihre wichtigste Arbeit verrichten.

Bewegung schreibt besonders positive Kapitel in deiner Hautgeschichte. Sie aktiviert regelrechte "Verjüngungsgene", verbessert die Durchblutung bis in die kleinsten Kapillaren und optimiert den Zellstoffwechsel. Eine regelmäßige, sanfte Gesichtsmassage kann dabei wie ein liebevolles Gespräch mit deiner Haut sein - sie regt nicht nur die Kollagenproduktion an, sondern hilft auch beim Abbau von Stress und verbessert die Aufnahme von Pflegeprodukten.

Deine tägliche Hautpflegeroutine sollte diese natürlichen Prozesse optimal unterstützen - wie eine wohlkomponierte Symphonie, die morgens mit sanfter Reinigung beginnt, sich über schützende Antioxidantien und UV-Filter erstreckt und abends mit regenerativen Wirkstoffen und nährender Pflege ausklingt. Jede dieser Pflegehandlungen ist wie ein achtsamer Pinselstrich im großen Gemälde deiner Hautgesundheit.

Die Ernährung spielt dabei eine zentrale Rolle als innere Hautpflege. Buntes Gemüse und Obst liefern wichtige Antioxidantien, Omega-3-Fettsäuren unterstützen die Hautbarriere, und polyphenolreiche Lebensmittel wie Beeren, Granatäpfel oder dunkle Schokolade können aktiv in die Genregulation eingreifen. Ausreichend hochwertiges Protein ist der Baustoff, aus dem deine Haut ihre Strukturen erneuert.

Entspannungstechniken wie Meditation oder Achtsamkeitsübungen sind wie ein sanfter Balsam für deine Haut. Sie helfen, den Cortisolspiegel zu senken und schaffen ein inneres Milieu, in dem Regenerationsprozesse optimal ablaufen können. In Verbindung mit ausreichendem Schlaf und regelmäßiger Bewegung entsteht so ein ganzheitliches Unterstützungsprogramm für deine Hautgesundheit.

Verstehe deine Haut als den unglaublichen Schatz, der sie ist - ein hochintelligentes, lernendes und sich ständig erneuerndes Organ, das deine Lebensgeschichte auf molekularer Ebene erzählt und bewahrt. Mit der richtigen Pflege, Aufmerksamkeit und einem bewussten Lebensstil kannst du ihr helfen, diese Geschichte in den schönsten und gesündesten Farben zu erzählen. Jeder Tag bietet dir dabei die Chance, positive Spuren in deinem Hautgedächtnis zu hinterlassen und die Weichen für eine strahlende, vitale Hautzukunft zu stellen.

Die Macht der Gewohnheiten
Das Faszinierendste an der Epigenetik ist: Kleine, aber konsequente Veränderungen können große Wirkung haben. Positive Gewohnheiten können schrittweise, günstige epigenetische Muster etablieren.

Gut zu wissen! Es werden etwa 66 Tage benötigt, bis neue Gewohnheiten sich fest etabliert haben - auch auf epigenetischer Ebene.

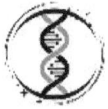

Der Epigenetische Code deiner Haut

Deine Haut flüstert Geschichten, die lange vor deiner Geburt begannen. Sie trägt die unsichtbaren Fingerabdrücke deiner Ahnen – ihre Traumata, ihre Freuden, ihre Überlebenskämpfe – alle eingeprägt in den stillen Code deiner Zellen.

Stell dir vor, du stehst vor einem alten Familienspiegel. Was du siehst, ist nicht nur dein Gesicht, sondern ein lebendes Mosaik aus Generationen. Die feinen Linien um deine Augen? Vielleicht ein Echo der Sonne, die auf der Haut deiner Großmutter brannte, als sie auf den Feldern arbeitete. Die Art, wie deine Haut auf Stress reagiert?

dessen Körper lernte, in ständiger Alarmbereitschaft zu leben.

Ich erinnere mich an Maria, deren unerbittliches Ekzem allen Behandlungen trotzte. Als wir tiefer in ihre Familiengeschichte eintauchten, entdeckten wir, dass ihre Großmutter während der Schwangerschaft mit Marias Mutter eine schwere Hungersnot durchlebte. Der Körper ihrer Großmutter programmierte epigenetische Schalter auf "Überleben" um – Schalter, die nun Marias Hautbarriere beeinflussten, drei Generationen später. Als Maria begann, diese Verbindung zu verstehen und gezielt daran zu arbeiten, begann ihre Haut endlich zu heilen.

Diese unsichtbaren Fäden der Erinnerung weben sich durch deine Hautzellen. Wenn deine Vorfahren chronischen Stress, Traumata oder Mangelernährung erlebten, könnten ihre Körper epigenetische "Notfallprogramme" aktiviert haben – Programme, die möglicherweise noch heute in deiner Haut aktiv sind, obwohl die ursprüngliche Bedrohung längst vergangen ist.

Spürst du manchmal, dass deine Hautprobleme tiefer liegen als nur an der Oberfläche? Dass sie einer Logik folgen, die über dein eigenes Leben hinausgeht? Dein Instinkt führt dich nicht in die Irre.

Doch hier, in diesem scheinbar schicksalhaften Gewebe, liegt auch das größte Geschenk verborgen: Die Kraft der Transformation. Denn anders als deine Gene selbst können epigenetische Markierungen verändert werden. Du kannst den Code umschreiben.

Wenn du deine Hand auf deine Wange legst, berührst du nicht nur deine eigene Haut. Du berührst ein lebendiges Archiv, ein Gefäß voller Geschichten. Und du hast die Macht, neue Kapitel zu schreiben – nicht nur für dich selbst, sondern für alle, die nach dir kommen werden.

Jede bewusste Entscheidung für deine Hautgesundheit heute kann epigenetische Schalter umlegen. Jeder achtsame Moment der Selbstfürsorge kann alte Muster auflösen. Und während du deine eigene Haut heilst, webst du unsichtbare Fäden der Gesundheit in das Leben kommender Generationen.

Dies ist vielleicht das größte Wunder der Epigenetik: Dass wir durch die Fürsorge für uns selbst auch unsere Vorfahren ehren und gleichzeitig ein Geschenk der Heilung an unsere Nachkommen weitergeben können. Deine

Haut ist nicht nur eine Grenze zwischen dir und der Welt – sie ist eine lebendige Brücke zwischen Vergangenheit und Zukunft.

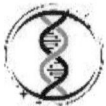

Wenn das Hauterbgut aus dem Gleichgewicht gerät

Unsere Haut ist täglich unzähligen Umwelteinflüssen ausgesetzt, die das genetische Material in unseren Hautzellen bedrohen können. Jeder Sonnenstrahl, jeder Kontakt mit Umweltschadstoffen und selbst natürliche Stoffwechselprozesse können DNA-Schäden verursachen. Die Fähigkeit unserer Hautzellen, diese Schäden zu erkennen und zu reparieren, nimmt mit zunehmendem Alter ab – ein Phänomen, das als genomische Instabilität bezeichnet wird und das erste der "Hallmarks of Aging" darstellt.

Was ist genomische Instabilität?
Genomische Instabilität bezeichnet die erhöhte Tendenz des Genoms, Mutationen und andere genetische Veränderungen anzusammeln. In der Haut äußert sich dies durch:

- **DNA-Strangbrüche**: Direkte Schäden an der DNA-Struktur
- **Punktmutationen**: Veränderungen einzelner Basenpaare
- **Chromosomale Aberrationen**: Strukturelle Veränderungen ganzer Chromosomenabschnitte
- **Telomerverkürzung**: Abbau der schützenden Chromosomenenden

Diese Schäden können, wenn sie nicht repariert werden, zu Funktionsstörungen und vorzeitiger Alterung der Haut führen.

Hauptursachen für genomische Instabilität in der Haut
UV-Strahlung: Der Hauptfeind unserer Haut-DNA

Ultraviolette Strahlung ist der bedeutendste externe Faktor, der die genomische Stabilität unserer Haut bedroht. UVB-Strahlen verursachen direkte DNA-Schäden in Form von Thymin-Dimeren – abnormale chemische Verbindungen zwischen benachbarten Thymin-Basen, die die normale DNA-Funktion stören. UVA-Strahlen hingegen erzeugen reaktive Sauerstoffspezies (ROS), die indirekt DNA-Schäden verursachen.

Die Folgen dieser UV-induzierten genomischen Instabilität sind weitreichend:

- Entstehung von "Sonnenbrand-Zellen" (apoptotische Keratinozyten)
- Bildung von Pigmentflecken durch Mutationen in Melanozyten
- Vorzeitige Hautalterung mit Faltenbildung und Elastizitätsverlust
- Im schlimmsten Fall: Entwicklung von Hautkrebs durch Anhäufung onkogener Mutationen

Oxidativer Stress: Der innere Angriff auf unsere Haut-DNA

Hast du dich schon einmal gefragt, warum selbst die bestgeschützte Haut mit der Zeit ihre Jugendlichkeit verliert? Warum selbst bei sorgfältigstem Sonnenschutz und reinster Luft die Spuren der Zeit sich in dein Gesicht zeichnen? Die Antwort liegt tiefer als wir oft denken – tief in deinen Zellen, wo ein stiller Kampf tobt, den du nicht sehen kannst.

In jeder deiner Hautzellen brennt ein kleines Feuer. Es gibt dir Energie, es erhält dich am Leben. Dieses Feuer – dein Zellstoffwechsel – erzeugt jedoch kleine Funken: reaktive Sauerstoffmoleküle, auch ROS genannt. Diese winzigen Funken sind wie kleine Feuerteufel, die durch deine Zellen tanzen und alles berühren können, was ihnen im Weg steht – vor allem deine kostbare DNA.

Normalerweise hat dein Körper kleine Feuerwehrleute – deine Antioxidantien –, die diese Funken schnell löschen, bevor sie Schaden anrichten können. Doch mit den Jahren werden deine Feuerwehrleute weniger und müder, während die Funken immer zahlreicher und wilder werden. Was einst ein beherrschbares Feuerchen war, wird zu einem Brand, den wir oxidativen Stress nennen.

Diese freilaufenden Feuerteufel sind besonders grausam zu deiner DNA. Sie verbrennen vor allem eine der vier kostbaren Buchstaben deines genetischen Codes – das Guanin. Verbranntes Guanin wird zu einem falschen Buchstaben, der deinen genetischen Text entstellt. Stell dir vor, jemand würde in deinem Lieblingsbuch willkürlich Buchstaben ändern – irgendwann würde die Geschichte keinen Sinn mehr ergeben. Genau das passiert in deinen Zellen.

Besonders herzzerreißend ist, was mit deinen Telomeren geschieht – diesen schützenden Kappen am Ende deiner Chromosomen, die wie die Plastikenden an Schnürsenkeln verhindern, dass dein genetischer Code ausfranst. Diese Schutzkappen sind am verwundbarsten für die Feuerteufel. Mit jedem Angriff werden sie kürzer, dünner, schwächer. Und mit ihnen schwindet ein Stück deiner Hautjugend.

Diese inneren Brände schwächen auch die Reparaturteams deiner Zellen – jene Proteine, die Tag und Nacht arbeiten, um DNA-Schäden zu beheben. Die Feuerteufel verbrennen ihre Werkzeuge, sodass sie ihrer Arbeit nicht mehr nachgehen können. Es ist, als würden in einer Bibliothek nicht nur die Bücher beschädigt, sondern auch die Restauratoren ihrer Werkzeuge beraubt.

Mit jedem Lebensjahr wird dieses Drama intensiver: Weniger Feuerwehrleute, mehr Feuerteufel. Dieser heimtückische Kreislauf ist einer der Hauptgründe, warum unsere Haut altert – nicht nur an der Oberfläche, sondern tief in ihrem innersten Wesen, in den Zellen, die ihre Gesundheit und Schönheit ausmachen.

Die gute Nachricht ist: Du kannst diesem Feuer Einhalt gebieten. Du kannst deiner Haut neue Feuerwehrleute schicken – durch antioxidantienreiche Nahrung, durch Hautpflege mit freien Radikalfängern, durch Lebensstilentscheidungen, die den inneren Brand dämpfen. Jede dieser Entscheidungen ist wie ein Tropfen Wasser auf die glimmenden Funken in deinen Zellen – und zusammen können sie einen mächtigen Schutzschild bilden für die kostbare genetische Bibliothek, die du in dir trägst.

Denn während äußerer Feinde sichtbar sind, ist dieser innere Kampf leicht zu übersehen. Doch wenn du ihn verstehst und ihm Beachtung schenkst, kannst du einer der wichtigsten und doch am meisten unterschätzten

Ursachen der Hautalterung entgegenwirken – und deiner Haut helfen, ihre Lebendigkeit und Strahlkraft von innen heraus zu bewahren.

Die Verbindung zur Epigenetik
Die genomische Instabilität steht in enger Wechselwirkung mit epigenetischen Prozessen:

- DNA-Schäden können epigenetische Muster verändern, indem sie die Aktivität von Enzymen beeinflussen, die für DNA-Methylierung und Histonmodifikationen verantwortlich sind
- Umgekehrt können epigenetische Veränderungen die Expression von Genen beeinträchtigen, die für DNA-Reparatur und antioxidative Abwehr wichtig sind
- Diese bidirektionale Beziehung erklärt, warum sowohl genomische Instabilität als auch epigenetische Dysregulation zentrale Merkmale der Hautalterung sind

Die epigenetische Uhr von Horvath kann somit auch als Marker für die akkumulierte genomische Instabilität in Hautzellen betrachtet werden.

Hauterkrankungen und genomische Instabilität
Verschiedene Hauterkrankungen sind eng mit genomischer Instabilität verknüpft:

Photodermatosen
Menschen mit eingeschränkter Fähigkeit, UV-induzierte DNA-Schäden zu reparieren, entwickeln Photodermatosen – Hauterkrankungen, die durch Lichtempfindlichkeit gekennzeichnet sind. Ein Beispiel ist Xeroderma pigmentosum, eine seltene Erbkrankheit, bei der ein Defekt in der DNA-Reparatur zu extremer UV-Empfindlichkeit und einem stark erhöhten Hautkrebsrisiko führt.

Frühzeitige Hautalterung
Bei vorzeitiger Hautalterung (Progerie-Syndrome) wie dem Hutchinson-Gilford-Syndrom oder dem Werner-Syndrom liegen Defekte in Genen vor,

die für die Aufrechterhaltung der genomischen Stabilität wichtig sind. Dies führt zu beschleunigter Hautalterung mit typischen Merkmalen wie dünner, transparenter Haut, Pigmentveränderungen und vorzeitiger Faltenbildung.

Hautkrebs
Die häufigste Folge akkumulierter genomischer Instabilität in der Haut ist die Entwicklung von Hautkrebs. Sowohl Basalzellkarzinome als auch Plattenepithelkarzinome und Melanome entstehen durch Ansammlung von Mutationen in Onkogenen und Tumorsuppressorgenen – ein direktes Resultat genomischer Instabilität.

Strategien zum Schutz vor genomischer Instabilität
Externe Schutzmaßnahmen
Der effektivste Schutz vor genomischer Instabilität in der Haut ist die Vermeidung von DNA-schädigenden Einflüssen:

- **Umfassender UV-Schutz**: Tägliche Anwendung von Breitspektrum-Sonnenschutzmitteln mit hohem LSF, Tragen schützender Kleidung und Vermeiden direkter Sonneneinstrahlung während der UV-intensivsten Tageszeiten
- **Antioxidantien in der Hautpflege**: Topische Anwendung von Antioxidantien wie Vitamin C, Vitamin E, Niacinamid und Polyphenolen kann freie Radikale neutralisieren, bevor sie DNA-Schäden verursachen
- **Reduktion der Schadstoffexposition**: Minimierung des Kontakts mit Umweltschadstoffen wie Tabakrauch, Feinstaub und industriellen Chemikalien

Interne Unterstützungsmechanismen
Neben äußeren Schutzmaßnahmen können wir auch die körpereigenen Reparatur- und Schutzmechanismen stärken:

- **Ernährung reich an Antioxidantien**: Lebensmittel mit hohem Gehalt an Antioxidantien (bunte Beeren, grünes Blattgemüse, Nüsse) können die systemische antioxidative Kapazität erhöhen

- **Nahrungsergänzungsmittel mit DNA-Reparaturunterstützung**: Substanzen wie Nicotinamid (Vitamin B3) haben in Studien gezeigt, dass sie die zelluläre DNA-Reparatur verbessern können
- **Ausreichend Schlaf**: Während des Schlafs laufen wichtige DNA-Reparaturprozesse ab, die die genomische Stabilität fördern
- **Stressreduktion**: Chronischer Stress erhöht die ROS-Produktion und beeinträchtigt DNA-Reparaturmechanismen

Innovative Ansätze in Forschung und Hautpflege

Die moderne Hautpflegeforschung entwickelt zunehmend Strategien, die gezielt auf die Verbesserung der genomischen Stabilität ausgerichtet sind:

- **DNA-Reparaturenzyme in Hautpflegeprodukten**: Liposomal verkapselte Enzyme wie Photolyase und Endonuklease können in die Haut eindringen und DNA-Reparaturprozesse unterstützen
- **Telomerase-Aktivatoren**: Substanzen, die die Telomerase (ein Enzym, das Telomere verlängert) aktivieren können, werden als potenzielle Anti-Aging-Wirkstoffe erforscht
- **Exosomen und Wachstumsfaktoren**: Diese Botenstoffe können die Regeneration geschädigter Hautzellen fördern und zelluläre Reparaturmechanismen aktivieren
- **Präzisionsdiagnostik**: Neue Technologien ermöglichen die Messung von DNA-Schäden und Reparaturkapazität in der Haut, was eine individualisierte Behandlung ermöglicht

Genomische Stabilität als Fundament gesunder Haut

Die genomische Stabilität bildet das Fundament einer gesunden, widerstandsfähigen Haut. Die Forschung zeigt zunehmend, dass viele Hautprobleme – von Akne über Neurodermitis bis hin zu Alterungserscheinungen – mit einer verminderten genomischen Stabilität zusammenhängen.

Die gute Nachricht: Durch gezielte Schutz- und Unterstützungsmaßnahmen können wir die genomische Stabilität unserer Haut verbessern und so nicht nur ihre Gesundheit und Schönheit erhalten, sondern auch das Risiko für schwerwiegende Hauterkrankungen reduzieren.

Im Zusammenspiel mit den epigenetischen Mechanismen, die wir im vorherigen Kapitel betrachtet haben, bildet die Aufrechterhaltung der genomischen Stabilität eine zentrale Säule moderner Hautpflegekonzepte. Denn nur wenn das genetische Material unserer Hautzellen intakt bleibt, können auch die epigenetischen Regulationsprozesse optimal funktioniere

Verborgene Faktoren der Hautgesundheit

Während UV-Schutz und Feuchtigkeit in der Hautpflege allgemein bekannt sind, bleiben zwei fundamentale biologische Prozesse meist unbeachtet, die maßgeblich über Hautgesundheit und Hautalterung entscheiden: die Proteostase und die Nährstoffsensitivität. Diese zellulären Mechanismen, die zu den "Hallmarks of Ageing" zählen, beeinflussen grundlegend, wie unsere Haut altert und auf Umweltreize reagiert.

Was ist Proteostase?

Proteostase (ein Kunstwort aus "Protein" und "Homöostase") beschreibt das fein ausbalancierte Gleichgewicht zwischen Proteinproduktion, -faltung, -transport und -abbau in unseren Zellen. Dieser komplexe Prozess stellt sicher, dass nur korrekt gefaltete, funktionsfähige Proteine in der Zelle aktiv sind.

In unserer Haut sind Proteine die fundamentalen Bausteine: Kollagen und Elastin verleihen Struktur und Elastizität, Keratin bildet die Schutzhülle, Enzyme steuern biochemische Prozesse, und Rezeptorproteine ermöglichen die Kommunikation zwischen Zellen. Die Proteostase sorgt dafür, dass diese Proteine einwandfrei funktionieren.

Das Proteostase-Netzwerk der Haut

In Hautzellen arbeiten mehrere Systeme zusammen, um die Proteostase aufrechtzuerhalten:

1. **Chaperone (Faltungshelfer)**: Diese Proteine unterstützen die korrekte Faltung neuer Proteine und können beschädigte Proteine

reparieren. Hitzeschockproteine (HSPs) sind wichtige Chaperone, die bei Stress aktiviert werden.

2. **Ubiquitin-Proteasom-System (UPS)**: Dieses System markiert fehlerhafte Proteine mit Ubiquitin-Molekülen und leitet sie zum Proteasom, einer Art zellulärem "Schredder", der die markierten Proteine abbaut.

3. **Autophagie**: Dieser Prozess ermöglicht den Abbau größerer Proteinaggregate und beschädigter Zellbestandteile. Die Autophagie ist besonders wichtig für die Beseitigung oxidativ geschädigter Proteine.

4. **Unfolded Protein Response (UPR)**: Dieses Stressbewältigungssystem wird aktiviert, wenn sich im endoplasmatischen Retikulum zu viele fehlgefaltete Proteine ansammeln.

Mit zunehmendem Alter nimmt die Effizienz aller Komponenten des Proteostase-Netzwerks ab:

- Chaperone werden weniger aktiv und können beschädigte Proteine nicht mehr effektiv reparieren
- Das Proteasom arbeitet langsamer, wodurch sich fehlerhafte Proteine ansammeln
- Die Autophagie wird weniger effizient, was zur Anhäufung von Proteinaggregaten führt
- Die UPR wird chronisch aktiviert, was Entzündungsprozesse in der Haut fördert

Die Folgen dieses Proteostase-Verlusts sind in der alternden Haut deutlich sichtbar:

- **Kollagenschäden**: Beschädigtes Kollagen wird nicht mehr effizient abgebaut und ersetzt, was zu Faltenbildung führt
- **Pigmentflecken**: Die Ansammlung oxidierter Proteine trägt zur Bildung von Lipofuszin (Alterspigment) bei

- **Entzündliche Prozesse**: Proteinaggregate aktivieren das Immunsystem und fördern chronische Entzündungsreaktionen
- **Verhornungsstörungen**: Fehlerhafte Keratine beeinträchtigen die Hautbarriere

Hauterkrankungen und Proteostase-Störungen

Mehrere Hauterkrankungen stehen in direktem Zusammenhang mit Störungen der Proteostase:

- **Psoriasis**: Beschleunigte Proteinproduktion ohne adäquaten Abbau führt zur charakteristischen Schuppenbildung
- **Epidermolysis bullosa**: Mutationen in Strukturproteinen überwältigen die Proteostase-Kapazität
- **Lichtbedingte Hautalterung**: UV-Strahlung schädigt Proteine direkt und beeinträchtigt gleichzeitig die Proteostase-Mechanismen
- **Erbliche Ichthyosen**: Störungen im Proteinabbau führen zu abnormer Verhornung

Nährstoffsensitivität: Die Energieweichen unserer Hautzellen

Nährstoffsensitivität beschreibt die Fähigkeit unserer Zellen, Nährstoffe und Energievorräte zu erkennen und ihre Aktivität entsprechend anzupassen. Diese fein abgestimmten Sensorsysteme ermöglichen es den Zellen, bei Nährstoffüberfluss in Wachstumsphasen zu schalten oder bei Nährstoffmangel Sparmaßnahmen einzuleiten.

In der Haut ist dieser Prozess besonders wichtig, da unsere Hautzellen ständig erneuert werden und diese Regeneration energieintensiv ist. Eine präzise Nährstoffsensitivität sorgt dafür, dass Energie optimal für Schutz-, Reparatur- und Erneuerungsprozesse eingesetzt wird.

Zentrale Signalwege der Nährstoffsensitivität in der Haut

In unseren Hautzellen gibt es mehrere Schlüsselsysteme, die die Nährstoffversorgung überwachen:

1. **Insulin/IGF-1-Signalweg**: Reguliert Glukoseaufnahme und Zellwachstum. In der Haut beeinflusst dieser Signalweg die Keratinozytenproliferation und Wundheilung.
2. **mTOR-Signalweg** (mechanistic Target of Rapamycin): Fungiert als zentraler Regulator für Zellwachstum bei ausreichender Nährstoffversorgung. Aktiviertes mTOR fördert Proteinsynthese und hemmt Autophagie.
3. **AMPK** (AMP-aktivierte Proteinkinase): Wird bei Energiemangel aktiviert und initiiert energiesparende Prozesse wie verstärkte Autophagie und reduzierte Proteinsynthese.
4. **Sirtuine**: Diese NAD+-abhängigen Enzyme fungieren als Energiesensoren und regulieren epigenetische Prozesse in Abhängigkeit vom Ernährungszustand.

Deregulierte Nährstoffsensitivität in der Haut

Mit zunehmendem Alter verlieren diese Signalwege ihre Präzision und Reaktionsfähigkeit:

- **Insulinresistenz**: Hautzellen reagieren weniger empfindlich auf Insulin, was die Glukoseaufnahme und Energieversorgung beeinträchtigt
- **Chronische mTOR-Aktivierung**: Ständige Aktivierung von mTOR fördert Zellalterung und unterdrückt wichtige Autophagie-Prozesse
- **Verminderte AMPK-Aktivität**: Die reduzierte AMPK-Funktion verhindert die Aktivierung wichtiger Energiesparprogramme
- **Sirtuin-Dysfunktion**: Abnehmende NAD+-Spiegel reduzieren die Aktivität von Sirtuinen, was epigenetische Veränderungen begünstigt

Diese Veränderungen manifestieren sich in der alternden Haut als:

- Verzögerte Wundheilung durch beeinträchtigte Zellregeneration
- Erhöhte Anfälligkeit für UV-induzierte Schäden
- Verschlechterte Barrierefunktion
- Reduzierte Anpassungsfähigkeit bei Umweltstress

Nährstoffsensitivität und Hauterkrankungen

Die deregulierte Nährstoffsensitivität spielt bei verschiedenen Hautproblemen eine Rolle:

- **Akne**: Erhöhte IGF-1-Aktivität stimuliert die Talgproduktion und trägt zur Entstehung von Akne bei
- **Diabetische Hautveränderungen**: Insulinresistenz stört die normale Hautregeneration und -barriere
- **Tumorbildung**: Dauerhaft aktivierte Wachstumssignalwege können die Entwicklung von Hautkrebs begünstigen
- **Entzündliche Hauterkrankungen**: Gestörte Energieregulation verstärkt entzündliche Prozesse

Die Verbindung: Proteostase und Nährstoffsensitivität

Proteostase und Nährstoffsensitivität sind keine isolierten Prozesse, sondern eng miteinander verwoben:

- mTOR reguliert die Proteinsynthese und beeinflusst damit direkt die Proteostase
- AMPK aktiviert Autophagie, einen wesentlichen Proteostase-Mechanismus
- Sirtuine regulieren die Expression von Chaperonen und anderen Proteostase-Komponenten
- Energieversorgung ist entscheidend für die Funktionsfähigkeit des Proteasoms

Diese Verbindung erklärt, warum Ernährung und Stoffwechsel so starken Einfluss auf die Hautgesundheit haben.

Praktische Strategien zur Unterstützung
Proteostase-fördernde Maßnahmen

1. **Thermische Hormese**: Sauna, Wechselduschen oder Kryotherapie aktivieren die Produktion von Hitzeschockproteinen (Chaperonen)
2. **Topische Anwendungen**:
   o Pflanzliche Polyphenole (Resveratrol, EGCG) aktivieren Autophagie
   o Trehalose fördert den Abbau geschädigter Proteine

o Retinol verbessert Proteasom-Aktivität
3. **Lebensweise:**
   o Moderates Training aktiviert Proteostase-Mechanismen
   o Ausreichend Schlaf unterstützt die Proteinhomöostase
   o Stressreduktion vermindert die Akkumulation fehlgefalteter Proteine

Optimierung der Nährstoffsensitivität
1. **Ernährungsstrategien:**
   o Intermittierendes Fasten aktiviert AMPK und stimuliert Autophagie
   o Niedrige glykämische Last reduziert IGF-1-Stimulation
   o Omega-3-Fettsäuren verbessern Insulinsensitivität der Hautzellen

2. **Hautpflegeaktive Substanzen:**
   o Metformin-ähnliche Pflanzenstoffe wie Berberine aktivieren AMPK
   o NAD+-Vorläufer (Nicotinamid, NMN) unterstützen Sirtuin-Aktivität
   o Zink unterstützt Insulinsignalwege in der Haut
3. **Supplementierung:**
   o Spermidin fördert Autophagie
   o Resveratrol aktiviert Sirtuine
   o Adaptogene Kräuter regulieren Stressreaktionen und Nährstoffsensitivität

Innovative Ansätze in Forschung und Hautpflege
Die neueste Forschung zur Proteostase und Nährstoffsensitivität eröffnet spannende Perspektiven für die Hautpflege:
- **Senolytics in der Hautpflege**: Substanzen, die seneszente Zellen mit gestörter Proteostase beseitigen
- **mTOR-Modulatoren**: Wirkstoffe, die übermäßige mTOR-Aktivierung dämpfen können

- **NAD+-Booster**: Neue Formulierungen zur topischen Anwendung von NAD+-Vorläufern
- **Gezielte Chaperone**: Synthetische Chaperone, die spezifisch Kollagen und Elastin vor Schäden schützen

Die innere Balance für strahlende Haut

Proteostase und Nährstoffsensitivität bilden zusammen mit der genomischen Stabilität und epigenetischen Regulation ein Quartett fundamentaler zellulärer Prozesse, die die Hautgesundheit bestimmen. Während konventionelle Hautpflege oft nur auf oberflächliche Symptome abzielt, ermöglicht das Verständnis dieser grundlegenden Mechanismen einen tiefgreifenderen Ansatz.

Indem wir unsere Hautpflegeroutine und Lebensweise so gestalten, dass wir Proteostase und Nährstoffsensitivität optimal unterstützen, können wir die Hautgesundheit auf zellulärer Ebene fördern. Dies verspricht nicht nur kosmetische Verbesserungen, sondern auch eine widerstandsfähigere Haut mit besserer Regenerationsfähigkeit. Jedoch nur, wenn deine Kraftwerke, ihre volle Leistung erbringen.

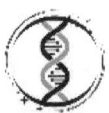

Mitochondriale Dysfunktion: Wenn die Kraftwerke deiner Haut schwächeln

Deine Haut altert nicht nur an der Oberfläche - im Inneren deiner Hautzellen laufen komplexe Prozesse ab, die über Schönheit und Gesundheit deiner Haut entscheiden.

Jede deiner Hautzellen, fungiert wie eine kleine Stadt. Die Mitochondrien sind die Kraftwerke dieser Stadt - sie produzieren die Energie, die für alle Aktivitäten benötigt wird. In jeder deiner Hautzellen befinden sich Hunderte dieser winzigen Kraftwerke. Mitochondrien wandeln die Nährstoffe aus deiner Nahrung in ATP um - den universellen Energieträger deiner Zellen. Diese Energie braucht deine Haut für wichtige Aufgaben wie die Produktion neuer Hautzellen, den Aufbau von Kollagen und Elastin, die Reparatur von Schäden und die Aufrechterhaltung der Hautbarriere.

Mit zunehmendem Alter verlieren deine mitochondrialen Kraftwerke an Effizienz. Die Energieproduktion sinkt - wie alte Maschinen, die nicht mehr die volle Leistung bringen, produzieren alternde Mitochondrien weniger Energie (ATP). Gleichzeitig entstehen mehr "Abgase" in Form von freien Radikalen (ROS). Diese schädlichen Moleküle werden vermehrt erzeugt - vergleichbar mit einem verschmutzten Motor, der mehr Schadstoffe ausstößt. Die Qualitätskontrolle in deinen Zellen versagt zunehmend: Gesunde Zellen erkennen und beseitigen normalerweise defekte Mitochondrien (ein Prozess namens Mitophagie), doch mit der Zeit funktioniert diese "Müllabfuhr" nicht mehr richtig. Es entsteht ein Teufelskreis, bei dem die vermehrten freien Radikale die mitochondriale DNA schädigen, was zu noch mehr Fehlfunktionen führt.

Die Folgen mitochondrialer Dysfunktion sind in deiner Haut deutlich sichtbar. Die Kollagenproduktion nimmt ab, da für diesen energieaufwändigen Prozess nicht mehr genügend Kraft vorhanden ist - Falten entstehen. Deine Wundheilung verlangsamt sich, weil die Regeneration viel Energie benötigt, die nicht mehr ausreichend zur Verfügung steht. Deine Haut wird empfindlicher und anfälliger für Umweltschäden, da Reparaturprozesse nicht mehr optimal ablaufen können. Zudem können vermehrt Pigmentflecken auftreten, weil die erhöhte Produktion von freien Radikalen zu unregelmäßiger Hautpigmentierung führt.

Die gute Nachricht: Mit den richtigen Strategien kannst du die mitochondriale Funktion verbessern. Regelmäßige körperliche Aktivität ist einer der stärksten Stimulatoren für die Bildung neuer, gesunder Mitochondrien. Mitochondriale Nährstoffe wie CoQ10, L-Carnitin und B-

Vitamine unterstützen die Energieproduktion in deinen Zellen. Antioxidantien wie Vitamin C, Vitamin E und Astaxanthin schützen deine Mitochondrien vor oxidativem Stress. Auch Kälteanwendungen wie kalte Duschen oder Eisbäder können die Bildung neuer Mitochondrien anregen. In der modernen Hautpflege findest du zunehmend Produkte mit mitochondrialen Wirkstoffen wie Nicotinamid, Resveratrol oder speziellen Peptiden.

Zelluläre Seneszenz: Wenn Hautzellen in den Ruhestand gehen, aber nicht verschwinden

Stelle dir vor, einige Mitarbeiter in deiner "Zellstadt" werden so alt oder geschädigt, dass sie nicht mehr arbeiten können. Anstatt in den wohlverdienten Ruhestand zu gehen und Platz für neue Kräfte zu machen, bleiben sie da und stören sogar die Arbeit der anderen. Genau das passiert bei der zellulären Seneszenz. Deine Zellen hören auf sich zu teilen (das ist eigentlich gut, verhindert Krebs), sterben aber nicht ab (das ist das Problem). Stattdessen bleiben sie aktiv und setzen entzündungsfördernde Substanzen frei (den sogenannten "seneszenten sekretorischen Phänotyp" oder SASP).

Diese "Rentner-Zellen" haben mehrere negative Auswirkungen auf deine Haut. Sie produzieren einen Entzündungscocktail aus Botenstoffen, die die umliegenden gesunden Zellen beeinträchtigen - wie nörgelnde Kollegen, die die Stimmung verderben. Sie können durch ihre Signale auch gesunde Nachbarzellen in den Seneszenz-Zustand versetzen, wodurch das Problem sich ausbreitet. Obwohl sie nicht mehr zur Hautregeneration beitragen, beanspruchen sie weiterhin Nährstoffe. Zudem produzieren seneszente Zellen Enzyme, die Kollagen und Elastin abbauen und so die Struktur deiner Haut schwächen. Mit steigendem Alter sammeln sich immer mehr dieser problematischen Zellen in deiner Haut an.

Die Folgen zeigen sich in Form von Faltenbildung durch den Abbau von Kollagen und Elastin, einer verzögerten Wundheilung, da seneszente Zellen Regenerationsprozesse behindern, einer dünner werdenden Haut durch verlangsamte Erneuerung der Hautschichten und einer Neigung zu entzündlichen Hauterkrankungen aufgrund der chronischen Entzündungsreaktionen.

Die Forschung entwickelt jedoch spannende Strategien gegen seneszente Hautzellen. Senolytics - bestimmte Substanzen wie Quercetin (in Zwiebeln, Äpfeln) und Fisetin (in Erdbeeren) - können gezielt seneszente Zellen beseitigen. Durch intermittierendes Fasten kannst du die Autophagie fördern, die zelluläre "Selbstreinigung". NAD+-Booster wie Nicotinamid Ribosid können die Entfernung seneszenter Zellen unterstützen. In innovativen Hautpflegeprodukten findest du bereits Inhaltsstoffe mit senolytischer Wirkung.

Stammzellerschöpfung: Wenn deiner Haut die Nachwuchskräfte ausgehen

Hautstammzellen sind die "Nachwuchskräfte" deiner Haut. Sie befinden sich in bestimmten Bereichen wie den Haarfollikeln und der Basalschicht der Epidermis und haben zwei besondere Fähigkeiten: Sie können sich selbst erneuern und sie können sich in spezialisierte Hautzellen wie Keratinozyten oder Melanozyten entwickeln. Diese Stammzellen sorgen dafür, dass deine Haut sich kontinuierlich erneuert.

Mit zunehmendem Alter erlebst du eine "Stammzellerschöpfung" - deine Haut verliert nach und nach ihre Erneuerungskraft. Die Anzahl aktiver Stammzellen nimmt ab, und die verbliebenen teilen sich langsamer. Ihre Fähigkeit, sich in verschiedene Hautzelltypen zu entwickeln, wird eingeschränkt. Zudem verändert sich die Stammzellnische (die Umgebung der Stammzellen) und unterstützt die Stammzellen nicht mehr optimal.

Die Folgen der nachlassenden Stammzellfunktion sind in deiner Haut deutlich erkennbar. Die Hauterneuerung verlangsamt sich - statt alle 28 Tage kann sie im Alter bis zu 40-60 Tage brauchen. Deine Haut wird dünner, weil weniger neue Zellen produziert werden. Verletzungen heilen langsamer, und du bemerkst vielleicht graue Haare oder Haarausfall, weil Haarfollikelstammzellen ihre Fähigkeit verlieren, Pigmentzellen zu produzieren oder neue Haare zu bilden.

Glücklicherweise gibt es mehrere vielversprechende Ansätze, um deine Hautstammzellen zu unterstützen. Pflanzliche Stammzellextrakte aus Äpfeln, Argan oder Alpenrosen können die Aktivität deiner Hautstammzellen stimulieren. Peptide und Wachstumsfaktoren verbessern die Stammzellnische, während Antioxidantien deine Stammzellen vor oxidativem Stress schützen. Moderne Behandlungen nutzen Exosomen - Botenstoffe aus Stammzellen, die regenerative Signale enthalten. Auch physikalische Methoden wie Microneedling, Lichttherapie und Ultraschall können deine Hautstammzellen aktivieren.

Veränderte interzelluläre Kommunikation: Wenn deine Hautzellen nicht mehr richtig miteinander sprechen

Deine Haut funktioniert nur, wenn ihre Zellen miteinander "sprechen" können. Diese Kommunikation erfolgt durch direkte Zell-Zell-Kontakte über spezielle Verbindungen (wie Gap Junctions) zwischen benachbarten Zellen, Signalmoleküle wie Hormone, Wachstumsfaktoren und Zytokine, die von einer Zelle freigesetzt werden und an Rezeptoren anderer Zellen binden, Exosomen - winzige Bläschen, die Botschaften zwischen Zellen transportieren - und die extrazelluläre Matrix, das "Gerüst" zwischen den Zellen, das Signale weiterleiten kann. Diese Kommunikation koordiniert wichtige Prozesse wie Wundheilung, Immunabwehr und Hautregeneration.

Mit zunehmendem Alter wird die Kommunikation zwischen deinen Hautzellen gestört. Chronische, niedrigschwellige Entzündung (Inflammaging) erzeugt ein ständiges "Hintergrundrauschen", das wichtige Signale überdeckt - wie ein "Entzündungslärm". Hormonelle Veränderungen durch absinkende Hormonspiegel (z.B. Östrogen, DHEA) verändern die Signalübertragung in deiner Haut. Zudem nimmt die Anzahl der Rezeptoren ab - die "Antennen" für Signale werden weniger oder funktionieren nicht mehr richtig. Auch dein Hautmikrobiom, die Bakterien, die mit deinen Hautzellen kommunizieren, verändert sich im Alter.

Die Folgen der gestörten interzellulären Kommunikation zeigen sich in unkoordinierter Hautregeneration, wobei sich Zellen nicht mehr synchron erneuern, einer geschwächten Immunabwehr, die Krankheitserreger nicht mehr effektiv bekämpfen kann, verzögerter Wundheilung, da dieser komplexe Prozess eine präzise Kommunikation erfordert, Pigmentflecken durch gestörte Kommunikation zwischen Melanozyten und Keratinozyten, und einer erhöhten Empfindlichkeit, wobei deine Haut überempfindlich auf äußere Reize reagiert.

Du kannst jedoch einiges tun, um die Kommunikation zwischen deinen Hautzellen zu verbessern. Entzündungshemmende Hautpflege mit Inhaltsstoffen wie Niacinamid, Kurkumin oder grünem Tee-Extrakt reduziert den "Entzündungslärm". Präbiotika und Probiotika unterstützen ein gesundes Hautmikrobiom und dessen Kommunikation mit deinen Hautzellen. Adaptogene Pflanzenextrakte wie Ginseng oder Ashwagandha können die Stressresistenz deiner Haut verbessern. Kommunikationsfördernde Peptide können die Zellkommunikation direkt unterstützen, und Exosomen werden zunehmend in Anti-Aging-Produkten eingesetzt.

Der Hautgesundheit ganzheitlich begegnen

Die vier beschriebenen Alterungsprozesse stehen nicht isoliert, sondern beeinflussen sich gegenseitig. Mitochondriale Dysfunktion kann zu zellulärer Seneszenz führen. Seneszente Zellen beeinträchtigen die Stammzellnische. Erschöpfte Stammzellen können die interzelluläre Kommunikation stören. Und eine gestörte Kommunikation kann wiederum die mitochondriale Funktion beeinträchtigen. Daher ist es sinnvoll, alle vier Aspekte in einer ganzheitlichen Hautpflege-Strategie zu berücksichtigen.

Für einen ganzheitlichen Ansatz für strahlende Haut empfehle ich dir, auf eine tägliche Hautpflege mit Wirkstoffen zu achten, die mehrere Hallmarks gleichzeitig ansprechen, wie Retinol, Peptide und pflanzliche Antioxidantien, und auf konsequenten Sonnenschutz zu setzen, um weitere Schäden zu vermeiden. Deine Ernährung sollte antioxidantienreich mit buntem Gemüse und Früchten sein, Omega-3-Fettsäuren für die Zellkommunikation, ausreichend Protein für die Kollagenbildung und mitochondriale Nährstoffe wie CoQ10 und B-Vitamine enthalten.

Dein Lebensstil spielt ebenfalls eine wichtige Rolle: Regelmäßige Bewegung fördert die mitochondriale Gesundheit, Stressmanagement verringert die Entzündungsbelastung, ausreichend Schlaf unterstützt die

Hautregeneration, und die Vermeidung von Umweltgiften wie Rauchen und Luftverschmutzung schützt deine Haut zusätzlich. Innovative Behandlungen wie Microneedling zur Aktivierung von Stammzellen, LED-Lichttherapie zur Unterstützung der mitochondrialen Funktion, gezielte Nahrungsergänzung mit NAD+-Boostern und Senolytics sowie hautmikrobiom-optimierende Probiotika können deine Hautgesundheit zusätzlich unterstützen.

Die gute Nachricht der Epigenetik ist: Es ist nie zu spät für positive Veränderungen. Unsere Haut ist ein lebendiges, lernendes Organ, das sich ständig an unseren Lebensstil anpasst. Jeder Tag ist eine neue Chance, unsere Gene positiv zu beeinflussen. Indem wir uns den Faktoren bewusstwerden, die Tag für Tag, Einfluss auf unsere Haut haben und uns, dem gesunden Altern zuwenden.

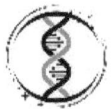

Healthy Aging

Der Weg zu einem erfüllten Leben im Alter

"Das Alter ist keine Last, sondern eine Chance. Es kommt nur darauf an, wie wir ihm begegnen." - Cicero

In einer Zeit, in der die Lebenserwartung stetig steigt und die medizinischen Möglichkeiten sich kontinuierlich erweitern, gewinnt das Konzept des "Healthy Aging" zunehmend an Bedeutung. Doch was verbirgt sich hinter diesem Begriff, und warum sollten wir uns bereits heute damit beschäftigen?

Healthy Aging ist mehr als nur der Versuch, dem natürlichen Alterungsprozess entgegenzuwirken. Es ist ein ganzheitlicher Ansatz, der darauf abzielt, die Jahre unseres Lebens nicht nur zu verlängern, sondern sie mit Vitalität, Gesundheit und Lebensfreude zu füllen.

Die Wissenschaft hinter dem gesunden Altern

Dein Alterungsprozess ist komplex und wird von verschiedenen Faktoren beeinflusst. Die moderne Forschung zeigt, dass etwa 30 Prozent deines Alterungsprozesses genetisch bedingt sind – die restlichen 70 Prozent werden durch deinen Lebensstil und Umweltfaktoren bestimmt. Diese Erkenntnis eröffnet dir faszinierende Möglichkeiten, aktiv Einfluss auf dein Altern zu nehmen.

Die Säulen des Healthy Aging
1. Ernährung als Fundament

Die Ernährung spielt eine Schlüsselrolle beim gesunden Altern. Eine ausgewogene, nährstoffreiche Kost unterstützt nicht nur deine körperliche Gesundheit, sondern beeinflusst auch deine kognitive Leistungsfähigkeit und emotionale Balance.

Besonders wichtig sind:

- Antioxidantien reiche Lebensmittel
- Omega-3-Fettsäuren
- Ballaststoffe
- Hochwertiges Protein
- Ausreichend Flüssigkeit

2. Bewegung als Lebenselixier

Regelmäßige körperliche Aktivität ist einer der wichtigsten Faktoren für dein gesundes Altern. Sie stärkt

- Verbessert die Durchblutung
- Fördert die Bildung neuer Gehirnzellen

nicht nur deine Muskeln und Knochen, sondern:

- Stärkt das Immunsystem
- Reduziert chronische Entzündungen
- Hebt die Stimmung

3. Geistige Fitness

Dein Gehirn ist erstaunlich anpassungsfähig – auch im Alter. Durch kontinuierliches Lernen und geistige Herausforderungen kannst du deine kognitive Leistungsfähigkeit erhalten und sogar verbessern.

4. Soziale Verbindungen

Die Bedeutung sozialer Beziehungen für gesundes Altern wird oft unterschätzt. Menschen mit starken sozialen Bindungen leben nachweislich länger und gesünder.

5. Stressmanagement und Entspannung

Chronischer Stress beschleunigt den Alterungsprozess. Entspannungstechniken und Stressmanagement sind daher zentrale Elemente des Healthy Aging.

Praktische Umsetzung im Alltag

Dein Weg zum gesunden Altern beginnt nicht erst im Seniorenalter, sondern ist ein lebenslanger Prozess. Hier sind konkrete Schritte, wie du Healthy Aging in deinen Alltag integrieren kannst:

Übungsprogramm für körperliche Fitness
1. Grundlegendes Bewegungsprogramm (3-4x pro Woche)
Aufwärmphase (10 Minuten):

- Sanftes Gehen auf der Stelle
- Schulterkreisen (10x vorwärts, 10x rückwärts)
- Armkreisen (jeweils 10 Wiederholungen)
- Hüftkreisen (10x in jede Richtung)
- Leichte Dehnübungen für den ganzen Körper

Kraft- und Balanceübungen (20-30 Minuten):

Übung 1: Kniebeuge mit Stuhl

- Ausgangposition: Aufrecht vor einem Stuhl stehen
- Langsam die Knie beugen, als würdest du dich setzen wollen

- Kurz vor dem Sitzen wieder aufrichten
- 2-3 Sätze mit je 10-15 Wiederholungen
- Variation für Fortgeschrittene: freie Kniebeuge ohne Stuhl

Übung 2: Wandliegestütz

- Hände schulterbreit an die Wand stützen
- Körper als gerade Linie
- Arme beugen und strecken
- 2-3 Sätze mit je 10 Wiederholungen
- Progression: Händen tiefer platzieren für mehr Intensität

Übung 3: Einbeinstand

- 30 Sekunden pro Bein
- Zur Sicherheit neben einem Stuhl üben
- Variation: Augen schließen oder Kopf leicht drehen
- 3 Durchgänge pro Seite

Ausdauertraining (20-30 Minuten):

- Zügiges Gehen
- Schwimmen
- Radfahren
- Wassergymnastik
- Wichtig: Puls im moderaten Bereich (etwa 180 minus Lebensalter)

2. Gedächtnistraining und kognitive Übungen
Tägliche Gehirnjogging-Einheit (15-20 Minuten):

Übung 1: Zahlenpyramide

- Notiere eine dreistellige Zahl
- Addiere die einzelnen Ziffern
- Wiederhole dies mit dem Ergebnis
- Beispiel: 678 → 6+7+8=21 → 2+1=3

Übung 2: Wortkettenbildung

- Beginne mit einem Wort
- Das nächste Wort muss mit dem letzten Buchstaben beginnen

- Beispiel: Haus → Sonne → Ente → Esel

Übung 3: Merkübung

- Lege 10 Gegenstände auf den Tisch
- Präge sie dir, 1 Minute ein
- Decke sie ab
- Notiere alle Gegenstände, an die du dich erinnern kannst

3. Entspannungsübungen

Progressive Muskelentspannung (15 Minuten):

1. Bequem hinsetzen oder hinlegen
2. Nacheinander Muskelgruppen anspannen (5-7 Sekunden)
3. Langsam entspannen (20-30 Sekunden)
4. Reihenfolge:
   - Hände und Unterarme
   - Oberarme
   - Gesicht
   - Schultern und Nacken
   - Rücken
   - Bauch
   - Beine und Füße

Atemübung (5-10 Minuten):

1. Aufrecht sitzen
2. Eine Hand auf den Bauch legen
3. Durch die Nase tief in den Bauch einatmen (4 Sekunden)
4. Atem kurz halten (2 Sekunden)
5. Langsam durch den Mund ausatmen (6 Sekunden)
6. 10 Wiederholungen

4. Soziale Übungen

Wöchentliche Aktivitäten:

- Teilnahme an einer Gruppenaktivität
- Telefonat mit einem entfernten Freund/Verwandten
- Neue Kontakte knüpfen (z.B. in einem Verein)
- Gemeinsames Hobby mit anderen ausüben

5. Ernährungsprotokoll (1 Woche pro Monat)
Tägliche Dokumentation:
- Mahlzeiten und Zwischenmahlzeiten
- Getränkemenge
- Hunger- und Sättigungsgefühl (Skala 1-10)
- Stimmung vor und nach dem Essen
- Besondere Ereignisse oder Stresssituationen

Wochenplan für einen aktiven Lifestyle
Montag:
- Morgens: Gedächtnistraining
- Mittags: Spaziergang
- Abends: Progressive Muskelentspannung

Dienstag:
- Morgens: Kraftübungen
- Nachmittags: Soziale Aktivität
- Abends: Atemübungen

Mittwoch:
- Morgens: Gedächtnistraining
- Mittags: Schwimmen oder Radfahren
- Abends: Entspannungsübung

Donnerstag:
- Morgens: Kraftübungen
- Nachmittags: Hobby-Gruppe
- Abends: Progressive Muskelentspannung

Freitag:
- Morgens: Balanceübungen
- Mittags: Spaziergang
- Abends: Gedächtnistraining

Wochenende:
- Flexible Gestaltung
- Fokus auf soziale Aktivitäten

- Leichte Bewegung in der Natur
- Zeit für Entspannung und Regeneration

Dokumentation und Erfolgskontrolle
Führe ein einfaches Tagebuch mit:
- Durchgeführten Übungen
- Befinden und Energie
- Schlafqualität
- Sozialen Aktivitäten
- Besonderen Ereignissen oder Erfolgen

Überprüfe monatlich deine Fortschritte und passe die Übungen bei Bedarf an.

Die Rolle der Vorsorge
Regelmäßige Gesundheitschecks und Vorsorgeuntersuchungen sind wichtige Bausteine des Healthy Aging. Sie ermöglichen es, potenzielle Gesundheitsprobleme frühzeitig zu erkennen und gegenzusteuern.

Healthy Aging ist keine Utopie, sondern ein erreichbares Ziel. Es erfordert zwar Engagement und Disziplin von dir, die Belohnung – ein längeres, gesünderes und erfüllteres Leben – ist jedoch jeden Einsatz wert. Das Alter ist nicht nur eine Zahl, sondern eine Lebensphase voller Möglichkeiten. Mit dem richtigen Ansatz kannst du diese Phase aktiv gestalten und genießen.

Besonders unsere Haut spiegelt dabei wider, wie achtsam wir mit uns umgehen. Sie ist unser größtes Organ und zugleich unsere erste Verteidigungslinie gegen die Herausforderungen des modernen Stadtlebens. Tag für Tag ist sie Umwelteinflüssen wie Luftverschmutzung, UV-Strahlung und Stress ausgesetzt. Eine bewusste Hautpflege ist daher nicht nur eine Frage der Ästhetik, sondern ein wesentlicher Bestandteil unseres ganzheitlichen Wohlbefindens in der urbanen Welt.

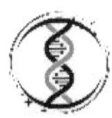

Hautpflege in einer urbanen Welt

Die verborgene Macht der Umwelteinflüsse auf unsere Haut

Unsere Haut ist wie ein lebendiger Schutzschild, der täglich mit einer Vielzahl von Umwelteinflüssen konfrontiert wird. Was wir dabei oft vergessen: Jeder dieser Einflüsse hinterlässt seine Spuren - nicht nur auf der Oberfläche, sondern tief in unseren Hautzellen und sogar in unserer DNA.

Die unsichtbare Bedrohung der modernen Welt

Die Luft, die uns umgibt, ist heute anders als noch vor 50 Jahren. In unseren Städten schwebt ein unsichtbarer Cocktail aus Schadstoffen, der unsere Haut kontinuierlich herausfordert. Feinstaub, Stickoxide, Ozon und andere Schadstoffe dringen täglich in unsere Hautbarriere ein und lösen dort eine Kaskade von Reaktionen aus.

Gut zu wissen! Ein Tag in einer verschmutzten Großstadt kann die gleichen Hautschäden verursachen wie mehrere Stunden ungeschütztes Sonnenbaden.

Diese modernen Umweltgifte sind besonders tückisch, weil wir sie oft nicht unmittelbar spüren. Während ein Sonnenbrand sich sofort bemerkbar macht, arbeiten diese Schadstoffe im Verborgenen. Sie erzeugen oxidativen Stress, aktivieren Entzündungsprozesse und stören die natürlichen Reparaturmechanismen unserer Haut.

Gut zu wissen! UVA-Strahlen machen etwa 95 % der UV-Strahlung aus, die unsere Erde erreicht, und sie sind das ganze Jahr über gleich stark - egal ob Sommer oder Winter.

Die UV-Strahlung - ein zweischneidiges Schwert

Die Sonne ist für unser Freund und Feind zugleich. Einerseits benötigen wir ihre Strahlen für die Vitamin-D-Produktion, andererseits ist UV-Strahlung der mächtigste Faktor der vorzeitigen Hautalterung. Was viele nicht wissen: Selbst an bewölkten Tagen erreichen uns UV-Strahlen, die unsere Haut schädigen können.

Besonders heimtückisch: Die Schäden durch UV-Strahlung summieren sich über unser ganzes Leben. Jede ungeschützte Sonnenexposition hinterlässt ihre Spuren in unserer DNA, wie kleine Narben, die sich nie ganz verwischen lassen. UV-Strahlung lässt sich in drei Arten unterteilen, die unterschiedlich auf unsere Haut einwirken: UVA, UVB und UVC.

Die UVA-Strahlung ist dabei der heimliche Alterungsbeschleuniger. Sie dringt tief in unsere Haut ein und ist das ganze Jahr über aktiv - selbst an bewölkten Tagen und durch Fensterglas hindurch. Während du die Auswirkungen nicht sofort siehst, arbeitet sie still und leise an der vorzeitigen Alterung deiner Haut. Sie ist wie ein geduldiger Bildhauer, der über die Jahre Falten formt und die Hautelastizität vermindert.

Die UVB-Strahlung hingegen macht sich deutlicher bemerkbar. Sie ist der Hauptverursacher von Sonnenbrand und zeigt ihre Wirkung direkter. Doch sie hat auch ihre guten Seiten: Sie regt die lebenswichtige Vitamin-D-Produktion in deiner Haut an. Ihre Intensität schwankt je nach Jahreszeit und Tageszeit, und anders als UVA wird sie von Fensterglas weitgehend abgehalten.

Die dritte Art, die UVC-Strahlung, ist die aggressivste Form, erreicht aber dank unserer schützenden Ozonschicht normalerweise nicht die Erdoberfläche. Sie wird von der Atmosphäre gefiltert und stellt im Alltag keine direkte Gefahr für deine Haut dar.

Der sanfte Weg zur Sonnentoleranz

Unsere Haut ist ein faszinierendes Organ mit der Fähigkeit, sich an UV-Strahlung anzupassen - aber sie braucht Zeit dafür. Besonders hier in Deutschland beobachten wir oft ein problematisches Verhalten: Nach den langen Wintermonaten stürzen sich viele Menschen beim ersten warmen Wochenende oder direkt im Urlaub ungeschützt in die pralle Sonne. Das ist, als würdest du nach monatelanger Pause direkt einen Marathon laufen wollen - deine Haut ist darauf einfach nicht vorbereitet.

Stattdessen sollte die Sonnenexposition schrittweise aufgebaut werden. Im Frühjahr beginnt die Haut langsam, ihre natürlichen Schutzmechanismen zu aktivieren. Sie bildet mehr Melanin (den körpereigenen Sonnenschutz) und verdickt die Hornschicht als zusätzlichen Schutz. Dieser Prozess braucht allerdings Zeit - etwa 2-3 Wochen für eine erste Anpassung.

Ein vernünftiger Aufbau könnte so aussehen: Beginne im Frühjahr mit kurzen Sonnenphasen von 10-15 Minuten, am besten morgens oder am späteren Nachmittag. Deine Haut wird es dir danken, indem sie einen gesunden, natürlichen Eigenschutz aufbaut, statt mit Rötungen und Entzündungen zu reagieren.
Denk daran: Eine gesunde Bräune ist keine Blitz-Aktion, sondern ein langsamer Prozess. Selbst wenn deine Haut bereits eine Basisbräune entwickelt hat, bleibt ein zusätzlicher Sonnenschutz wichtig. Der aufgebaute Eigenschutz entspricht maximal einem LSF von 4 und bietet damit keinen ausreichenden Schutz vor Hautschäden.

Der Klimawandel und unsere Haut
Der Klimawandel stellt unsere Haut vor neue Herausforderungen. Extreme Temperaturschwankungen, veränderte UV-Belastung und neue Schadstoffmuster in der Luft fordern unsere Hautbarriere heraus wie nie zuvor.
Die gute Nachricht ist: Unsere Haut ist anpassungsfähig. Mit dem richtigen Schutz und der richtigen Pflege können wir sie bei ihrer wichtigen Aufgabe unterstützen. Der Schlüssel liegt in einem ganzheitlichen Ansatz, der sowohl äußere Schutzmaßnahmen als auch innere Stärkung umfasst.

Schutzstrategien für die moderne Stadt-Haut

In unserer modernen Welt braucht unsere Haut mehr als nur eine einfache Creme. Sie benötigt ein durchdachtes Schutzkonzept, das die vielfältigen Umwelteinflüsse berücksichtigt und ihr hilft, sich täglich zu regenerieren. Stell dir deine Hautpflege wie einen mehrschichtigen Schutzschild vor. Jede Schicht hat ihre spezielle Aufgabe und trägt zum Gesamtschutz bei. Der Trick ist, diese Schichten clever zu kombinieren.

Gut zu wissen! Die Kombination verschiedener Antioxidantien bietet einen deutlich besseren Schutz als einzelne Wirkstoffe allein. Der sogenannte "Network Antioxidant Effect" kann die Schutzwirkung um das bis zu vierfache verstärken.

Die optimale Stadt-Routine für deine Haut - Dein persönlicher Schutzschild im urbanen Dschungel

Der Start in den Tag ist der entscheidende Moment, um deine Haut für die urbanen Herausforderungen zu wappnen. Die morgendliche Routine beginnt mit einer sanften, aber effektiven Reinigung, die den natürlichen Schutzmantel deiner Haut respektiert. Setze dabei auf pH-hautneutrale Produkte, die ohne aggressive Tenside auskommen und dein wertvolles Hautmikrobiom schützen. Diese erste Berührung am Morgen ist wie ein sanftes Erwachen für deine Haut.

Der nächste Schritt ist deine antioxidative Powerstation - ein hochwirksames Serum, das wie ein unsichtbarer Schutzschild wirkt. Vitamin C übernimmt dabei die Rolle des Kollagenbeschützers und sorgt gleichzeitig für einen strahlenden Teint. In Kombination mit Vitamin E, das deine Zellmembranen schützt, und Ferulasäure, die zusätzlichen UV-Schutz bietet, entsteht ein beeindruckendes Schutzteam. Besonders faszinierend ist die wissenschaftliche Erkenntnis, dass diese Dreier-Kombination die Schutzwirkung gegen UV-Schäden um das Achtfache verstärken kann! Niacinamid rundet diesen Komplex ab, indem es deine Hautbarriere zusätzlich stärkt.

Der finale Schritt deiner morgendlichen Schutzstrategie ist der urbane Schutzfilm. Wie eine unsichtbare Rüstung vereint er verschiedene

Schutzfunktionen: Mineralische Filter bilden einen zuverlässigen Schutz gegen UV-Strahlung, während spezielle Anti-Pollution Wirkstoffe eine Barriere gegen städtischen Feinstaub errichten. Antioxidantien fangen freie Radikale ab, und Haut Barriere-stärkende Substanzen machen deine Haut widerstandsfähiger gegen äußere Stressoren.

Am Abend verwandelt sich deine Pflegeroutine in ein Regenerationsprogramm. Nach einem Tag voller urbaner Belastungen braucht deine Haut jetzt intensive Pflege und Unterstützung. Eine gründliche, aber sanfte Reinigung steht am Anfang - bei Make-up-Trägerinnen idealerweise als Double-Cleansing ausgeführt. Moderne Refreshing-Technologien sorgen dabei für eine gründliche Reinigung, ohne die natürliche Hautbarriere zu belasten.

Der Abend ist auch die Zeit für Entgiftung und Regeneration. Wirkstoffe wie Aktivkohle oder Tonerde arbeiten wie kleine Magnete, die Umweltschadstoffe und Verunreinigungen sanft aus der Haut ziehen. Zellerneuernde Peptide unterstützen die nächtlichen Reparaturprozesse, während beruhigende Pflanzenstoffe für Entspannung sorgen. Diese abendliche Routine ist wie ein Resetknopf für deine Haut - sie kann sich erholen, regenerieren und neue Kraft für den nächsten Tag sammeln.

Diese durchdachte Stadt-Routine ist dein persönliches Schutzsystem gegen die Herausforderungen des urbanen Lebens. Sie verbindet moderne Wissenschaft mit effektiver Pflege und gibt deiner Haut genau das, was sie braucht, um in der Stadt gesund und strahlend zu bleiben.

Gut zu wissen! Die Haut regeneriert sich nachts dreimal schneller als tagsüber. Die Zeit zwischen 23 und 4 Uhr gilt als besonders wichtig für die Hauterneuerung.

Ganzheitliche Schutzstrategien für deine Haut - Dein persönlicher Drei-Punkte-Plan für strahlende Gesundheit
1. Die innere Verteidigung - Deine Basis für gesunde Haut
Deine Hautgesundheit beginnt von innen, und eine ausgewogene Ernährung ist dabei dein stärkster Verbündeter. Wie ein bunter Regenbogen sollte dein Teller mit antioxidantienreichen Obst- und Gemüsesorten gefüllt sein, die

deine Hautzellen von innen stärken. Gesunde Omega-3-Fette, wie sie in fettem Fisch, Leinsamen oder Walnüssen vorkommen, unterstützen die Hautbarriere und wirken entzündungshemmend. Die Spurenelemente Zink und Selen sind dabei wie kleine Bodyguards für deine Hautzellen, während reichlich reines Wasser für optimale Hydratation und Entgiftung sorgt. Diese innere Versorgung ist das Fundament, auf dem alle weiteren Schutzstrategien aufbauen.

2. Der Lifestyle-Faktor - Dein täglicher Rhythmus für strahlende Haut

Dein Lebensstil schreibt sich direkt in deine Haut ein. Ausreichender Schlaf ist dabei der vielleicht wichtigste Faktor - eine faszinierende wissenschaftliche Erkenntnis zeigt, dass chronischer Schlafmangel die Barrierefunktion der Haut um bis zu 30% reduzieren kann! Regelmäßige Bewegung sorgt wie ein natürlicher Booster für eine optimale Durchblutung und Nährstoffversorgung deiner Haut. Ein kluges Stressmanagement hält deine Hormone im Gleichgewicht, was sich direkt auf dein Hautbild auswirkt. Regelmäßige Digital Detox Phasen geben deinen Augen und deiner Haut eine Pause vom blauen Licht der Bildschirme und lassen dich zur Ruhe kommen.

3. Deine persönliche Verwöhn Strategie - Von der Wochenpflege bis zum Notfallplan

Das Wochenende ist die perfekte Zeit, deiner Haut besondere Aufmerksamkeit zu schenken. Ein sanftes Peeling unterstützt die natürliche Zellerneuerung, während feuchtigkeitsintensive Masken deiner Haut einen Extra-Boost geben. Eine entspannende Gesichtsmassage regt nicht nur die Durchblutung an, sondern ist auch ein Moment der Achtsamkeit und Selbstfürsorge. Zeit in der Natur lässt deine Haut aufatmen und sich von den städtischen Belastungen erholen.

Für besonders herausfordernde Tage, wenn Smog die Luft verdunkelt oder die UV-Belastung extrem hoch ist, brauchst du einen speziellen Notfallplan: Zusätzliche antioxidative Behandlungen wirken wie ein Schutzschild, beruhigende SOS-Masken besänftigen gestresste Haut, und ein verstärkter UV-Schutz bewahrt dich vor übermäßiger Sonnenbelastung. Eine erhöhte

Wasserzufuhr unterstützt dabei die Entgiftungsprozesse deiner Haut von innen.

Diese dreistufige Schutzstrategie ist wie ein persönlicher Bodyguard für deine Haut. Sie verbindet innere Gesundheit mit äußerer Pflege und situationsangepassten Schutzmaßnahmen zu einem ganzheitlichen Konzept, das deine Haut in jeder Situation optimal unterstützt und schützt.

Der Schlüssel zum Erfolg liegt in der Regelmäßigkeit und dem Verständnis, dass Hautschutz ein ganzheitliches Konzept ist. Es geht nicht nur darum, Produkte aufzutragen, sondern ein Bewusstsein für die Bedürfnisse unserer Haut in der modernen Umwelt zu entwickeln.

Diese Strategien sind keine starren Regeln, sondern ein flexibles System, das du an deine individuellen Bedürfnisse und Lebensumstände anpassen kannst. Das Wichtigste ist, konsistent zu bleiben und deiner Haut die Unterstützung zu geben, die sie in unserer modernen Welt benötigt. Und dazu zählt auch, die Bildschirmstrahlung.

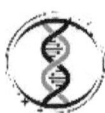

Unsichtbare Gefahr für die Haut

Die verborgene Herausforderung des blauen Lichts - Eine neue Dimension der Hautpflege

In der faszinierenden Welt der modernen Hautforschung hat sich in den letzten Jahren eine bemerkenswerte Erkenntnis herauskristallisiert: Während wir seit Jahrzehnten unsere Haut gewissenhaft vor UV-Strahlen schützen, haben wir einen anderen, fast unsichtbaren Gegenspieler lange Zeit übersehen - das blaue Licht. Diese hochenergetische Strahlung, wissenschaftlich als High Energy Visible Light (HEV) bekannt, dringt mit einer Wellenlänge von 380 bis 500 Nanometern tiefer in unsere Haut ein als die gefürchteten UVA-Strahlen. Was die wenigsten wissen: Blaues Licht macht etwa ein Drittel des gesamten sichtbaren Lichts aus und durchdringt mühelos sowohl Wolkendecken als auch Fensterscheiben.

Die allgegenwärtigen Quellen in unserem Alltag

In unserem modernen Leben sind wir von Quellen blauen Lichts regelrecht umzingelt. Die Sonne bleibt zwar die Hauptquelle, doch unser digitaler Lebensstil hat eine Vielzahl künstlicher Quellen in unseren Alltag gebracht: Smartphones, Tablets, Computerbildschirme, LED-Beleuchtung und Energiesparlampen umgeben uns nahezu ununterbrochen. Diese permanente Exposition stellt unsere Haut vor völlig neue Herausforderungen.

Der schleichende Einfluss auf unsere Hautgesundheit

Die Auswirkungen des blauen Lichts auf unsere Haut sind subtil, aber tiefgreifend. Kurzfristig erhöht sich die Produktion freier Radikale, was zu oxidativem Stress in den Hautzellen führt. Der natürliche Tag-Nacht-Rhythmus der Haut wird gestört, und die schützende Hautbarriere kann beeinträchtigt werden. Besonders alarmierend ist die wissenschaftliche Erkenntnis, dass acht Stunden Bildschirmarbeit die gleiche Menge freier Radikale in der Haut erzeugen können wie 20 Minuten intensive Mittagssonne.

Innovative Schutzstrategien für das digitale Zeitalter

Die gute Nachricht ist: Die Wissenschaft hat bereits effektive Schutzstrategien entwickelt. Ein mehrschichtiger Ansatz kombiniert physikalischen Schutz durch spezielle Blaulichtfilter und mineralische Sonnenschutzmittel mit biochemischer Verteidigung durch Antioxidantien wie Lutein und Zeaxanthin. Diese erstaunlichen Substanzen, die auch in unserer Netzhaut vorkommen, können bis zu 90% des blauen Lichts absorbieren.

Eine durchdachte Tagesroutine beginnt morgens mit einem antioxidativen Serum, gefolgt von einem speziellen Blaulichtschutz und einem getönten Mineralsonnenschutz. Während des Tages hilft die 20-20-20-Regel, die

Belastung zu reduzieren: Alle 20 Minuten sollten wir 20 Sekunden lang in 20 Fuß (etwa 6 Meter) Entfernung blicken. Am Abend ist eine entgiftende Reinigung mit anschließender regenerativer Pflege essenziell.

Die Forschung steht nicht still: Neue digitale Hautanalysemethoden, innovative Filtersubstanzen und bioaktive Schutzmoleküle versprechen noch effektiveren Schutz. Besonders spannend sind Entwicklungen im Bereich der personalisierten Hautpflege, die individuelle Expositionsmuster und Hautreaktionen berücksichtigt.

Der Schutz vor blauem Licht beginnt auch von innen: Eine Ernährung reich an Lutein aus grünem Gemüse, Antioxidantien aus Beeren und Karotinoiden aus gelb-orangem Gemüse unterstützt die Hautabwehr auf zellulärer Ebene. Diese ganzheitliche Strategie vereint äußere Pflege mit innerer Stärkung zu einem umfassenden Schutzkonzept für das digitale Zeitalter.

Die Herausforderung des blauen Lichts ist ein perfektes Beispiel dafür, wie sich unsere Hautpflege kontinuierlich an neue Umwelteinflüsse anpassen muss. Mit dem richtigen Wissen und den passenden Schutzstrategien können wir jedoch auch diese moderne Herausforderung meistern und unserer Haut die Unterstützung geben, die sie in unserer digitalen Welt braucht.

Gut zu wissen! Neue Studien erforschen die Entwicklung von "intelligenten" Hautpflegeprodukten, die sich der Blaulicht-Exposition anpassen können. Blaues Licht stört nicht nur unseren Schlafrhythmus, sondern auch die Produktion freier Radikale in unserer Haut werden angekurbelt. Was zur vorzeitigen Hautalterung beitragen kann.

Hier spielt eine spezielle Schutzbrille eine wichtige Rolle:
Die Blue-Light-Blocking-Brillen oder Blaulichtfilter-Brillen sind mit speziellen Gläsern ausgestattet, die einen Teil des blauen Lichts herausfiltern.

Die Gläser haben oft eine leicht gelbliche Tönung, die für unsere Augen angenehmer ist und den natürlichen Tag-Nacht-Rhythmus weniger stört. Besonders in den Abendstunden ist dieser Schutz wichtig, da blaues Licht die Produktion des Schlafhormons Melatonin hemmen kann.

Es gibt verschiedene Varianten dieser Brillen:
- Brillen mit Sehstärke und integriertem Blaulichtfilter
- Überziehbrillen für Brillenträger
- zum Aufstecken auf die normale Brille
- Spezielle Gaming- und Computer-Brillen

Der Schutz vor blauem Licht ist nicht nur für die Augen wichtig, sondern auch für die Haut - besonders im Gesichtsbereich. Studien zeigen, dass HEV-Licht zur vorzeitigen Hautalterung beitragen kann.

Der Schutz vor blauem Licht wird in unserer digitalen Welt immer wichtiger. Mit dem richtigen Verständnis und den passenden Schutzstrategien können wir unsere Haut aber effektiv vor diesem modernen Stressor schützen. Mit den richtigen Übungen, erhalten wir auch unsere Faszien, elastisch und geschmeidig.

Die verborgenen Schätze eines hautfreundlichen Lebensstils

Der Schlaf - Dein nächtliches Schönheitsprogramm

Wenn wir unseren Körper um den wichtigen Schlaf bringen, zeigt sich das unmittelbar in unserer Haut: Sie verliert ihren natürlichen Glanz, wird empfindlich und die feinen Reparaturmechanismen kommen aus dem Takt. Es ist, als würden wir eine empfindliche Orchidee ohne Wasser lassen - sie beginnt zu welken. Die Haut kann sich nicht mehr ausreichend erneuern, Entzündungen entstehen leichter und selbst kleine Verletzungen heilen langsamer. Gönnen wir unserem Körper hingegen die kostbaren 7-8 Stunden Schlaf, entfaltet sich ein wahres Wunder: Wie in einer perfekt orchestrierten Symphonie arbeiten alle Reparaturprozesse Hand in Hand. Die Haut erneuert sich, produziert frisches Kollagen und speichert Feuchtigkeit optimal ein. Es ist, als würde ein unsichtbarer Gärtner nachts unsere Hautgesundheit pflegen.

Der Stress - Der verborgene Gegenspieler

Chronischer Stress wirkt wie ein schleichendes Gift. Das dabei freigesetzte Stresshormon Cortisol schwächt nach und nach unsere Hautbarriere - vergleichbar mit einem Schutzschild, das immer mehr Risse bekommt. Die Haut wird dünner, empfindlicher und verliert ihre natürliche Widerstandskraft. Es entstehen vermehrt Entzündungen, und die kostbare Hyaluronsäure, die unsere Haut prall und jugendlich hält, wird weniger produziert.

Ein Leben im Gleichgewicht hingegen lässt unsere Haut aufblühen: Die Kollagenproduktion läuft optimal, die Hautbarriere bleibt stark und widerstandsfähig. Es ist, als würden wir unserem Körper erlauben, sein volles Potenzial zu entfalten.

Die Ernährung - Dein inneres Beautyprogramm

Eine mangelhafte Ernährung zeigt sich wie ein stiller Hilferuf unserer Haut: Fehlen wichtige Proteine, verliert sie ihre Spannkraft. Ohne ausreichend gesunde Fette wird sie trocken und schuppig. Zu viel Zucker führt zu einer Verhärtung der Kollagenfasern - als würde man elastische Gummibänder in steife Seile verwandeln.

Eine hautfreundliche Ernährung hingegen nährt unsere Haut von innen: Antioxidantien aus buntem Obst und Gemüse schützen wie kleine Bodyguards vor schädlichen Einflüssen. Omega-3-Fettsäuren stärken unsere Hautbarriere, während ausreichend Proteine den Kollagenaufbau unterstützen. Es ist, als würden wir unserer Haut einen perfekt gedeckten Tisch bereiten.

Bewegung - Dein natürlicher Jungbrunnen

Bewegungsmangel lässt unsere Haut regelrecht verkümmern: Die verminderte Durchblutung führt zu einem fahlen, müden Teint - als würde man eine Pflanze im Schatten stehen lassen. Die Nährstoffversorgung der Hautzellen wird träge, Giftstoffe stauen sich wie in einem verstopften

Abfluss. Unsere Lymphflüssigkeit, die natürliche Reinigungsflotte unseres Körpers, fließt zu langsam, was zu Schwellungen und einem müden Hautbild führt.

Regelmäßige Bewegung hingegen zaubert einen natürlichen Glow: Mit jedem Schritt, jeder Yogaübung oder Tanzbewegung wird unsere Haut besser durchblutet. Es ist, als würden wir einen internen Beautysalon aktivieren. Die Durchblutung bringt frischen Sauerstoff und Nährstoffe zu jeder einzelnen Hautzelle, während Giftstoffe effizient abtransportiert werden. Erstaunlicherweise produziert unser Körper bei moderater Bewegung sogar vermehrt hauteigene Antioxidantien - wie ein natürliches Anti-Aging-Programm.

Die digitale Balance - Ein modernes Hautdilemma
Ständige Bildschirmarbeit und übermäßige Blaulichtexposition strapazieren unsere Haut auf eine völlig neue Art: Das blaue Licht dringt tief in unsere Hautzellen ein und erzeugt dort eine Art internen Sonnenbrand. Die typische, nach vorne gebeugter Haltung vor dem Computer stört zusätzlich die Durchblutung im Gesicht - als würden wir unserer Haut buchstäblich die Luft zum Atmen nehmen.

Ein bewusster Umgang mit digitalen Medien hingegen lässt unsere Haut aufatmen: Regelmäßige Bildschirmpausen geben den Hautzellen Zeit zur Regeneration. Eine aufrechte Haltung ermöglicht optimale Durchblutung, und die Verwendung von Blaulichtfiltern schützt wie ein unsichtbarer Schirm vor vorzeitiger Hautalterung.

Work-Life-Balance - Der Rhythmus gesunder Haut
Ein Leben in ständiger Hochspannung zeigt sich unmittelbar in unserem Hautbild: Stress-Hormone wie Cortisol häufen sich an, die Hautbarriere wird durchlässiger, und die natürlichen Reparaturmechanismen kommen aus dem Takt. Es ist, als würde unsere Haut unter ständigem Hochdruck stehen.

Eine ausgewogene Work-Life-Balance hingegen lässt unsere Haut in ihrer natürlichen Schönheit erstrahlen: Regelmäßige Entspannungsphasen, Zeit in der natürlichen Schönheit erstrahlen: Regelmäßige Entspannungsphasen, Zeit in der Natur und erfüllende soziale Kontakte schaffen ein inneres Gleichgewicht, das sich in einem strahlenden, vitalen Hautbild widerspiegelt. Die Hautbarriere bleibt stark, Entzündungen werden reduziert, und die Zellerneuerung läuft optimal.

Die Kunst der Balance

All diese Lebensstilfaktoren wirken wie ein fein abgestimmtes Orchester zusammen. Jeder einzelne Aspekt trägt seinen Teil zu einem gesunden, strahlenden Hautbild bei. Das Schöne daran: Wir müssen nicht perfekt sein. Kleine, aber konstante Verbesserungen in unserem Lebensstil können bereits große Wirkung zeigen. Es geht nicht um radikale Änderungen, sondern um ein bewusstes, liebevolles Zusammenspiel von Bewegung, Ernährung, Schlaf und Entspannung - ein Tanz, bei dem unsere Haut der sichtbare Ausdruck unseres inneren Gleichgewichts ist.

Diese ganzheitliche Sichtweise zeigt uns: Hautpflege ist weit mehr als das Auftragen von Cremes. Sie ist ein lebendiger Prozess, der in jedem Moment unseres Alltags stattfindet. Jede Mahlzeit, jeder Spaziergang, jede ruhige Minute wird so zu einer Investition in unsere Hautgesundheit.

Vom Lebensstil zum Yoga - Die heilende Verbindung zwischen Körper, Geist und Haut

Die erstaunliche Wechselwirkung zwischen unserem Lebensstil und unserer Hautgesundheit führt uns zu einer besonders kraftvollen Praxis: dem Yoga. Wie ein natürlicher Brückenschlag vereint Yoga genau die Elemente, die unsere Haut zum Strahlen bringen - Bewegung, Atmung, Entspannung und innere Balance.

Während ein ausgewogener Lebensstil das Fundament für gesunde Haut legt, geht Yoga noch einen Schritt weiter: Es ist wie eine Symphonie aus bewusster Bewegung und tiefer Entspannung, die direkt auf unsere Hautgesundheit einwirkt. Die sanften Dehnungen und fließenden Bewegungen fördern nicht nur die Durchblutung, sondern aktivieren auch unser Lymphsystem - unser körpereigenes Entgiftungsnetzwerk.

Die tiefe Yogaatmung wirkt dabei wie ein interner Masseur für unsere Organe und Gewebe. Mit jedem bewussten Atemzug wird unser Gewebe besser mit Sauerstoff versorgt, während Stresshormone sanft abgebaut werden. Dies spiegelt sich unmittelbar in unserem Hautbild wider: Der Teint wird rosig, die Gesichtszüge entspannen sich, und ein natürlicher Glow entsteht.

Besonders faszinierend ist die Verbindung zwischen den entspannenden Aspekten des Yoga und unserer Hautgesundheit. Wenn wir im Yoga lernen, bewusst loszulassen und zur Ruhe zu kommen, reguliert sich unser Cortisolspiegel - jenes Stresshormon, das maßgeblich an vorzeitiger Hautalterung und Hautproblemen beteiligt ist. Es ist, als würden wir unserer Haut erlauben, tief durchzuatmen und sich zu regenerieren.

Yoga bietet uns damit nicht nur eine Bewegungsform, sondern eine ganzheitliche Praxis, die die positiven Effekte eines gesunden Lebensstils noch verstärkt und vertieft. Es ist der perfekte nächste Schritt auf unserer Reise zu strahlender Hautgesundheit...

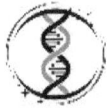

Gesichtsyoga und Beauty – Tees

Gesichtsyoga - das natürliche Facelifting

Gesichtsyoga ist wie ein sanftes Work-out für deine Gesichtsmuskeln. Die gezielte Aktivierung und Entspannung verschiedener Muskelgruppen können erstaunliche Effekte erzielen.

Gut zu wissen! Wissenschaftliche Studien zeigen, dass regelmäßiges Gesichtsyoga nach 20 Wochen zu einer sichtbaren Verjüngung von durchschnittlich 3 Jahren führen kann.[6]

Die besten Gesichtsyoga-Übungen:

Der "Kussmund-Lift"

- spitze deine Lippen wie zum Kuss
- hebe sie diagonal nach oben rechts, dann links
- halte jeweils 5 Sekunden
- aktiviert die Wangenmuskulatur und strafft die Mundpartie

Der Eulen – Blick

- lege die Zeigefinger horizontal über die Augenbrauen
- reiße die Augen weit auf, während du die Haut festhältst
- schließe sie sanft
- 10 Wiederholungen
- strafft die Augenpartie und mindert Krähenfüße

Führe Gesichtsyoga immer mit sauberen Händen und gut eingecremtem Gesicht durch. Morgens ist die beste Zeit dafür - verbinde es mit deiner Pflegeroutine.

Der "V-Former"

- forme ein "V" mit Zeige- und Mittelfinger beider Hände
- platziere sie an Wangen und Kiefer
- übe sanften Druck aus und streiche nach oben
- strafft die Gesichtskonturen

Beauty - Tees - Schönheit von innen

Spezielle Teemischungen können deine Hautgesundheit aktiv unterstützen. Die richtigen Kräuter liefern wertvolle Antioxidantien und unterstützen die Entgiftung.

Die wirksamsten Beauty-Tees:

Grüner Tee mit Goji und Granatapfel

- starke antioxidative Wirkung
- unterstützt Kollagenbildung
- schützt vor freien Radikalen

Brennnessel-Schönheitstee
- Entgiften
- Mineralstoffreich
- unterstützt die Haargesundheit

Rosenblüten-Hibiskus-Tee
- reich an Vitamin C
- unterstützt die Kollagenbildung
- beruhigend für gereizte Haut

TIP: Trinke deine Beauty-Tees ungesüßt und lauwarm. Die beste Zeit ist Morgens und am frühen Nachmittag. Bereite dir eine große Kanne zu und nippe den ganzen Tag darüber.

DIY-Beauty-Tee-Rezepte:
Strahlende-Haut-Tee
- 2 TL grüner Tee
- 1 TL Rosenblüten
- 1 TL Goji-Beeren
- 1 Sternanis
- Pro Tasse 10 Minuten ziehen lassen

Entgiftungs-Beauty-Tee
- 2 TL Brennnesseln
- 1 TL Löwenzahnwurzel
- 1 TL Schisandra-Beeren
- 1 Scheibe frischer Ingwer
- 15 Minuten ziehen lassen

Anti-Aging-Tee
- 1 TL weißer Tee
- 1 TL Gojibeeren
- 1 TL Rosenhagebutten
- 1/2 TL Kurkuma

- 1 Prise schwarzer Pfeffer
- 8 Minuten ziehen lassen

TIP: Verwende für Beauty-Tees immer gefiltertes oder stilles Wasser. Die Wasserqualität beeinflusst die Wirkstoffaufnahme erheblich.

Tagesoptimale Teezeiten:
Morgens: aktivierende Mischungen mit grünem Tee
Vormittag: entgiftende Kräutertees
Nachmittag: Antioxidantien - reiche Früchtetees
Abend: beruhigende Kräutermischungen

TIP: Kombiniere dein Gesichtsyoga mit einer Tasse warmem Beauty-Tee. Die Wärme und die entspannende Wirkung des Tees unterstützen die Effektivität der Übungen.

Die Kombination aus regelmäßigem Gesichtsyoga und speziellen Beauty-Tees kann deine Hautpflegeroutine perfekt ergänzen. Beide Methoden sind natürlich, kostengünstig und haben keinerlei Nebenwirkungen - der perfekte Weg zu natürlich strahlender Haut und zu einer Verlängerung der Telomere.

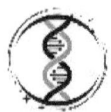

Die Rolle der Telomere

Unsere biologischen Zeitwächter

Jede einzelne Zelle in deinem Körper trägt einen winzigen, kostbaren Schatz in sich - die Telomere. Sie sind wie liebevolle Wächter unserer DNA, vergleichbar mit den schützenden Kappen an unseren Schnürsenkeln. Diese mikroskopisch kleinen Strukturen erzählen die Geschichte unseres zellulären Lebens und sind dabei besonders eng mit der Gesundheit und Schönheit unserer Haut verbunden. Die Entdeckung ihrer Bedeutung war so bahnbrechend, dass sie 2009 mit dem Nobelpreis für Medizin gewürdigt wurde.

Denk dir deine DNA wie eine wertvolle, lange Perlenkette. An ihren Enden sitzen die Telomere wie schützende Wächter, die dafür sorgen, dass diese kostbare Kette nicht ausfranst. Mit jeder Zellteilung opfern sie ein kleines Stück von sich selbst - wie ein stiller, hingebungsvoller Dienst am Leben. Besonders unsere Haut, die sich ständig erneuern muss, ist von diesem Prozess betroffen. Tatsächlich verkürzen sich die Telomere in unserer Haut etwa 30% schneller als in anderen Organen, was erklärt, warum sich die ersten Zeichen des Alterns oft zuerst in unserem Hautbild zeigen.

Wie in einem empfindlichen Tanz reagieren unsere Telomere auf unseren Lebensstil. Stress, UV-Strahlung, Umweltverschmutzung und ungesunde Gewohnheiten sind wie kleine Nadelstiche, die ihre schützende Kraft schwächen. Wenn die Telomere zu kurz werden, verlangsamt sich die Zellregeneration, die Kollagenproduktion nimmt ab, Wunden heilen langsamer, und unsere Hautbarriere wird durchlässiger - als würde ein wichtiger Schutzschild langsam schwächer werden.

Doch die Natur hat uns ein wunderbares Geschenk gemacht: das Enzym Telomerase, unser körpereigener Jungbrunnen. Wie ein geschickter Restaurator kann dieses Enzym unsere Telomere wieder verlängern. Besonders faszinierend ist die Erkenntnis, dass intensive Bewegung die Aktivität dieses wertvollen Enzyms um bis zu 50% steigern kann! Auch Meditation hat einen erstaunlichen Effekt - Menschen, die regelmäßig meditieren, haben oft längere Telomere als Gleichaltrige, die nicht meditieren.

Die gute Nachricht ist: Wir können aktiv zum Schutz unserer Telomere beitragen. Eine mediterrane Ernährung reich an Omega-3-Fettsäuren, Antioxidantien und Polyphenolen nährt diese kostbaren Strukturen. Ausreichend Schlaf, regelmäßige Bewegung und liebevolle soziale Beziehungen sind wie ein schützender Mantel für unsere zellulären Zeitwächter. Besonders bemerkenswert ist die Erkenntnis, dass chronische Einsamkeit die Telomere ähnlich stark schädigen kann, wie Rauchen oder Übergewicht - ein deutlicher Hinweis darauf, wie wichtig herzliche menschliche Verbindungen für unsere zelluläre Gesundheit sind.

Die sanfte Kunst der Telomer-Pflege - Ein Liebesbrief an deine Zellen

Eine Telomer freundliche Hautpflege ist wie eine zärtliche Umarmung für deine Zellen. Sie beginnt mit dem wichtigsten Schutzritual: einem hochwertigen, mineralischen Sonnenschutz, der wie ein unsichtbarer Schild deine kostbaren Telomere vor UV-Strahlung bewahrt. Stelle dir deine Telomere wie empfindliche Seidenfäden vor, die besondere Aufmerksamkeit und Schutz benötigen. Besonders effektiv sind Sonnenschutzformulierungen, die zusätzlich mit Antioxidantien angereichert sind - sie wirken wie kleine Bodyguards, die schädliche freie Radikale abfangen, bevor sie deine Telomere erreichen können.

Die moderne Hautpflege hat wunderbare Möglichkeiten entwickelt, deine Telomere aktiv zu unterstützen. DNA-Reparatur-Enzyme arbeiten wie geschickte Restauratoren in deinen Hautzellen und unterstützen die körpereigenen Reparaturmechanismen. Spezielle Peptide sind wie sanfte Botschafter, die mit deinen Zellen kommunizieren und die Telomerase-Aktivität behutsam anregen können. Besonders faszinierend ist die Kraft pflanzlicher Stammzellextrakte, etwa aus der Alpenrose oder dem Edelweiß, die sich als wahre Beschützer deiner Telomere erwiesen haben.

Eine der schönsten Entdeckungen ist der positive Einfluss liebevoller Berührung auf unsere Telomere. Eine regelmäßige, achtsame Gesichtsmassage ist wie ein zärtliches Gespräch mit deiner Haut. Sie fördert nicht nur die Durchblutung und damit die Nährstoffversorgung der Zellen, sondern reduziert auch Stresshormone, die deine Telomere belasten können. Die sanften Bewegungen regen die Kollagenproduktion an und aktivieren dein lymphatisches System, das wie ein natürliches Reinigungssystem Giftstoffe abtransportiert.

Die Pflege deiner Telomere von innen ist ebenso wichtig wie die äußere Pflege. Wie ein gut komponiertes Orchester spielen verschiedene Nährstoffe zusammen: Antioxidantien reiche Substanzen wie Astragalus und Resveratrol unterstützen die Telomerase-Aktivität, während Vitamin D wie ein Dirigent die gesunde Telomerfunktion koordiniert. Omega-3-Fettsäuren, besonders aus Algen oder Fisch, umhüllen und schützen die Telomerstruktur, und die Polyphenole aus grünem Tee wirken wie ein natürlicher Schutzschild.

Ein Telomer freundlicher Tagesrhythmus folgt dem natürlichen Fluss des Lebens. Der Morgen beginnt mit einer sanften Reinigung und schützender Pflege, die deine Haut wie eine unsichtbare Rüstung mit Antioxidantien und UV-Schutz ausstattet. Über den Tag verteilt gönnen wir uns bewusste Momente der Bewegung und Entspannung. Der Abend ist der Zeit der Regeneration gewidmet, mit einer gründlichen, aber sanften Reinigung und pflegenden Wirkstoffen, die deine Telomere durch die Nacht begleiten.

Diese ganzheitliche Pflege deiner Telomere ist wie ein Liebesdienst an deinen Zellen. Sie verbindet moderne Wissenschaft mit achtsamer Pflege und schafft so die besten Voraussetzungen für eine gesunde, strahlende Haut. Jede einzelne dieser Pflegehandlungen ist ein Geschenk an deine Telomere und damit an deine zelluläre Gesundheit - eine Investment in deine Hautgesundheit, das sich in einem strahlenden, vitalen Hautbild widerspiegelt.

Die Forschung an Telomeren eröffnet uns täglich neue, spannende Einblicke in den Alterungsprozess. Sie zeigt uns, dass Altern kein unabänderliches Schicksal ist, sondern ein Prozess, den wir durch unseren Lebensstil aktiv mitgestalten können. Jeder Tag bietet uns die Chance, unsere biologische Uhr positiv zu beeinflussen - sei es durch einen achtsamen Spaziergang in der Natur, eine mediterrane Mahlzeit mit Freunden oder einen Moment der stillen Meditation.

Die Wirkung von Peptid-Bioregulatoren auf Telomere

Peptid-Bioregulatoren haben ein bemerkenswertes Potenzial, auf unsere Telomere einzuwirken – jene entscheidenden Schutzkappen an den Enden unserer Chromosomen, die mit jeder Zellteilung kürzer werden und damit den Alterungsprozess markieren.

Direkte Einflussnahme auf die Telomerase-Aktivität

Bestimmte Peptid-Bioregulatoren können die Aktivität der Telomerase – des Enzyms, das Telomere verlängern kann – modulieren. In der Natur ist dieses Enzym hauptsächlich in Stammzellen und Keimzellen aktiv, während es in den meisten somatischen Zellen nach der Embryonalentwicklung inaktiv wird. Spezifische Peptide können die Expression der Telomerase-Gene beeinflussen und so die Telomerase-Aktivität in Zellen wieder erhöhen, in denen sie normalerweise inaktiv ist.

Studien haben gezeigt, dass bestimmte kurze Peptide direkt mit der DNA-Sequenz interagieren können, die für die Kodierung der Telomerase verantwortlich ist. Durch diese Bindung können sie die Expression des Enzyms hochregulieren, was zu einer vermehrten Produktion führt und damit potenziell dem Telomerabbau entgegenwirkt.

Schutz vor oxidativem Stress

Telomere sind besonders anfällig für oxidativen Stress – einen Hauptfaktor der Zellalterung. Peptid-Bioregulatoren mit antioxidativen Eigenschaften können einen Schutzschild um die Telomere bilden. Sie fangen freie Radikale ab und neutralisieren sie, bevor diese die telomerische DNA schädigen können.

Einige dieser Peptide aktivieren zudem die zelleigenen antioxidativen Abwehrmechanismen, indem sie Signalwege wie den Nrf2-Pfad stimulieren. Dies führt zur verstärkten Produktion von antioxidativen Enzymen wie Superoxiddismutase und Glutathionperoxidase, die wiederum die Telomere vor oxidativem Stress schützen.

Optimierung der DNA-Reparaturmechanismen

Telomere benötigen effiziente Reparaturmechanismen, um ihre Integrität zu wahren. Bestimmte Peptid-Bioregulatoren können die Expression von Genen fördern, die für DNA-Reparaturproteine kodieren. Diese Proteine erkennen und beheben DNA-Schäden an den Telomeren und verlangsamen so deren Verkürzung.

Die Peptide können zudem die Aktivität von Proteinen wie TRF1 und TRF2 (Telomeric Repeat Binding Factors) modulieren, die Teil des Shelterin-Komplexes sind – einer Proteingruppe, die spezifisch an Telomere bindet und diese vor DNA-Reparaturmechanismen schützt, die sie fälschlicherweise als DNA-Brüche identifizieren könnten.

Epigenetische Regulierung der Telomerlänge

Auf epigenetischer Ebene können bestimmte Peptid-Bioregulatoren die Chromatinstruktur um die Telomere herum beeinflussen. Sie können Histonmodifikationen fördern, die zu einer offeneren Chromatinstruktur führen, was wiederum die Zugänglichkeit der Telomere für Telomerase erhöht.

Gleichzeitig können sie die epigenetische Stilllegung von Genen verhindern, die für die Telomererhaltung wichtig sind. Dies geschieht durch die Hemmung von DNA-Methylierung und repressiven Histonmodifikationen in diesen genomischen Regionen.

Zelluläre Stressresistenz und metabolische Optimierung

Ein indirekter, aber wichtiger Effekt von Peptid-Bioregulatoren auf die Telomere liegt in ihrer Fähigkeit, die zelluläre Stressresistenz zu erhöhen und den Zellstoffwechsel zu optimieren. Sie können metabolische Signalwege wie AMPK aktivieren und mTOR hemmen, was zu einer verbesserten Energieeffizienz der Zelle führt.

Dieser optimierte Energiehaushalt reduziert die Produktion von schädlichen Nebenprodukten des Stoffwechsels und verringert so den Telomerverschleiß. Zudem werden durch diese metabolische Umstellung Autophagie-Prozesse gefördert, die zur Beseitigung geschädigter Zellbestandteile beitragen und so die Zellgesundheit und indirekt auch die Telomerintegrität fördern.

Praktische Anwendung und Zukunftsperspektiven

In der praktischen Anwendung zeigen Peptid-Bioregulatoren ihr Potenzial besonders in Kombination mit anderen Telomer-unterstützenden Strategien wie antioxidantienreicher Ernährung, ausreichend Schlaf und Stressmanagement. Die Forschung deutet darauf hin, dass ihre regelmäßige

Anwendung zu einer messbaren Verlangsamung der Telomerverkürzung führen kann, was sich in einer verbesserten Zellfunktion und Geweberegeneration widerspiegelt.

Die Zukunft der Peptid-Forschung in Bezug auf Telomere liegt in der Entwicklung noch spezifischerer Peptide, die gezielt auf bestimmte Zelltypen oder sogar auf individuelle genetische Profile zugeschnitten sind. Dies könnte den Weg zu personalisierten Anti-Aging-Strategien ebnen, die auf der einzigartigen Telomerdynamik jedes Einzelnen basieren.

Die Geschichte unserer Telomere lehrt uns eine wichtige Lektion: Gesundes Altern beginnt in unseren Zellen, wird genährt durch unsere täglichen Entscheidungen und blüht in der Gemeinschaft mit anderen. Es ist eine Geschichte der Hoffnung, die uns zeigt, dass es nie zu spät ist, unseren Körper und unsere Haut mit Achtsamkeit und Liebe zu behandeln.

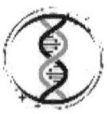

Der Lebens - Schlüssel

Die Blackburn-Studie - der Nobelpreis-Durchbruch

Elizabeth Blackburn und ihre Kollegen revolutionierten 2009 unser Verständnis der Telomere.[vii]

Gut zu wissen! Diese bahnbrechende Studie zeigte erstmals, dass Telomere nicht nur passive Schutzkappen sind, sondern aktiv auf Umwelteinflüsse reagieren.

Erkenntnisse:

- Telomerlänge ist ein direkter Indikator für zelluläre Alterung
- Telomerase kann Alterungsprozesse verlangsamen
- Stress hat direkten Einfluss auf die Telomerverkürzung

Die UCSF-Stress-Studie (2012)
Die University of California führte eine wegweisende Studie mit chronisch gestressten Müttern durch.[viii]
Ergebnisse:

- Chronischer Stress verkürzte Telomere um bis zu 10 Jahre
- Meditation und Achtsamkeit konnten den Effekt umkehren
- Stressmanagement verlangsamte die Telomerverkürzung

Gut zu wissen! Teilnehmerinnen, die täglich 12 Minuten meditierten, zeigten nach 8 Wochen eine signifikant höhere Telomerase-Aktivität.

Die Harvard-Lifestyle-Studie (2018)
Diese umfassende Studie untersuchte den Einfluss von Lebensstilfaktoren auf die Telomerlänge.
Zentrale Erkenntnisse:

- mediterrane Ernährung = 4,5 Jahre längere Telomere
- regelmäßige Bewegung = 9 Jahre Unterschied
- guter Schlaf = 6 Jahre Vorteil[ix]

Die Dean Ornish Lifestyle-Intervention (2013)
Diese Studie zeigte erstmals, dass Lebensstiländerungen die Telomerase-Aktivität steigern können.
Interventionen und Ergebnisse:

- pflanzliche Ernährung: +30 % Telomerase-Aktivität
- moderate Bewegung: +24 % Telomerase-Aktivität
- Stressreduktion: +28 % Telomerase-Aktivität
- soziale Unterstützung: +22 % Telomerase-Aktivität[x]

Die Kraft der Telomer-Kosmetik - Eine Liebeserklärung an deine Hautzellen

In der modernen Hautpflege hat sich eine wunderbare Entwicklung vollzogen, die tief in unsere Zellen hineinreicht. Die Wissenschaft hat verstanden, dass wahre Schönheit in unseren kleinsten Bausteinen beginnt - bei unseren Telomeren, diesen kostbaren Schutzkappen unserer DNA. Was früher wie Zukunftsmusik klang, ist heute eine greifbare Realität: Kosmetische Wirkstoffe, die unsere zellulären Zeitwächter aktiv unterstützen und schützen können.

Stell dir deine Hautzellen wie kleine Schatzkammern vor, in denen die Telomere wie wertvolle Juwelen gehütet werden. Die moderne Kosmetik hat gelernt, diese Schätze mit besonderer Sorgfalt zu pflegen. Da sind zum einen die sanften Peptide - kleine Botenstoffe, die wie liebevolle Helfer mit deinen Zellen kommunizieren. Sie klopfen behutsaman die Zell Tür und regen die Produktion von Telomerase an, jenem wertvollen Enzym, das unsere Telomere verlängern kann.

Besonders faszinierend ist ein Wirkstoff namens Teprenone, der wie ein weiser Beschützer nicht nur die Telomere selbst stabilisiert, sondern auch die Kraftwerke deiner Zellen - die Mitochondrien - unterstützt. Es ist, als würde er einen schützenden Mantel um deine zellulären Schätze legen.

Die neuen Telomer-Komplexe in der Hautpflege sind wie ein sorgfältig komponiertes Orchester. Sie vereinen die Kraft pflanzlicher Stammzellen mit DNA-reparierenden Enzymen und starken Antioxidantien. Besonders beeindruckend ist dabei die Purslane-Pflanze - ein wahres Naturwunder, das nicht nur deine Telomere schützt, sondern auch die Selbstheilungskräfte deiner Haut aktiviert.

Eine besonders kluge Entwicklung ist die Chronokosmetik - Pflege, die dem natürlichen Rhythmus deiner Haut folgt. Morgens bekommst du einen starken Schutzschild aus UV-Filtern und Antioxidantien, der deine Telomere vor Umweltstress bewahrt. Nachts hingegen unterstützen sanfte "Reset-Komplexe" die Regeneration deiner Zellen, wie ein liebevolles Wiegenlied für deine Haut.

Damit diese wertvollen Wirkstoffe auch wirklich dort ankommen, wo sie gebraucht werden, wurden clevere Transportsysteme entwickelt. Wie kleine

Raumschiffe bringen sie ihre kostbare Fracht sicher durch die verschiedenen Hautschichten bis zu den Zellen, wo unsere Telomere ihre wichtige Arbeit leisten.

Die Zukunft verspricht noch mehr Wunder: Forscher arbeiten an Pflegeprodukten, die wie maßgeschneiderte Kleider genau zu deinen persönlichen Telomeren passen. Sie werden entwickelt auf Basis deiner individuellen genetischen Ausstattung - eine wahrhaft personalisierte Pflege für deine Zellen.

Diese wissenschaftlich fundierte Hautpflege ist wie ein Liebesbrief an deine Zellen. Sie unterstützt nicht nur die äußere Schönheit, sondern berührt das Innerste deiner Haut. In Kombination mit einem achtsamen Lebensstil - gutem Schlaf, ausgewogener Ernährung, regelmäßiger Bewegung und innerer Balance - können wir unseren Telomeren das beste Umfeld bieten.

Die wahre Kunst liegt in der liebevollen Regelmäßigkeit dieser Pflege. Jede Anwendung ist wie eine zärtliche Geste an deine Haut, jeder Tag eine neue Chance, deinen Telomeren Gutes zu tun. So wird die tägliche Hautpflege zu einem achtsamen Ritual der Selbstfürsorge - eine Investment in die tiefste Ebene deiner Hautgesundheit, die sich in einem strahlenden, vitalen Hautbild widerspiegelt.

Lass uns diese wunderbare Reise zu gesunden, glücklichen Telomeren gemeinsam gehen - denn jeder Tag bietet die Chance, unseren kleinsten Zellbeschützern etwas Gutes zu tun und damit die Geschichte unserer Hautalterung positiv zu beeinflussen.

Während wir uns bisher mit den winzigen Wächtern unserer DNA – den Telomeren – beschäftigt haben, wenden wir uns nun einer weiteren faszinierenden Entdeckung zu, die unsere Hautgesundheit auf zellulärer Ebene unterstützt: den Fruchtsäuren. So wie unsere Telomere uns vor vorzeitiger Zellalterung schützen können, wenn wir sie richtig pflegen, sind Fruchtsäuren natürliche Verbündete, die unserer Haut zu neuer Vitalität verhelfen.

Die epigenetischen Schutzstrategien, die wir kennengelernt haben, bereiten den optimalen Boden für die Wirkung dieser besonderen Moleküle. Was die

Telomerpflege auf DNA-Ebene leistet, ergänzen Fruchtsäuren perfekt auf der Ebene der Hauterneuerung – eine synergetische Beziehung, die tiefgreifende Ergebnisse verspricht.

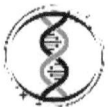

Die Kraft der Fruchtsäure

Die Geschichte der Fruchtsäuren beginnt in den saftigen Früchten unserer Erde, in fermentierter Milch und im süßen Zuckerrohr. Was unsere Vorfahren intuitiv für ihre Hautpflege nutzten, hat die moderne Wissenschaft zu einem Präzisionswerkzeug der Hautpflege verfeinert. Fruchtsäuren sind wie kleine Alchemisten, die das Beste aus Natur und Forschung vereinen.

Die Familie der Fruchtsäuren - Ein harmonisches Ensemble

Jede Fruchtsäure hat ihre eigenen, besonderen Talente. Die Glycolsäure, gewonnen aus Zuckerrohr, ist wie eine sanfte, aber bestimmte Lehrerin - sie regt die Zellerneuerung an und hilft der Haut, sich von altem Ballast zu befreien. Die Milchsäure, ein Geschenk der Fermentation, ist wie eine fürsorgliche Mutter - sie pflegt und hydratisiert, während sie ihre erneuernde Arbeit leistet. Mandelsäure arbeitet besonders behutsam und ist wie eine geduldige Freundin für empfindliche Haut.

Der Tanz der Erneuerung

Die Magie der Fruchtsäuren entfaltet sich in einem präzisen Rhythmus. Wie geschickte Tänzer lösen sie sanft die Verbindungen zwischen abgestorbenen Hautzellen und bereiten den Weg für neue, frische Haut. Dabei stimulieren sie die Kollagenproduktion, verbessern die Feuchtigkeitsversorgung und harmonisieren den pH-Wert der Haut. Es ist ein komplexer Tanz der Erneuerung, bei dem jeder Schritt sorgfältig choreographiert ist.

Die Kunst der richtigen Anwendung

Der Erfolg der Fruchtsäuren liegt in ihrer behutsamen Einführung. Wie bei einem neuen Tanzpartner beginnt man langsam und steigert sich allmählich. Niedrige Konzentrationen und kurze Einwirkzeiten sind der Schlüssel zum Erfolg. Mit der Zeit lernt die Haut diesen Tanz zu lieben und belohnt uns mit einem strahlenden, ebenmäßigen Teint.

Diese sanfte Revolution in der Hautpflege zeigt uns, wie traditionelle Weisheit und moderne Forschung sich zu etwas wahrhaft Besonderem verbinden können - einer effektiven, aber dennoch hautfreundlichen Pflege, die unsere Haut von innen heraus zum Strahlen bringt.

Fruchtsäuren sind wie sanfte Hausmeister unserer Haut. Sie entfernen abgestorbene Hautzellansammlungen und fördern die Erneuerung der Haut. Dabei unterscheiden wir zwischen AHAs (Alpha-Hydroxysäuren) und BHAs (Beta-Hydroxysäuren).

Glycolsäure, die kleinste AHA, ist wie ein geschickter Schlüssel, der tief in die Haut eindringen kann. Milchsäure dagegen ist wie eine sanfte Umarmung - sie pflegt, während sie arbeitet. Salicylsäure, unsere einzige BHA, ist der Spezialist für verstopfte Poren und unreine Haut. Neu ist die Bernsteinsäure. Bernsteinsäure ist ein Molekül, das in allen lebenden Zellen eine wichtige Rolle im Energiestoffwechsel spielt.

Medizinische Fruchtsäuren in der Hautpflege

In der faszinierenden Welt der Hautpflege spielen Säuren eine besondere Rolle - sie sind wie ein fein abgestimmtes Orchester, in dem jedes Instrument seinen einzigartigen Klang hat. Da sind die AHAs (Alpha-Hydroxysäuren), die wie die Streicher des Orchesters sanft und harmonisch arbeiten, und die BHAs (Beta-Hydroxysäuren), die wie die präzisen Bläser gezielt in die Tiefe wirken.

Die Virtuosen der Hauterneuerung

Glycolsäure, die Prima Ballerina unter den AHAs, ist wie ein geschmeidiger Tänzer mit der Gabe, besonders tief in die Haut einzudringen. Mit ihrer kleinsten Molekülgröße unter allen Fruchtsäuren erreicht sie Hautschichten, die anderen verschlossen bleiben. Zwischen 5% und 70% Konzentration entfaltet sie ihre verjüngende Kraft, ideal um Falten zu mildern, Pigmentflecken zu verblassen und unreiner Haut neue Klarheit zu schenken.

Milchsäure - Die sanfte Beschützerin

Die Milchsäure ist wie eine fürsorgliche Mutter unter den Fruchtsäuren. Als natürlicher Bestandteil unseres Hydrolipidfilms ist sie der Haut besonders vertraut. Sie arbeitet auf eine einzigartig sanfte Weise: Während sie abgestorbene Hautzellen löst, stärkt sie gleichzeitig den natürlichen Feuchtigkeitshaushalt der Haut. Mit ihrer feuchtigkeitsbindenden Eigenschaft wirkt sie wie ein natürlicher Moisture-Booster.

Was die Milchsäure so besonders macht, ist ihre Fähigkeit, den pH-Wert der Haut zu regulieren. Sie ist wie eine weise Regulatorin, die das Hautmilieu im optimalen Gleichgewicht hält. Dadurch unterstützt sie nicht nur die Hautbarriere, sondern stärkt auch das Mikrobiom - jene wichtige Gemeinschaft nützlicher Bakterien auf unserer Haut. Besonders bei empfindlicher und trockener Haut zeigt sie ihre wahre Stärke, denn sie pflegt, während sie erneuert.

BHA - Die Tiefenreinigerin

Beta-Hydroxysäure (BHA) ist wie eine geschickte Taucherin - sie kann tief in die öligen Strukturen der Haut eindringen. Anders als ihre wasserlöslichen Schwestern, die AHAs, ist sie fettlöslich und kann damit direkt in die Talgdrüsen und Poren vordringen. Dies macht sie zu einer wahren Expertin für unreine und zu Akne neigende Haut.

Salicylsäure - Die Spezialistin für reine Haut

Die Salicylsäure, unsere bekannteste BHA, ist wie eine präzise arbeitende Reinigungskraft. Ursprünglich aus der Weidenrinde gewonnen, hat sie sich als Meisterin der Porenreinigung etabliert. Ihre besondere Gabe liegt in der Fähigkeit, überschüssigen Talg zu regulieren und verstopfte Poren sanft zu antibakteriell - eine wahre Allrounderin für unreine Haut. befreien. Dabei wirkt sie gleichzeitig entzündungshemmend und Was die Salicylsäure besonders wertvoll macht, ist ihre keratolytische Wirkung: Sie löst sanft die Verbindungen zwischen abgestorbenen Hautzellen und hilft gleichzeitig, Verhornungsstörungen zu regulieren. Wie ein geduldiger Gärtner arbeitet sie daran, das Hautbild zu verfeinern und Unreinheiten vorzubeugen.

Für ölige und zu Akne neigende Haut ist sie wie eine verständnisvolle Freundin - sie bekämpft nicht nur bestehende Unreinheiten, sondern beugt auch neuen vor. Dabei ist sie trotz ihrer kraftvollen Wirkung erstaunlich hautverträglich und kann auch bei empfindlicher Haut eingesetzt werden, wenn man sie behutsam einführt.

Die neue Königin: Bernsteinsäure

Wie ein neu entdeckter Stern am Hautpflege-Himmel strahlt die Bernsteinsäure. Sie ist ein faszinierendes Multitalent, das tief in unseren Zellstoffwechsel eingreift. Als natürliches Molekül, das in jeder lebenden Zelle vorkommt, spricht sie die Sprache unserer Haut auf einer fundamentalen Ebene. Sie reguliert nicht nur die Talgproduktion und bekämpft Bakterien, sondern ist auch ein Meister der Zellregeneration. Wie ein weiser Dirigent orchestriert sie den Energiehaushalt unserer Hautzellen und sorgt für bessere Sauerstoffversorgung.

Das Zusammenspiel der Säuren

Die wahre Kunst liegt oft in der Kombination dieser verschiedenen Säuren. Wie in einem perfekt abgestimmten Orchester können sie gemeinsam - natürlich in der richtigen Dosierung und Reihenfolge - ein optimales Hautbild schaffen. Während die Milchsäure die Haut sanft pflegt und hydratisiert, kann die Salicylsäure gezielt gegen Unreinheiten vorgehen. Diese Synergie, gepaart mit der richtigen Pflege und Schutz, kann wahre Wunder für die Hautgesundheit bewirken.

Die Kunst der Anwendung

Die Anwendung von Säuren in der Hautpflege gleicht einem präzisen Tanz. Im Home-Care-Bereich bewegen wir uns sanft mit Konzentrationen von 5-15% und einem pH-Wert über 3,5. Es ist wie ein behutsames Kennenlernen, bei dem die Haut Zeit hat, sich anzupassen. Die Professional Care hingegen, mit Konzentrationen bis zu 70% und niedrigeren pH-Werten, ist wie eine intensive Choreographie, die nur von erfahrenen Händen geführt werden sollte.

Der Schutzmantel

Besonders wichtig bei der Säureanwendung ist der schützende Rahmen. Wie bei einem wertvollen Gemälde braucht die erneuerte Haut einen besonderen Schutz. Ein hochwertiger Sonnenschutz ist dabei unerlässlich, ebenso wie beruhigende und regenerierende Pflege nach der Behandlung.

Die Wissenschaft der Transformation

In der Epidermis arbeiten die Säuren wic geschickte Handwerker - sie lösen sanft die Verbindungen zwischen den Hautzellen und fördern die Erneuerung. Tiefer in der Dermis entfaltet sich ihre wahre Magie: Sie unterstützen die Feuchtigkeitsversorgung, regen die Kollagensynthese an und verbessern die Elastizität der Haut.

Das Finale

Wie bei jeder kraftvollen Behandlung gilt es, bestimmte Vorsichtsmaßnahmen zu beachten. Ein langsames Einschleichen ist der Schlüssel zum Erfolg. Die Haut braucht Zeit, sich an die neue Kraft der Säuren zu gewöhnen. Mit der richtigen Pflege und Geduld belohnt sie uns jedoch mit einem strahlenden, ebenmäßigen Teint - ein sichtbares Zeugnis der transformativen Kraft dieser bemerkenswerten Wirkstoffe. Doch nach dieser intensiven Erneuerungsphase braucht deine Haut etwas ganz Besonderes: eine Pflege, die dem natürlichen Aufbau deiner Haut entspricht und sie in ihrem Heilungs- und Regenerationsprozess unterstützt.

Hier kommt die DML-Hautpflege (Dermatologische Membran Lipid-Hautpflege) ins Spiel – der perfekte Partner nach einer Fruchtsäure-Behandlung. Während Fruchtsäuren wie Architekten wirken, die alte Strukturen abtragen und den Bauplan für Neues vorbereiten, funktioniert die

DML-Pflege wie ein sorgfältiger Baumeister, der mit den richtigen Materialien die Hautbarriere wieder aufbaut und stärkt.

Nach der aktivierenden, öffnenden Wirkung der Fruchtsäuren schließt die DML-Pflege den Kreis, indem sie den Schutzmantel deiner Haut wiederherstellt und optimiert.

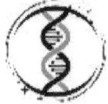

DML-Hautpflege - Eine Revolution in der Hautpflege

Die klassische Methode - Ein Schutzfilm auf der Haut

Die konventionelle Hautpflege arbeitet wie ein temporärer Schutzmantel: Sie legt sich wie ein Film auf deine Haut und versorgt sie von außen mit Feuchtigkeit und pflegenden Substanzen. Dabei werden Emulgatoren verwendet - kleine Helfer, die Wasser und Öl miteinander verbinden. Diese Pflege ist wie ein kurzfristiger Regenschutz, der regelmäßig erneuert werden muss. Bei empfindlicher Haut können die vielen Zusatzstoffe manchmal auch zu Irritationen führen.

DML - Die hautidentische Revolution

Die DML-Hautpflege geht einen völlig anderen Weg: Sie ist wie ein kluger Architekt, der exakt nach den Bauplänen deiner Haut arbeitet. DML steht für hautidentische Lipide, die die natürliche Struktur deiner Haut nachahmen. Das Besondere: Diese Pflege kommt ohne Emulgatoren aus und fügt sich wie ein fehlendes Puzzleteil nahtlos in deine Hautbarriere ein.

Diese dermokosmetische Hautpflege orientiert sich am natürlichen Aufbau deiner Hautbarriere. Sie enthält die drei essentiellen Bausteine, die deine Haut zum Schutz und zur Feuchtigkeitsbewahrung benötigt: Ceramide, Cholesterin und freie Fettsäuren – in einem Verhältnis, das dem der gesunden Hautbarriere entspricht.

Der tiefgreifende Unterschied

Während konventionelle Pflege wie ein temporäres Pflaster wirkt, arbeitet DML-Pflege wie ein sanfter Lehrer, der deiner Haut hilft, sich selbst zu helfen. Sie unterstützt die natürlichen Reparaturprozesse und hilft der Haut, ihre Feuchtigkeit selbst zu regulieren. Das Ergebnis ist eine nachhaltige Verbesserung der Hautgesundheit, nicht nur eine kurzfristige Symptomlinderung.

Für wen eignet sich was?

DML-Pflege ist besonders wertvoll für Menschen mit empfindlicher, sehr trockener oder problematischer Haut. Sie ist wie ein sanfter Heilungsprozess für gestörte Hautbarrieren, Neurodermitis oder Ekzeme. Die konventionelle Pflege kann dagegen für Menschen mit normaler, unkomplizierter Haut völlig ausreichend sein.

Die praktischen Unterschiede

Im Alltag zeigt sich: DML-Produkte müssen anfangs zwar regelmäßig angewendet werden, aber mit der Zeit kann die Häufigkeit oft reduziert werden, weil sich die Hautgesundheit grundlegend verbessert. Konventionelle Produkte brauchen dagegen eine gleichbleibend häufige Anwendung. Auch wenn DML-Produkte in der Anschaffung oft teurer sind, kann sich die Investition durch die nachhaltigere Wirkung und den geringeren Verbrauch langfristig lohnen.

Die Wahl der richtigen Pflege ist so individuell wie deine Haut selbst. Sie hängt von deinem Hauttyp, deinen spezifischen Bedürfnissen und möglichen Hautproblemen ab. Wie bei einem maßgeschneiderten Kleid sollte deine Hautpflege perfekt zu dir passen - sei es die klassische Variante oder der innovative DML-Ansatz.

Nicht nur die Wirkstoffe sind essenziell wichtig, sondern auch die Herstellung. Einer der wichtigsten Herstellungskriterien ist die Struktur der Hautpflege. Die DML-Hautpflege (Derma Membran Lipide®) stellt dabei, einen innovativen Ansatz in der modernen Hautpflege dar, da sie die natürliche Lipidstruktur unserer Haut nachahmt. Durch ihren Emulgator freien und schichtartigen Aufbau, der der menschlichen Hautbarriere gleicht, kann sie besonders effektiv dazu beitragen, eine gestörte Hautbarriere wieder ins Gleichgewicht zu bringen. Dies macht sie zu einer ausgezeichneten Wahl für Menschen mit empfindlicher, sehr trockener oder zu Ekzemen und Neurodermitis neigender Haut, da sie bei regelmäßiger Anwendung die Haut nachhaltig unterstützt und ihr zu einem samtig-geschmeidigen Gefühl verhilft. All die ganzen Herstellungsverfahren, all die neuen, technologische Verfahren, nutzen nicht viel, wenn nicht die richtigen Wirkstoffe enthalten sind. Erfahre im nächsten Kapitel, welche Wirkstoffe, tiefgehende Wirkung entfalten.

Die Welt der Wirkstoffe

Wirkstoffe in der Hautpflege sind wie ein gut komponiertes Orchester - jeder einzelne spielt seine wichtige Rolle, aber erst das Zusammenspiel macht die wahre Magie aus. Um dieses komplexe Zusammenspiel zu verstehen, beginnen wir eine Reise durch die faszinierendsten und effektivsten Substanzen der modernen Hautpflege.

Retinol - der unangefochtene Star

Die Geschichte von Retinol ist wie ein wissenschaftliches Märchen. Ursprünglich als Akne Medikament entwickelt, entdeckten Forscher zufällig seine beeindruckende Anti-Aging-Wirkung. Heute ist Retinol der am zuverlässigsten erforschter Wirkstoff in der Hautpflege.

Gut zu wissen! Die ersten Retinol-Studien in den 1980er Jahren waren so überzeugend, dass sie eine Revolution in der Anti-Aging-Forschung auslösten.

Seine Wirkung ist beeindruckend: Es dringt tief in die Haut ein und kommuniziert dort direkt mit unseren Zellen. Wie ein weiser Lehrer bringt es ihnen bei, sich wieder wie junge, gesunde Zellen zu verhalten. Es regt die Kollagenproduktion an, beschleunigt die Zellerneuerung und reguliert die Pigmentbildung.

Die sanfte Kunst der Retinol-Anwendung - Ein Wegweiser zu strahlender Haut

Retinol, dieses faszinierende Vitamin-A-Derivat, ist wie ein kraftvoller Motor für deine Hauterneuerung. Seine Kraft ist beeindruckend, doch wie bei einem Sportwagen kommt, es auf die richtige Handhabung an. Die Kunst liegt in der behutsamen Einführung und der
geduldigen Steigerung - ein sanfter Tanz zwischen Wirksamkeit und Hautverträglichkeit.
Wenn du dich zum ersten Mal auf die Retinol-Reise begibst, ist weniger definitiv mehr. Für Einsteiger sind Konzentrationen von 0,01% bis 0,03% ideal - wie ein sanftes Flüstern für deine Haut. Diese milden Formulierungen geben deiner Haut die Chance, sich behutsam an den neuen Wirkstoff zu gewöhnen, besonders wenn du zu Sensibilität neigst. Es ist wie das vorsichtige Kennenlernen eines neuen Freundes.
Nach drei bis sechs Monaten regelmäßiger Anwendung, wenn deine Haut sich an Retinol gewöhnt hat, kannst du zu mittleren Stärken von 0,025% bis 0,05% übergehen. Diese Phase ist wie ein harmonischer Dialog zwischen Retinol und deiner Haut - die Wirkung wird intensiver, bleibt aber gut

verträglich. Deine Haut beginnt nun, die vollen Vorteile dieses wunderbaren Wirkstoffs zu zeigen.

Für wahre Retinol-Experten, deren Haut sich als robust und anpassungsfähig erwiesen hat, stehen Konzentrationen von 0,1% bis 1% zur Verfügung. Diese höheren Dosierungen sind wie ein Hochleistungsmotor - kraftvoll und effektiv, aber nur für Haut geeignet, die bereits einen langen Weg mit Retinol gegangen ist.

Gönne deiner Haut dann einen Moment der Ruhe, lass das Retinol in Ruhe einziehen. Es ist wie ein stiller Moment der Transformation.

Erst dann folgt deine beruhigende Nachtpflege, die wie eine schützende Decke alle Wirkstoffe einbettet.

Der Sonnenschutz am nächsten Morgen ist dabei nicht optional, sondern dein treuester Verbündeter. Er bewahrt die nächtliche Regenerationsarbeit und schützt deine nun empfindlichere Haut vor UV-Schäden.

Besonders wichtig zu wissen: Die anfängliche "Retinisierung" - eine leichte Rötung oder Schuppung - ist ein normales Zeichen dafür, dass deine Haut sich anpasst. Es ist wie das erste Training für einen Marathon - anfangs spürt man die ungewohnte Anstrengung, doch mit der Zeit wird der Körper stärker und widerstandsfähiger.

Diese achtsame Heranführung an Retinol ist der Schlüssel zu seinem Erfolg. Mit Geduld, dem richtigen Timing und der passenden Dosierung wird Retinol zu deinem verlässlichen Partner auf dem Weg zu strahlender, vitaler Haut - ein Geschenk, das deine Haut dir mit sichtbarer Gesundheit und Schönheit dankt.

Vitamin C - Der strahlende Beschützer deiner Haut

Vitamin C ist wie ein leuchtender Stern am Himmel der Hautpflege - ein treuer Begleiter, der deine Haut jeden Morgen aufs Neue zum Strahlen bringt. Als kraftvolles Antioxidans steht es wie ein wachsamer Beschützer an vorderster Front, fängt aggressive freie Radikale ab und unterstützt deine Haut bei der Bildung von festigendem Kollagen. Gleichzeitig arbeitet es wie ein sanfter Künstler an einem ebenmäßigen, strahlenden Teint.

Doch dieses Vitamin ist auch eine wahre Diva unter den Wirkstoffen - sensibel wie eine Primaballerina und anspruchsvoll in seiner Handhabung.

Die Wissenschaft hat diese Herausforderung angenommen und verschiedene Formen entwickelt, jede mit ihren besonderen Talenten: Die L-Ascorbinsäure ist die reinste und wirksamste Form, wie ein ungeschliffener Diamant in seiner natürlichsten Form. Das Ascorbylpalmitat zeigt sich als ihre stabilere Schwester, während das Magnesium-Ascorbyl-Phosphat besonders sanft zur Haut ist - perfekt für empfindliche Hauttypen.

Eine faszinierende Entdeckung der Forschung ist die synergetische Wirkung von Vitamin C in Gesellschaft: Trifft es auf Vitamin E und Ferulasäure, entfaltet sich ein regelrechtes Feuerwerk der Wirksamkeit. Diese Dreier-Kombination verachtfacht die antioxidative Kraft - ein beeindruckendes Beispiel dafür, wie Wirkstoffe sich gegenseitig zu Höchstleistungen anspornen können.

Die morgendliche Anwendung gleicht einem präzisen Ritual: Nach der sanften Reinigung, wenn deine Haut noch aufnahmefähig ist, ist der perfekte Moment für Vitamin C gekommen. Wie ein unsichtbarer Schutzschild legt es sich über deine Haut, bereit, sie durch den Tag zu begleiten. Erst danach folgen Sonnenschutz und Tagespflege, die diese wertvolle Basis ergänzen.

Doch wie jede Diva braucht auch Vitamin C die richtige Pflege: Eine kühle, dunkle Lagerung bewahrt seine Kraft, und nach dem Öffnen sollte es zügig aufgebraucht werden. Denn sobald es mit Sauerstoff in Berührung kommt, beginnt ein natürlicher Oxidationsprozess – und die Wirkung geht verloren.

Diese besondere Aufmerksamkeit lohnt sich: Regelmäßig angewendet, wird Vitamin C zu deinem verlässlichen Partner für strahlende, vitale und geschützte Haut. Es ist wie ein tägliches Geschenk an deine Haut - eine Investition in ihre Gesundheit und Schönheit, die sich in einem ebenmäßigen, leuchtenden Teint widerspiegelt.

Die Kunst liegt darin, diesen anspruchsvollen, aber wunderbaren Wirkstoff richtig zu verstehen und zu pflegen. Mit der richtigen Handhabung wird Vitamin C zu deinem treuen Verbündeten auf dem Weg zu strahlender Hautgesundheit - ein kleines Wunder der Natur, das jeden Morgen aufs Neue seine schützende und verschönernde Kraft entfaltet.

Vitamin E - der epigenetische Wirker

Auch als Tocopherol bekannt, ist Vitamin E, ein essenzieller Nährstoff mit vielfältigen positiven Wirkungen auf die Haut. Als starkes Antioxidans bildet es eine der wichtigsten Verteidigungslinien gegen freie Radikale, die durch UV-Strahlung, Umweltverschmutzung und natürliche Stoffwechselprozesse entstehen und Zellschäden verursachen können. Durch seine lipophile Natur reichert sich Vitamin E in den Zellmembranen an, wo es deren Integrität stärkt und zur Stabilisierung der Hautbarriere beiträgt. Dies führt zu einer Reduzierung des transepidermalen Wasserverlusts und einer verbesserten Feuchtigkeitsbewahrung in der Haut, was ihre Geschmeidigkeit und Elastizität fördert. Darüber hinaus besitzt Vitamin E entzündungshemmende Eigenschaften, die Hautreizungen und Rötungen lindern können. Besonders effektiv wirkt es in Kombination mit Vitamin C, wobei beide Vitamine sich gegenseitig regenerieren und einen verstärkten Schutz vor UV-induzierten Hautschäden bieten – obwohl sie keinen Sonnenschutz ersetzen können. Bei der Wundheilung spielt Vitamin E eine unterstützende Rolle, indem es Zellschäden repariert und die Gewebereparatur fördert. Es kann zudem die Melaninproduktion regulieren und dadurch zur Abschwächung von Pigmentflecken beitragen. Durch seinen Schutz von Kollagen und Elastin vor oxidativem Abbau entfaltet Vitamin E eine Anti-Aging-Wirkung, die der vorzeitigen Hautalterung entgegenwirkt. In der modernen Hautpflege wird Vitamin E sowohl in Ölform als auch in stabilisierten Varianten eingesetzt und ist aufgrund seiner vielseitigen Schutz- und Regenerationseigenschaften ein geschätzter Inhaltsstoff in zahlreichen Hautpflegeprodukten.

Ferulasäure – der Natur ganz nah

Ferulasäure ist ein faszinierender Wirkstoff in der Hautpflege mit beeindruckenden antioxidativen Eigenschaften. Diese vorkommende Phenolsäure wird aus den Zellwänden von Pflanzen gewonnen und findet sich in zahlreichen Getreidesorten wie Reis, Hafer und Mais sowie in Kaffee, Äpfeln und Orangen.

Als starkes Antioxidans neutralisiert Ferulasäure freie Radikale und schützt die Haut vor oxidativem Stress. Ihre besondere Stärke liegt in ihrer Stabilität und der Fähigkeit, andere Antioxidantien zu regenerieren und deren Wirkung zu verstärken. In Kombination mit Vitamin C und E bildet sie ein besonders effektives Schutzteam gegen UV-induzierte Hautschäden.

Ferulasäure zeichnet sich durch ihre ausgeprägte photostabilisierende Wirkung aus. Sie absorbiert UV-Strahlung und verhindert die Entstehung von reaktiven Sauerstoffspezies, was sie zu einem wertvollen Bestandteil in Sonnenschutzprodukten macht. Studien haben gezeigt, dass sie den Schutzfaktor von Sonnenschutzmitteln verstärken kann.

In der Anti-Aging-Hautpflege spielt Ferulasäure eine wichtige Rolle, da sie die Kollagenproduktion fördert und den Abbau von Kollagen und Elastin hemmt. Sie kann zudem Pigmentflecken aufhellen, indem sie die Tyrosinase-Aktivität reguliert – ein Schlüsselenzym in der Melaninproduktion.

Als entzündungshemmender Wirkstoff reduziert Ferulasäure Hautrötungen und -reizungen, was sie auch für empfindliche und zu Rosacea neigende Haut geeignet macht. Sie verbessert die Feuchtigkeitsbalance der Haut und kann die Penetration anderer Wirkstoffe fördern.

In Hautpflegeprodukten wird Ferulasäure häufig in Konzentrationen von 0,5-1% eingesetzt. Besonders effektiv ist sie in Seren, die in Kombination mit Vitamin C und E formuliert sind. Ihre leicht saure Natur kann jedoch bei sehr empfindlicher Haut anfänglich zu einem leichten Kribbeln führen.

Moderne Formulierungen nutzen oft verkapselte oder stabilisierte Formen der Ferulasäure, um ihre Wirksamkeit zu erhöhen und mögliche Irritationen zu minimieren. Als vielseitiger Wirkstoff wird sie sowohl in Anti-Aging-Produkten als auch in Sonnenschutz- und Aufhellungspräparaten eingesetzt.

Gut zu wissen! Die Kombination von Vitamin C mit Vitamin E und Ferulasäure erhöht die Wirksamkeit um das Achtfache!

Hyaluronsäure - Der Feuchtigkeitsmagnet für deine Haut

Hyaluronsäure ist ein natürlicher Bestandteil deiner Haut und ein wahres Wunder der Natur. Diese gelartige Substanz gehört zu den Glykosaminoglykanen und ist ein wesentlicher Bestandteil deiner Hautstruktur. Was sie so besonders macht: Ein einziges Hyaluronmolekül kann bis zu 1.000-mal sein eigenes Gewicht an Wasser binden – ein unübertroffener Feuchtigkeitsmagnet.

In deiner Haut fungiert Hyaluronsäure als natürlicher Feuchtigkeitsspeicher. Sie füllt die Räume zwischen Kollagen- und Elastinfasern und sorgt so für Volumen, Elastizität und ein geschmeidiges Hautgefühl. In jungen Jahren produziert deine Haut reichlich Hyaluronsäure. Mit zunehmendem Alter nimmt diese Produktion jedoch ab, was zu Feuchtigkeitsverlust, Faltenbildung und einem matteren Hautbild beitragen kann.

Als Wirkstoff in der Hautpflege kann Hyaluronsäure kleine Wunder bewirken. Sie zieht sofort in die Haut ein und versorgt sie intensiv mit Feuchtigkeit. Dabei legt sie sich wie ein unsichtbarer, nicht-fettender Film auf die Hautoberfläche und reduziert den Feuchtigkeitsverlust. Das Ergebnis ist eine sichtbar prallere, glattere Haut mit verbesserter Elastizität.

Besonders wertvoll ist Hyaluronsäure nach einer Behandlung mit Fruchtsäuren. Während Fruchtsäuren die Hautoberfläche erneuern und alte Zellen entfernen, kann die Haut vorübergehend mehr Feuchtigkeit verlieren. Hyaluronsäure fängt diesen Effekt auf, indem sie die Haut intensiv mit Feuchtigkeit versorgt und sie in der Regenerationsphase unterstützt.

Moderne Hyaluronsäureformulierungen enthalten oft verschiedene Molekülgrößen für eine optimale Wirkung:

- Hochmolekulare Hyaluronsäure bleibt auf der Hautoberfläche und bildet einen schützenden, feuchtigkeitsspendenden Film
- Mittelmolekulare Hyaluronsäure dringt in die oberen Hautschichten ein und sorgt dort für Feuchtigkeit und Elastizität
- Niedermolekulare Hyaluronsäure kann in tiefere Hautschichten gelangen und dort die Zellerneuerung und Kollagenproduktion anregen

In Kombination mit der DML-Hautpflege bildet Hyaluronsäure ein perfektes Team: Während Hyaluronsäure die Haut mit Feuchtigkeit flutet, sorgen die Lipide der DML-Pflege dafür, dass diese Feuchtigkeit in der Haut verbleibt. Diese Synergie versorgt deine Haut nicht nur kurzfristig mit einem Frischekick, sondern verbessert langfristig ihre Struktur, Elastizität und Widerstandsfähigkeit.

Mit regelmäßiger Anwendung kann Hyaluronsäure dazu beitragen, feine Linien zu mildern, die Hautfeuchtigkeit zu erhöhen und ein strahlendes, jugendliches Hautbild zu fördern – ein wesentlicher Baustein in jeder effektiven Hautpflegeroutine.

Die Symphonie der Wirkstoffe - Ein Dialog zwischen Natur und Wissenschaft

In der faszinierenden Welt der Hautpflege begegnen sich zwei bemerkenswerte Kräfte: Die weisen Geschenke der Natur und die präzisen Errungenschaften der Wissenschaft. Wie in einer harmonischen Komposition trägt jede Seite ihre eigene, einzigartige Melodie bei.

Naturwirkstoffe sind wie ein reich orchestriertes Konzert, in dem jede Note ihre Bedeutung hat. Sie erzählen die uralte Geschichte der Heilkraft der Natur, gewachsen in jahrtausendelanger Evolution. In jedem natürlichen Wirkstoff verbirgt sich ein komplexes Zusammenspiel verschiedener Substanzen, die sich gegenseitig in ihrer Wirkung unterstützen und verstärken. Es ist, als würde die Natur in ihrer unendlichen Weisheit genau wissen, welche Komponenten unsere Haut braucht. Diese Biokompatibilität ist wie eine sanfte Umarmung für unsere Haut - vertraut und nährend.

Doch die Natur hat auch ihre Launen: Wie die Ernte eines Weinguts von Jahr zu Jahr variiert, so schwankt auch die Qualität natürlicher Wirkstoffe. Sie sind empfindlich wie zarte Blüten, anfällig für äußere Einflüsse und manchmal auch vergänglich in ihrer Wirkung. Ihre Kraft liegt oft in der sanften, geduldigen Anwendung, ein langsamer Tanz mit unserer Haut.

Auf der anderen Seite stehen die synthetischen Wirkstoffe - Meisterwerke moderner Wissenschaft. Sie sind wie präzise geschliffene Diamanten, deren Kraft gezielt auf bestimmte Hautbedürfnisse ausgerichtet ist. In Laboratorien entwickelt, folgen sie dem Prinzip höchster Präzision. Ihre Qualität ist verlässlich wie ein Schweizer Uhrwerk, ihre Konzentration exakt bemessen, ihre Wirkung vorhersehbar und stark.

Diese wissenschaftlichen Wunder können manchmal jedoch auch fordernd sein, wie ein intensives Training für unsere Haut. Ihre konzentrierte Kraft muss mit Bedacht eingesetzt werden, denn nicht jede Haut verträgt diese geballte Energie auf Anhieb.

Die wahre Kunst der modernen Hautpflege liegt in der Verbindung beider Welten. Wie in einer perfekten Beziehung ergänzen sich natürliche und synthetische Wirkstoffe, gleichen gegenseitig ihre Schwächen aus und verstärken ihre jeweiligen Stärken. Es ist eine Geschichte von Tradition und Innovation, von sanfter Weisheit und präziser Wissenschaft.

Unsere Haut profitiert von diesem harmonischen Zusammenspiel: Die nährende, ganzheitliche Kraft der Natur verbindet sich mit der gezielten Effizienz synthetischer Wirkstoffe zu einer Symphonie der Hautpflege. Es ist wie ein Tanz zwischen den Jahrtausenden - die zeitlose Weisheit der Natur im Dialog mit den Errungenschaften moderner Forschung, vereint im Streben nach gesunder, strahlender Haut.

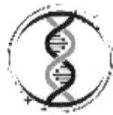

Die neue Generation der Hautpflege

Moderne Peptide und innovative Wirkstoffe - die neue Generation der Hautpflege

Peptide sind kleine Proteinstücke, die aus Aminosäuren bestehen - den Grundbausteinen von Proteinen. Sie wirken in der Haut wie kleine Botschafter, die spezifische Signale übermitteln und wichtige Prozesse aktivieren können. Peptide repräsentieren eine faszinierende Substanzfamilie, deren Molekularstruktur aus präzisen verketteten Aminosäuren besteht. Sie bilden das biochemische Rückgrat etwa der Hälfte aller bekannten Hormone und sind wesentliche Bausteine zahlreicher Enzyme, die lebensnotwendige Stoffwechselprozesse katalysieren. Innerhalb dieser vielfältigen Gruppe existiert eine bemerkenswerte Spezialklasse: die Peptid-Bioregulatoren.

In der Hautpflege sind Peptide zu Schlüsselwirkstoffen geworden, da sie verschiedene Hautfunktionen gezielt beeinflussen können. Sie sind besonders wertvoll, weil sie klein genug sind, um in die Haut einzudringen, aber groß genug, um spezifische biologische Wirkungen zu entfalten.

Die wichtigsten Peptidtypen in der Hautpflege sind:
Signalpeptide wie Palmitoyl Pentapeptid-4 (Matrixyl) senden deiner Haut das Signal, mehr Kollagen zu produzieren. Sie wirken wie kleine Motivationstrainer, die deinen Hautzellen zuraten: "Mehr Kollagen bauen, bitte!" Dies führt zu einem festeren, pralleren Hautbild und einer Reduzierung von Fältchen.
Neurotransmitter-hemmende Peptide wie Acetyl Hexapeptid-8 (Argireline) oder Pentapeptid-18 wirken ähnlich wie Botox, aber viel sanfter. Sie reduzieren die Freisetzung von Botenstoffen, die Muskelkontraktionen verursachen, und helfen so, mimische Fältchen zu mildern.
Transportpeptide wie Kupferpeptide transportieren wichtige Spurenelemente in die Haut. Kupferpeptide unterstützen die Wundheilung, stimulieren Kollagen und Elastin und haben antioxidative Eigenschaften. Sie sind wie Lieferdienste, die wichtige Nährstoffe genau dorthin bringen, wo sie gebraucht werden.
Enzym-hemmende Peptide wie bestimmte Sojapeptide können Enzyme blockieren, die zum Abbau der Hautstruktur beitragen. Sie schützen quasi die vorhandenen Kollagen- und Elastinfasern vor dem Abbau.
Im Kontext der epigenetischen Hautpflege sind Peptide besonders spannend, da sie die Genexpression in Hautzellen beeinflussen können. Sie können bestimmte Gene "einschalten", die für Hautregeneration, Feuchtigkeitsbalance und Kollagenproduktion wichtig sind, oder Gene "ausschalten", die Entzündungsprozesse fördern.
Peptide werden oft mit Liposomen kombiniert, um ihre Wirksamkeit zu steigern. Die liposomale Verkapselung schützt die empfindlichen Peptide vor dem Abbau und ermöglicht eine tiefere Penetration in die Haut. So können die Peptide ihre Signalwirkung genau dort entfalten, wo sie am effektivsten ist.

Die tägliche Anwendung peptidreicher Produkte kann mit der Zeit zu sichtbaren Verbesserungen führen: festere Haut, weniger Fältchen, verbesserte Hautstruktur und ein gesünderes, strahlendes Hautbild. Anders als aggressive Behandlungen arbeiten Peptide im Einklang mit deinen natürlichen Hautfunktionen und unterstützen sanft die hauteigenen Regenerationsprozesse.

Gut zu wissen! Unser Körper produziert natürlicherweise Peptide als Reaktion auf Verletzungen. Diese Entdeckung führte zur Entwicklung synthetischer Peptide in der Hautpflege.

Wichtiger Hinweis zur Wirkungsweise von Peptiden

Peptide entfalten ihre bemerkenswerte Wirkung nicht durch Veränderung unserer genetischen Grundstruktur, sondern durch subtile Modulation der Genexpression. Als elegante Botenstoffe orchestrieren sie, welche genetischen Informationen abgerufen werden, ohne das Grundgerüst der DNA selbst zu verändern. Sie agieren als feine Dirigenten im zellulären Konzert, die vorhandene biologische Symphonien optimieren, statt neue Partituren zu schreiben. In diesem Sinne repräsentieren Peptide keine Intervention, die in unsere genetische Essenz eingreift, sondern eine sanfte Unterstützung der bereits vorhandenen körpereigenen Weisheit und Regulationsfähigkeit – ein Ansatz, der die natürlichen Potenziale des Organismus behutsam entfaltet.

Die Reise eines Peptids: Von der Hautoberfläche bis zur DNA

Eine mikroskopische Odyssee durch deine Haut

Stell dir vor, du könntest einem Peptid auf seiner Reise durch deine Haut folgen - eine faszinierende Entdeckungsreise vom Auftragen einer Creme bis zur Wirkung auf zellulärer Ebene.

Erste Etappe: Die Hautbarriere überwinden

Unsere Reise beginnt an der Hautoberfläche. Das in Liposomen verkapselte Signalpeptid (z.B. Palmitoyl Pentapeptid-4) wird auf die Haut aufgetragen. Die äußerste Schicht, das Stratum Corneum, ist wie eine Festung aus überlappenden Hautzellen, die von Lipiden zusammengehalten werden. Dank seiner liposomalen Verpackung kann das Peptid durch diese sonst schwer durchdringbare Barriere schlüpfen - ähnlich wie ein Tarnmantel, der ihm erlaubt, unbemerkt einzudringen.

Zweite Etappe: Die Epidermis durchqueren

Im lebendigen Teil der Epidermis angekommen, navigiert das Peptid zwischen eng gepackten Keratinozyten hindurch. Hier begegnet es einem geschäftigen Ökosystem von Zellen in verschiedenen Entwicklungsstadien, die sich langsam nach oben zur Hautoberfläche bewegen. Unser Peptid dringt tiefer vor, vorbei an Melanozyten, die fleißig Melanin produzieren, und Langerhans-Zellen, den Wächtern des Immunsystems.

Dritte Etappe: In der Dermis ankommen

Nun erreicht das Peptid die Dermis, eine dynamische Schicht voller Kollagen- und Elastinfasern. Hier trifft es auf Fibroblasten - die Architekten und Baumeister der Hautstruktur. Diese Zellen sind für die Herstellung des strukturellen Gerüsts verantwortlich, das unserer Haut Festigkeit und Elastizität verleiht.

Vierte Etappe: Andocken an die Zelle

Unser Signalpeptid erkennt spezifische Rezeptoren auf der Oberfläche eines Fibroblasten - wie ein Schlüssel, der perfekt in ein Schloss passt. Durch dieses Andocken wird eine biochemische Kaskade ausgelöst, ein Dominoeffekt von Signalen im Inneren der Zelle.

Fünfte Etappe: Die zelluläre Kommunikation

Im Zellinneren wandert das Signal wie eine wichtige Nachricht durch verschiedene Botensysteme. Eine Reihe von Proteinen aktiviert sich gegenseitig in einer koordinierten Abfolge, bis die Botschaft den Zellkern erreicht - das Kontrollzentrum der Zelle.

Sechste Etappe: Beeinflussung der DNA

Im Zellkern angelangt, wird die Botschaft des Peptids in Genaktivität übersetzt. Bestimmte Bereiche der DNA werden zugänglich gemacht - wie wenn man spezifische Seiten in einem riesigen Buch aufschlägt. Transkriptionsfaktoren binden an diese offenen DNA-Abschnitte und aktivieren Gene, die für die Kollagenproduktion verantwortlich sind.

Siebte Etappe: Die Proteinsynthese

Als Antwort auf diese Aktivierung beginnt die Zelle mit der Produktion neuer Kollagenmoleküle. Die DNA-Information wird in RNA umgeschrieben, die wie ein Bauplan zu den Ribosomen transportiert wird - den zellulären Fabriken für Proteinherstellung. Hier werden Aminosäuren präzise zu neuen Kollagenketten zusammengefügt.

Achte Etappe: Die Kollagenbildung

Die frisch synthetisierten Kollagenvorläufer werden aus der Zelle ausgeschleust. Erst außerhalb des Fibroblasten falten sie sich zu ihrer charakteristischen Tripelhelix-Struktur. Diese Kollagenmoleküle lagern sich zu Fibrillen zusammen und verstärken das Stützgerüst der Dermis - wie neue tragende Balken in einem Gebäude.

Das sichtbare Ergebnis

Mit der Zeit führt dieser molekulare Prozess zu sichtbaren Veränderungen: Die Haut wird straffer, Fältchen werden reduziert und die Hautstruktur verbessert sich. Was als kleine molekulare Botschaft begann, manifestiert sich als wahrnehmbare Verjüngung.

Diese erstaunliche Reise verdeutlicht, warum Peptide so revolutionär in der modernen Hautpflege sind: Sie kommunizieren direkt mit deinen Zellen in ihrer eigenen biochemischen Sprache und nutzen die natürlichen Mechanismen deiner Haut, um Erneuerung und Regeneration zu fördern - eine elegante Synergie aus Wissenschaft und den körpereigenen Weisheiten.

Liposome in der epigenetischen Kosmetik - Ein sanfter Zugang

Liposome sind kleine, kugelförmige "Transportbläschen", die in der epigenetischen Kosmetik eine besondere Rolle spielen. Sie funktionieren wie winzige Lieferdienste, die wertvolle Wirkstoffe genau dorthin bringen, wo deine Haut sie braucht.

Der große Vorteil von Liposomen liegt in ihrer Ähnlichkeit mit unseren eigenen Zellmembranen. Sie bestehen aus den gleichen Bausteinen wie die äußere Hülle unserer Zellen. Dadurch erkennt deine Haut sie als "freundlich" und lässt sie leichter eindringen als gewöhnliche Cremes oder Seren.

In einer epigenetischen Hautpflege transportieren Liposome wichtige Wirkstoffe wie:

- Pflanzliche Extrakte, die deine "Jugendgene" aktivieren können
- Antioxidantien, die schädliche Umwelteinflüsse neutralisieren
- Peptide, die die Hautregeneration unterstützen
- Vitamine, die als Cofaktoren für epigenetische Prozesse dienen

Die Hülle der Liposome selbst wirkt ebenfalls pflegend, da sie aus hautfreundlichen Lipiden besteht, die deine Hautbarriere stärken. Sie verschmelzen mit deiner Haut und geben dabei ihre Wirkstoffe frei – wie ein Eiswürfel, der schmilzt und seinen Inhalt freisetzt.

Besonders wertvoll ist diese Technologie für empfindliche Anti-Aging-Wirkstoffe, die sonst nicht tief genug in die Haut eindringen würden. Durch die liposomale Verpackung erreichen sie die tieferen Hautschichten, wo sie die Expression von Genen beeinflussen können, die für Kollagenbildung, Feuchtigkeitsregulation und Zellerneuerung zuständig sind.

Die moderne epigenetische Kosmetik nutzt Liposome auch, um den natürlichen Tag-Nacht-Rhythmus deiner Haut zu unterstützen. Manche Liposome sind so konzipiert, dass sie ihre Wirkstoffe genau dann freisetzen, wenn deine Haut am aufnahmefähigsten ist – zum Beispiel während der nächtlichen Regenerationsphase.

Im Gegensatz zu herkömmlichen Cremes, die oft nur oberflächlich wirken, ermöglichen Liposome in der epigenetischen Kosmetik eine tiefgreifendere, langanhaltende Veränderung deines Hautbildes – nicht durch das

Überdecken von Problemen, sondern durch die sanfte Aktivierung deiner hauteigenen Regenerationsprozesse.

Gut zu wissen! Liposomen ähneln in ihrem Aufbau unseren Hautzellen und können daher besonders gut von der Haut aufgenommen werden.

Stammzellen in der modernen Hautpflege
Stammzellen zählen zu den faszinierendsten Innovationen in der modernen Hautpflege. Diese besonderen Zellen besitzen zwei einzigartige Fähigkeiten: Sie können sich selbst erneuern und sich in verschiedene Zelltypen entwickeln. Diese Eigenschaften machen sie zu wertvollen Helfern für deine Hautgesundheit und -regeneration.

In Hautpflegeprodukten werden hauptsächlich zwei Arten von Stammzellen verwendet:

Pflanzliche Stammzellen stammen aus seltenen Apfelsorten, Alpenrosen, Arganbaum, Edelweiß und anderen Pflanzen, die unter extremen Bedingungen überleben können. Diese pflanzlichen Stammzellextrakte enthalten keine lebenden Zellen, sondern wertvolle Proteine, Peptide, Wachstumsfaktoren und Antioxidantien, die deine eigenen Hautstammzellen schützen und stimulieren können.

Der berühmte Schweizer Apfel "Uttwiler Spätlauber" war einer der ersten Quellen für Stammzellextrakte in der Kosmetik. Diese Äpfel können erstaunlich lange ohne Faltenbildung gelagert werden – eine Eigenschaft, die die Forscher auf die menschliche Haut übertragen wollten.

Humane Stammzelltechnologien nutzen kultivierte menschliche Stammzellen (meist aus Fettgewebe), um wertvolle Wachstumsfaktoren, Zytokine und Exosomen zu gewinnen. Diese Faktoren werden dann in Hautpflegeprodukte integriert. Wichtig: Die Produkte enthalten keine lebenden Stammzellen, sondern nur die von ihnen produzierten Botenstoffe.

Wie funktionieren Stammzellen in der Hautpflege?

1. **Schutz deiner eigenen Hautstammzellen**: Pflanzliche Stammzellextrakte schützen deine hauteigenen Stammzellen vor UV-Schäden und oxidativem Stress.

2. **Förderung der Zellregeneration**: Die in Stammzellextrakten enthaltenen Wachstumsfaktoren regen die Zellerneuerung an und unterstützen die Bildung neuer, gesunder Hautzellen.
3. **Kollagenproduktion**: Bestimmte Stammzellfaktoren stimulieren Fibroblasten, mehr Kollagen und Elastin zu produzieren, was die Hautfestigkeit und -elastizität verbessert.
4. **Entzündungshemmung**: Viele Stammzellextrakte besitzen entzündungshemmende Eigenschaften, die gereizte Haut beruhigen können.
5. **Epigenetische Wirkung**: In Kombination mit anderen Wirkstoffen können Stammzellextrakte die Aktivität bestimmter Gene beeinflussen, die für die Hautregeneration und den Schutz vor Umwelteinflüssen wichtig sind.

Für die optimale Wirksamkeit werden Stammzellextrakte oft mit Liposomen kombiniert. Diese schützen die empfindlichen Wachstumsfaktoren und ermöglichen einen gezielten Transport in tiefere Hautschichten. Auch die Verbindung mit Peptiden kann synergistische Effekte erzeugen, da beide Wirkstoffklassen auf unterschiedliche Weise die Zellkommunikation und -regeneration fördern.

In der täglichen Anwendung unterstützen stammzellbasierte Hautpflegeprodukte die natürliche Regenerationsfähigkeit deiner Haut. Sie wirken nicht sofort wie ein kurzfristiger Effekt, sondern bauen langfristig die Hautqualität auf. Mit regelmäßiger Anwendung kann die Haut widerstandsfähiger, strahlender und jugendlicher erscheinen.

Die Wirkung auf der epigenetischen Ebene ist besonders interessant: Stammzellfaktoren können Gene aktivieren, die für die Produktion von Kollagen, Hyaluronsäure und antioxidativen Enzymen verantwortlich sind, während sie Gene hemmen können, die an Entzündungsprozessen und dem Abbau der Hautstruktur beteiligt sind.

Anders als invasive Verfahren arbeiten Stammzellprodukte im Einklang mit deinen natürlichen Hautfunktionen und bieten so einen sanften, aber wirksamen Weg zu einer gesünderen, vitaleren Haut.

Die Zukunft der Wirkstoffe

Die Forschung entwickelt ständig neue, noch effektivere Wirkstoffe:

- künstliche Intelligenz hilft bei der Entwicklung maßgeschneiderter Wirkstoffkombinationen
- Biotech-Wirkstoffe verbinden das Beste aus Natur und Labor
- chronobiologische Wirkstoffe arbeiten im Einklang mit unserem Tag-Nacht-Rhythmus

Gut zu wissen! Die neueste Generation von Wirkstoffen wird bereits mit KI-Unterstützung entwickelt, um optimale Synergien zu finden.

Der kluge Umgang mit modernen Wirkstoffen

Bei aller Begeisterung für neue Wirkstoffe gilt: Weniger ist oft mehr. Die Kunst liegt in der richtigen Kombination und Anwendung. Ein durchdachtes Pflegekonzept berücksichtigt:

- die individuellen Hautbedürfnisse
- die Verträglichkeit der Wirkstoffe untereinander
- den richtigen Zeitpunkt der Anwendung
- die optimale Konzentration

Der Tanz mit den epigenetischen Wirkstoffen - Eine harmonische Choreografie für strahlende Haut

Die morgendliche Symphonie

Der Tag beginnt mit einer sanften, aber kraftvollen Komposition. Antioxidative epigenetische Wirkstoffe wie Resveratrol sind unsere ersten Verbündeten - wie ein unsichtbarer Schutzschild, der unsere Haut auf die Herausforderungen des Tages vorbereitet. Sie arbeiten wie kluge Strategen, aktivieren Schutz Gene und stärken die Hautbarriere. Ein hochwertiger Sonnenschutz ist dabei der unverzichtbare Partner, der diese wertvolle Arbeit unterstützt und bewahrt.

Das abendliche Regenerationskonzert

Die Nacht gehört der Regeneration. Jetzt entfalten Wirkstoffe wie Bakuchiol ihre volle Kraft - wie sanfte Nachtwächter, die die Reparaturprozesse unserer Haut orchestrieren. Sie kommunizieren mit unseren Genen auf einer tiefen Ebene, regen die Kollagenproduktion an und unterstützen die nächtliche Zellerneuerung. In Kombination mit anderen aktiven Wirkstoffen entsteht ein harmonisches Zusammenspiel der Regeneration.

Der Lebensstil als Resonanzboden

Die Wirkung epigenetischer Substanzen ist wie eine feine Melodie, die durch einen gesunden Lebensstil verstärkt wird. Ausreichender Schlaf ist dabei wie der Grundton - er schafft den Raum für optimale Regeneration. Eine ausgewogene Ernährung liefert die Noten, während regelmäßige Bewegung den Rhythmus vorgibt. Stressmanagement ist wie die Pause zwischen den Takten - essenziell für die Harmonie des Ganzen.

Die Zeitliche Dimension

Epigenetische Hautpflege ist keine schnelle Symphonie, sondern ein langsames, nachhaltiges Konzert. Wie bei einem guten Wein braucht es Zeit - mindestens 8-12 Wochen - bis sich die volle Wirkung entfaltet. Doch die Geduld wird belohnt: Die Veränderungen sind tiefgreifend und nachhaltig, wissenschaftlich nachweisbar und sichtbar in einem strahlenden, vitalen Hautbild.

Der Blick in die Zukunft

Die Forschung komponiert ständig neue Melodien in diesem faszinierenden Konzert der Hautpflege. Wissenschaftler arbeiten an "intelligenten" Formulierungen, die wie intuitive Musiker auf die individuellen Bedürfnisse unserer Haut reagieren können. Die Kombination aus traditioneller Naturkraft und modernster Technologie verspricht dabei eine neue Ära personalisierter Hautpflege.

Die epigenetische Revolution in der Hautpflege zeigt uns einen Weg, wie wir aktiv mit unseren Genen in Dialog treten können. Es ist wie ein Tanz zwischen Wissenschaft und Natur, zwischen äußerer Pflege und innerer Transformation. Jede Anwendung ist dabei ein Schritt in Richtung optimaler Hautgesundheit - ein fortlaufender Prozess der Erneuerung und Verjüngung, der uns lehrt, dass das Alter unserer Haut keine festgeschriebene Partitur ist, sondern eine Melodie, die wir aktiv mitgestalten können.

Diese neue Dimension der Hautpflege eröffnet uns Möglichkeiten, von denen wir früher nur träumen konnten. Sie ist der Beweis dafür, dass wahre Schönheit von innen kommt - aus der harmonischen Interaktion unserer Gene mit klugen Wirkstoffen und einem bewussten Lebensstil.

Die verborgenen Champions der epigenetischen Hautpflege - Eine Reise durch innovative Wirkstoffe

EGF - Der nobelpreisgekrönte Regenerationsmeister
Die Geschichte des Epidermal Growth Factor (EGF) ist wie ein wissenschaftliches Märchen. 1986 mit dem Nobelpreis ausgezeichnet, hat dieser biotechnologische Wirkstoff einen bemerkenswerten Weg von der Wundheilung bis zur modernen Anti-Aging-Pflege zurückgelegt. Wie ein geschickter Baumeister dirigiert er die Gene der Hauterneuerung und orchestriert komplexe Regenerationsprozesse.

Artemia und Edelweiss - Die Überlebenskünstler der Natur
Die Natur ist eine weise Lehrmeisterin, und zwei ihrer erstaunlichsten Schüler sind der Artemia-Extrakt und die Edelweiss - Stammzellen. Die mikroskopisch kleinen Salzwasserkrebse, aus denen der Artemia-Extrakt gewonnen wird, sind wahre Meister der Überlebenskunst. Sie können jahrzehntelang ohne Wasser überleben und ihre Gene bei Bedarf sofort reaktivieren - eine Fähigkeit, die sie nun auch unserer Haut vermitteln. Die Edelweiss-Stammzellen, hoch oben in den Alpen den härtesten Umweltbedingungen trotzend, haben gelernt, Schutzmechanismen zu aktivieren, die auch unserer Haut zugutekommen.

Adaptogene - Die Weisheit traditioneller Heilpflanzen

Ginseng und Schisandra, zwei Sterne am Himmel der adaptogenen Pflanzenwelt, bringen jahrtausendealtes Wissen in die moderne Hautpflege. Ginseng, der traditionelle Vitalitätsspender, aktiviert Gene und stärkt die Haut Resilienz. Schisandra, die "Beere der fünf Geschmäcker", reguliert Stress Gene und optimiert den Zellstoffwechsel auf einzigartige Weise.

Biotechnologie trifft auf Natur

Die moderne Biotechnologie eröffnet völlig neue Perspektiven. Mikroalgen-Extrakte, diese mikroskopischen Überlebenskünstler, und fermentierte Wirkstoffe repräsentieren die perfekte Verbindung von Natur und Wissenschaft. Sie verbessern nicht nur die Bioverfügbarkeit von Wirkstoffen, sondern aktivieren auch schlummernde Gene auf sanfte, aber effektive Weise.

Die Kunst der Synergie

Der wahre Durchbruch liegt in der intelligenten Kombination dieser Wirkstoffe. Wie in einer perfekten Beziehung verstärken sie sich gegenseitig: Retinol und EGF arbeiten Hand in Hand für optimale Regeneration, Bakuchiol und Peptide stimulieren gemeinsam die Kollagenproduktion, während Niacinamid und Adaptogene die Stressresistenz der Haut verbessern. Die richtige Kombination kann die Wirksamkeit um das bis zu Zehnfachen steigern - ein beeindruckendes Beispiel für die Kraft der Synergie in der modernen Hautpflege.

Diese faszinierende Welt der epigenetischen Wirkstoffe zeigt uns, dass die Zukunft der Hautpflege in der intelligenten Verbindung von traditionellem Wissen und modernster Wissenschaft liegt. Es ist eine Geschichte von Innovation und Entdeckung, die uns immer neue Möglichkeiten eröffnet, unsere Hautgesundheit positiv zu beeinflussen

Exosome und Nukleotide: Die unsichtbaren Helfer für strahlende, gesunde Haut

Die Wissenschaft der Hautpflege hat in den letzten Jahren faszinierende Entdeckungen gemacht, die weit über die Oberfläche deiner Haut hinausgehen. Wenn du dich jemals gefragt hast, warum manche Hautpflegeprodukte besser wirken als andere oder warum deine Haut auf bestimmte Umwelteinflüsse reagiert, dann lohnt sich ein Blick auf zwei winzige, aber mächtige Komponenten deines Körpers: Exosome und Nukleotide.

Die Geheimnisse jugendlicher Haut verstehen

Stell dir deine Hautzellen als kleine Städte vor, die ständig miteinander kommunizieren müssen, um gesund zu bleiben. Für diese Kommunikation nutzen sie unter anderem Exosome – winzige Bläschen, die wie Postboten wichtige Nachrichten von Zelle zu Zelle transportieren. Diese mikroskopisch kleinen Strukturen (nur 30-150 Nanometer groß) werden von nahezu allen Zellen deines Körpers freigesetzt und spielen eine entscheidende Rolle bei der Hautregeneration, Wundheilung und sogar beim Schutz vor vorzeitiger Hautalterung.

Exosome sind mit verschiedenen Molekülen beladen, darunter Proteine, Lipide und – besonders wichtig – Nukleinsäuren, die genetische Informationen enthalten. Diese Information kann das Verhalten der Empfängerzellen verändern und beispielsweise die Produktion von Kollagen anregen, die Hautregeneration beschleunigen oder Entzündungen reduzieren. Kein Wunder also, dass Exosome als eines der aufregendsten neuen Elemente in hochwertigen Anti-Aging-Produkten gelten!

Nukleotide: Die Bausteine für Hautregeneration

Während Exosome als Botschafter fungieren, sind Nukleotide die grundlegenden Bausteine deiner DNA und RNA – quasi der Text der Nachrichten. Diese kleinen Moleküle bestehen aus einem Zuckermolekül, einer Phosphatgruppe und einer stickstoffhaltigen Base. Sie mögen technisch klingen, aber ihre Bedeutung für deine Haut ist immens.

Nukleotide liefern die Energie für nahezu alle Zellfunktionen und sind unverzichtbar für die Reparatur und Erneuerung der Haut. Wenn du dich in der Sonne aufhältst oder deine Haut anderen Stressfaktoren ausgesetzt ist, werden Nukleotide aktiv, um beschädigte Hautzellen zu reparieren. Sie unterstützen die Produktion neuer Hautzellen und helfen, die Hautbarriere zu stärken – jene wichtige Schutzschicht, die Feuchtigkeit in der Haut hält und schädliche Umwelteinflüsse abhält.

Der epigenetische Einfluss: Wie deine Hautpflege deine Gene beeinflusst

Die faszinierende Wissenschaft der Epigenetik hat uns gezeigt, dass äußere Faktoren wie Sonneneinstrahlung, Ernährung, Stress und sogar die Produkte, die du auf deine Haut aufträgst, beeinflussen können, wie deine Gene abgelesen werden – ohne die eigentliche DNA-Sequenz zu verändern. Diese epigenetischen Modifikationen sind wie ein Dimmer für deine Gene: Sie können bestimmte Gene "lauter" oder "leiser" stellen.

Exosome spielen in diesem Prozess eine Schlüsselrolle, da sie epigenetische Informationen zwischen Zellen transportieren können. Wenn du beispielsweise hochwertige Hautpflegeprodukte mit Exosomen oder nukleotidreichen Inhaltsstoffen verwendest, können diese Botenstoffe deinen Hautzellen signalisieren, jugendliche Gene zu aktivieren und alterungsbedingte Gene zu unterdrücken.

Nukleotide sind ebenfalls zentrale Akteure in der epigenetischen Regulation. Sie bilden nicht nur das Gerüst deiner DNA, sondern sind auch an Prozessen beteiligt, die bestimmen, welche Gene aktiv sind. Studien haben gezeigt, dass die ausreichende Versorgung mit Nukleotiden die Hautregeneration fördern und sogar dazu beitragen kann, UV-bedingte Hautschäden zu reduzieren.

Natürliche vs. künstliche Exosome in der Hautpflege

In der modernen Hautpflege gibt es sowohl natürliche als auch künstlich hergestellte Exosome, die unterschiedlichen Eigenschaften bieten:

Natürliche Exosome werden von lebenden Zellen in deinem Körper produziert. Sie enthalten eine komplexe Mischung aus Proteinen, Lipiden, mRNA und anderen Molekülen, die spezifisch für den Zelltyp sind, aus dem sie stammen. Diese Exosome werden vom Körper gut akzeptiert und lösen weniger Immunreaktionen aus, da sie die natürliche Komplexität biologischer Systeme widerspiegeln.

Künstlich hergestellte Exosome werden im Labor für kosmetische Zwecke entwickelt. Sie können gezielt mit bestimmten Wirkstoffen beladen werden und bieten eine kontrollierbare Qualität. In Hautpflegeprodukten werden oft Exosome aus Pflanzenstammzellen oder gezüchteten menschlichen Zelllinien verwendet, die unter kontrollierten Bedingungen hergestellt werden.

Die Forschung zu Exosomen in der Hautpflege ist noch relativ jung, aber vielversprechend – besonders für Anti-Aging-Anwendungen und Hautregeneration. Bei Premium-Hautpflegeprodukten wirst du wahrscheinlich auf künstlich hergestellte oder mindestens stark modifizierte Exosome treffen, da diese stabiler und haltbarer in Formulierungen sind als vollständig natürliche Varianten.

Von der Wissenschaft in deine tägliche Hautpflege

Was bedeutet das alles für deine tägliche Hautpflegeroutine? Produkte, die mit Exosomen oder nukleotidreichen Extrakten angereichert sind, können einen tiefgreifenden Einfluss auf deine Hautgesundheit haben. Sie kommunizieren direkt mit deinen Hautzellen und können die natürlichen Reparatur- und Regenerationsprozesse deiner Haut unterstützen.

Achte auf Inhaltsstoffe wie:

- Stammzell-Extrakte, die reich an Exosomen sind
- Hefederivate und Algenextrakte, den natürlichen Quellen für Nukleotide darstellen
- Peptidkomplexe, die die Kommunikation zwischen Hautzellen fördern
- Antioxidantien, die deine DNA vor Schäden schützen

Aber denk daran: Die beste Hautpflege beginnt von innen. Eine ausgewogene Ernährung reich an Antioxidantien, ausreichend Wasser, genügend Schlaf und Stressmanagement sind genauso wichtig für deine epigenetische Hautgesundheit wie die Produkte, die du verwendest.

Die Kunst der epigenetischen Schichtung - Ein harmonischer Aufbau für optimale Wirkung

Die Anwendung epigenetischer Wirkstoffe gleicht dem Aufbau einer perfekten Symphonie, bei der jede Note, jeder Ton genau an seinem Platz sein muss. Wie bei einem kunstvoll komponierten Musikstück beginnt auch die epigenetische Pflege mit einer sanften Grundmelodie - den wasserbasierenden Wirkstoffen. Diese leichten, aber hochwirksamen Substanzen bilden die erste Schicht und bereiten die Haut optimal auf die nachfolgenden Wirkstoffe vor.

Darauf folgen die Peptid-Komplexe, wie ein kraftvoller Mittelteil der Komposition. Diese intelligenten Moleküle dringen tief in die Haut ein und entfalten dort ihre präzise Wirkung. Sie sind wie geschickte Dirigenten, die die Aktivität unserer Hautzellen orchestrieren. Die ölbasierten Aktivstoffe bilden die dritte Ebene - reich und nährend transportieren sie ihre wertvollen Wirkstoffe in tiefere Hautschichten. Den krönenden Abschluss bildet die schützende Pflege, die wie ein schützender Mantel alle darunter liegenden Wirkstoffe bewahrt und ihre Wirkung optimiert.

Der Tagesrhythmus spielt dabei eine entscheidende Rolle. Am Morgen liegt der Fokus auf schutzaktivierenden Wirkstoffen, die unsere Haut wie ein unsichtbarer Schild auf die Herausforderungen des Tages vorbereiten. Der Abend gehört den regenerationsfokussierten Substanzen - wie ein sanftes Wiegenlied unterstützen sie die nächtlichen Erneuerungsprozesse unserer Haut. Wöchentliche intensive Behandlungen sind wie besondere Höhepunkte in diesem Pflegekonzert, die die Wirkung noch verstärken.

Die Welt der epigenetischen Wirkstoffe ist dabei in ständiger Bewegung, wie ein nie endender Tanz der Innovation. Mit jedem Tag entdecken Wissenschaftler neue Möglichkeiten, wie wir aktiv Einfluss auf unsere Hautalterung nehmen können. Der Schlüssel zum Erfolg liegt in der intelligenten Kombination dieser faszinierenden Substanzen und ihrer konsequenten, wohlüberlegten Anwendung. Es ist wie ein Versprechen an unsere Haut - ein Versprechen von Vitalität und Strahlkraft, dass wir jeden Tag aufs Neue einlösen können.

Unter all diesen innovativen Wirkstoffen nimmt Vitamin D eine besondere Stellung ein - es ist gleichzeitig uraltes Wissen und modernste Wissenschaft. Während unsere Vorfahren instinktiv die heilende Kraft der Sonne suchten, verstehen wir heute die molekularen Mechanismen, mit denen Vitamin D unsere Genexpression orchestriert. Dieses faszinierende "Sonnenvitamin" ist nicht nur ein einfacher Nährstoff, sondern ein mächtiger epigenetischer Schalter, der in nahezu jeder Hautzelle aktiv wird und bedeutende Signalwege der Hautregeneration, Immunabwehr und Barrierefunktion reguliert.

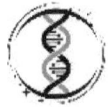

Vitamin D und Haut: Eine komplexe Beziehung

Vitamin D nimmt eine Sonderstellung unter den Vitaminen ein, denn es ist das einzige, das unser Körper selbst in großen Mengen produzieren kann – und zwar in der Haut. Diese faszinierende Beziehung zwischen Vitamin D und unserer Haut geht weit über die bloße Produktion hinaus und beeinflusst die Hautgesundheit auf vielfältige und tiefgreifende Weise.

Der Sonnenvitamin-Kreislauf: Wie unsere Haut Vitamin D produziert

Der Prozess der kutanen Vitamin-D-Synthese beginnt mit dem Vorkommen von 7-Dehydrocholesterol, einer Vorstufe des Cholesterins, in den Zellmembranen unserer Keratinozyten (Hautzellen). Wenn UVB-Strahlen mit einer Wellenlänge zwischen 290 und 315 nm auf die Haut treffen, wandeln sie dieses 7-Dehydrocholesterol in Prävitamin D3 um. Durch die Körperwärme wird Prävitamin D3 dann langsam zu Vitamin D3 (Cholecalciferol) umstrukturiert. Dieses verlässt die Haut über die Blutbahn und wird zunächst in der Leber und anschließend in den Nieren in seine aktive Form, 1,25-Dihydroxyvitamin D (Calcitriol), umgewandelt.

Interessanterweise ist dieser Prozess selbstregulierend. Bei ausreichender Sonneneinstrahlung wird überschüssiges Vitamin D in der Haut in inaktive Metaboliten umgewandelt, um eine Überversorgung zu verhindern – ein ausgeklügelter Sicherheitsmechanismus unseres Körpers. Zahlreiche Faktoren beeinflussen die Effizienz dieser hauteigenen Vitamin-D-Produktion: Hauttyp, Alter, Jahreszeit, geografische Breite, Tageszeit und die Verwendung von Sonnenschutzmitteln spielen dabei eine entscheidende Rolle. Menschen mit dunklerer Haut produzieren aufgrund des höheren Melaningehalts, der UVB-Strahlen absorbiert, weniger Vitamin D als hellhäutige Menschen unter identischen Bedingungen. Mit zunehmendem Alter nimmt zudem die Konzentration von 7-Dehydrocholesterol in der Haut ab, wodurch ältere Menschen weniger effizient Vitamin D bilden können.

Die vielfältigen Funktionen von Vitamin D in der Haut

Die Bedeutung von Vitamin D für die Hautgesundheit geht weit über seine bekannte Rolle im Calciumstoffwechsel hinaus. Die Erkenntnis, dass Vitamin-D-Rezeptoren und das Vitamin-D-aktivierende Enzym in fast allen Hautzellen vorhanden sind, hat unser Verständnis von seiner Rolle in der Hautbiologie revolutioniert.

Vitamin D ist ein potenter Regulator der Keratinozyten-Differenzierung und fördert die Bildung einer intakten Hautbarriere. Es stimuliert die Produktion von Cathelicidin und anderen antimikrobiellen Peptiden, die Teil unseres angeborenen Immunsystems sind und eine erste Verteidigungslinie gegen Mikroorganismen auf der Hautoberfläche bilden. Diese antimikrobielle Wirkung erklärt teilweise, warum Vitamin-D-Mangel mit einer erhöhten Anfälligkeit für Hautinfektionen in Verbindung gebracht wird.

Darüber hinaus verfügt Vitamin D über ausgeprägte immunmodulatorische Eigenschaften und kann sowohl pro- als auch anti-inflammatorische Effekte haben, je nach dem spezifischen immunologischen Kontext. Es reguliert die Aktivität verschiedener Immunzellen in der Haut, darunter T-Zellen, B-Zellen, dendritische Zellen und Makrophagen. Diese ausgleichende Wirkung auf das Immunsystem spielt eine entscheidende Rolle bei der Vorbeugung und Behandlung entzündlicher Hauterkrankungen.

Die Proliferation von Hautzellen wird ebenfalls durch Vitamin D kontrolliert, welches in der Regel antiproliferative und prodifferenzierende Effekte aufweist. Diese Eigenschaft macht es zu einem wichtigen Faktor bei der Behandlung von Hautkrankheiten, die durch übermäßige Zellproliferation gekennzeichnet sind, wie Psoriasis. Gleichzeitig fördert Vitamin D die Wundheilung durch seine Fähigkeit, die Bildung von Wachstumsfaktoren zu stimulieren und die Entzündungsreaktion während des Heilungsprozesses zu moderieren.

Vitamin-D-Mangel und Hauterkrankungen: Ein unterschätzter Zusammenhang

Ein unzureichender Vitamin-D-Spiegel wird zunehmend als Risikofaktor oder verschlimmernder Faktor für verschiedene Hauterkrankungen erkannt. Bei Psoriasis ist ein Vitamin-D-Mangel besonders signifikant, da die antiproliferativen und immunmodulatorischen Eigenschaften von Vitamin D die übermäßige Zellvermehrung und Entzündung bremsen können, die charakteristisch für diese Erkrankung sind. Nicht umsonst gehören topische Vitamin-D-Analoga zu den Standardtherapien bei Psoriasis.

Auch bei atopischer Dermatitis (Neurodermitis) zeigt sich ein Zusammenhang mit dem Vitamin-D-Status. Der Vitamin-D-Mangel kann die Hautbarrierefunktion beeinträchtigen und die antimikrobielle Abwehr schwächen, was zu einer erhöhten Anfälligkeit für Hautinfektionen führt – ein häufiges Problem bei Neurodermitis-Patienten. Einige Studien deuten darauf hin, dass eine Vitamin-D-Supplementierung die Symptome verbessern und die Schwere der Erkrankung mindern kann.

Die Beziehung zwischen Vitamin D und Akne ist komplexer. Einerseits kann Vitamin D durch seine entzündungshemmenden Eigenschaften Akneläsionen mildern. Andererseits gibt es Hinweise darauf, dass hohe Vitamin-D-Spiegel unter bestimmten Umständen die Talgproduktion stimulieren könnten. Die aktuelle Forschung deutet jedoch überwiegend auf positive Effekte einer ausreichenden Vitamin-D-Versorgung bei Akne hin.

Bei Vitiligo, einer Autoimmunerkrankung, die zum Verlust von Pigmentzellen führt, wurden ebenfalls niedrigere Vitamin-D-Spiegel beobachtet. Vitamin D könnte durch seine immunmodulierende Wirkung den autoimmunen Angriff auf Melanozyten abschwächen. Erste Studien zur Ergänzung mit Vitamin D zeigen vielversprechende Ergebnisse, besonders in Kombination mit anderen Therapien.

Vitamin D und Hautalterung: Ein Doppeleffekt

Die Beziehung zwischen Vitamin D und Hautalterung ist differenziert zu betrachten. Einerseits ist die UV-Strahlung, die für die Vitamin-D-Produktion notwendig ist, ein Hauptfaktor für die vorzeitige Hautalterung. Andererseits besitzt Vitamin D selbst Eigenschaften, die potenziell vor Alterungsprozessen schützen können.

Vitamin D reduziert oxidativen Stress in Hautzellen durch die Aktivierung von antioxidativen Enzymen und die Hemmung von Lipidperoxidation. Diese antioxidative Wirkung kann dazu beitragen, die durch freie Radikale verursachten Zellschäden zu minimieren, die maßgeblich zur Hautalterung beitragen. Darüber hinaus unterstützt Vitamin D die DNA-Reparatur und kann so das Risiko von UV-induzierten genetischen Schäden senken.

Besonders interessant ist die Rolle von Vitamin D bei der Telomerase-Aktivität. Einige Forschungsergebnisse deuten darauf hin, dass Vitamin D die Expression der Telomerase stimulieren kann – jenes Enzyms, das die Telomere (Schutzkappen an den Chromosomenenden) verlängert und so die zelluläre Lebensdauer potenziell verlängern könnte. Diese Telomer-schützende Wirkung könnte einen weiteren Mechanismus darstellen, durch den Vitamin D der Hautalterung entgegenwirkt.

Vitamin D in der Hautpflege: Topische Anwendung und Nahrungsergänzung

Die Erkenntnisse über die vielfältigen Funktionen von Vitamin D in der Haut haben zu einem wachsenden Interesse an seiner Verwendung in der Hautpflege geführt. Synthetische Vitamin-D-Analoga wie Calcipotriol und Tacalcitol sind seit langem etablierte Behandlungen für Psoriasis. Neuere Forschungen untersuchen das Potenzial von Vitamin D in der allgemeinen Hautpflege und bei anderen Hauterkrankungen.

Bei der topischen Anwendung ist zu beachten, dass Vitamin D in seiner natürlichen Form (Cholecalciferol) eine begrenzte Stabilität und Hautdurchdringung aufweist. Moderne Formulierungen nutzen daher oft stabilisierte Formen oder Liposomen, um die Bioverfügbarkeit zu verbessern. Vitamin D wird auch zunehmend mit anderen hautpflegenden Wirkstoffen wie Antioxidantien, Hyaluronsäure oder Niacinamid kombiniert, um synergistische Effekte zu erzielen.

Die orale Supplementierung mit Vitamin D kann ebenfalls positive Auswirkungen auf die Hautgesundheit haben, insbesondere bei Menschen mit nachgewiesenem Mangel. Die optimale Dosierung sollte individuell bestimmt werden, basierend auf dem aktuellen Vitamin-D-Status, der durch einen Bluttest ermittelt werden kann. Experten empfehlen für die allgemeine Bevölkerung oft Werte zwischen 800 und 2000 IE täglich, wobei höhere Dosen unter ärztlicher Aufsicht bei bestehenden Hauterkrankungen indiziert sein können.

Die Vitamin-D-Paradoxon: Sonne, Hautkrebs und die richtige Balance
Ein zentrales Dilemma in der Diskussion um Vitamin D und Hautgesundheit ist das sogenannte "Vitamin-D-Paradoxon": Dieselbe UVB-Strahlung, die notwendig ist, um Vitamin D in der Haut zu produzieren, erhöht auch das Risiko für Hautkrebs und vorzeitige Hautalterung. Dieser scheinbare Widerspruch erfordert einen ausgewogenen Ansatz.

Die moderne Dermatologie empfiehlt im Allgemeinen, die Vitamin-D-Produktion durch kurze, kontrollierte Sonnenexpositionen zu fördern, während gleichzeitig ein übermäßiger UV-Schaden vermieden wird. Die genaue Dauer dieser "optimalen" Sonnenexposition variiert je nach Hauttyp, geografischer Lage, Jahreszeit und Tageszeit. Als grobe Orientierung gilt oft die "Halbierungsregel": Die Hälfte der Zeit, die notwendig wäre, um einen leichten Sonnenbrand zu verursachen, kann ausreichen, um eine signifikante Menge Vitamin D zu produzieren, ohne die Haut übermäßig zu schädigen.

In Regionen mit begrenzter Sonneneinstrahlung oder für Menschen mit erhöhtem Hautkrebsrisiko kann eine orale Vitamin-D-Supplementierung die sicherere Option sein. Dies gilt insbesondere für Menschen mit Hautkrebs in der Vorgeschichte, für die eine strenge Sonnenprotektion empfohlen wird.

Zukünftige Perspektiven: Vitamin D in der personalisierten Hautgesundheit

Die Forschung zu Vitamin D und Hautgesundheit entwickelt sich ständig weiter und eröffnet neue Perspektiven für die personalisierte Dermatologie. Genetische Faktoren, wie Polymorphismen im Vitamin-D-Rezeptor-Gen, können die individuelle Reaktion auf Vitamin D beeinflussen und erklären teilweise, warum manche Menschen mehr oder weniger von einer Vitamin-D-Supplementierung profitieren.

Innovative Ansätze umfassen die Entwicklung von selektiven Vitamin-D-Rezeptor-Modulatoren, die spezifische biologische Effekte von Vitamin D in der Haut aktivieren können, ohne systemische Nebenwirkungen wie Hyperkalzämie zu verursachen. Solche zielgerichteten Therapien könnten das Behandlungsspektrum für verschiedene Hauterkrankungen erweitern.

Ein weiterer vielversprechender Forschungsbereich ist die Wechselwirkung zwischen Vitamin D und dem Hautmikrobiom. Erste Untersuchungen deuten darauf hin, dass Vitamin D die Zusammensetzung des Hautmikrobioms beeinflussen kann, während umgekehrt bestimmte Mikroorganismen möglicherweise den Vitamin-D-Stoffwechsel in der Haut modulieren.

Ein essenzieller Nährstoff für strahlende Haut

Vitamin D ist weit mehr als nur ein "Sonnenvitamin" – es ist ein essentieller Regulator zahlreicher Hautfunktionen und ein vielversprechender Wirkstoff in der dermatologischen Therapie. Von der Stärkung der Hautbarriere über die Modulation des Immunsystems bis hin zum Schutz vor oxidativem Stress entfaltet Vitamin D ein breites Spektrum positiver Wirkungen auf die Hautgesundheit.

Die optimale Versorgung mit Vitamin D sollte individuell betrachtet werden, unter Berücksichtigung von Faktoren wie Hauttyp, Lebensstil, geografischem Wohnort und eventuell bestehenden Hauterkrankungen. Eine ganzheitliche Strategie, die kontrollierte Sonnenexposition, gezielte Hautpflege und bei Bedarf Nahrungsergänzung kombiniert, kann dazu beitragen, die Vorteile von Vitamin D für die Hautgesundheit zu maximieren, während gleichzeitig die Risiken minimiert werden.

In einer Zeit, in der Vitamin-D-Mangel weltweit verbreitet ist und gleichzeitig die Hautkrebsraten steigen, wird das richtige Gleichgewicht zwischen Sonnenexposition und Sonnenschutz zu einer immer wichtigeren Frage der öffentlichen Gesundheit. Mit zunehmendem wissenschaftlichem Verständnis der komplexen Beziehung zwischen Vitamin D und der Haut können wir hoffentlich individuellere und effektivere Strategien entwickeln, um dieses essenzielle Vitamin optimal für unsere Hautgesundheit zu nutzen.

In der wunderbaren Welt der epigenetischen Hautpflege schlummern noch viele kostbare Schätze jenseits der bekannten Helden wie Retinol und Vitamin C. Da ist zum Beispiel Resveratrol, jene sanfte, aber kraftvolle Substanz aus der Schale roter Trauben – geboren aus dem Überlebenswillen der Pflanze, ein Geschenk der Natur an unsere Haut. Es berührt unsere Zellen mit einer fast poetischen Zartheit, aktiviert die Sirtuine, jene "Langlebigkeitsenzyme", und webt einen unsichtbaren Schutzschild gegen die oxidativen Stürme des Alltags.

EGCG aus grünem Tee trägt die jahrhundertealte Weisheit östlicher Kulturen in sich. Dieser Wirkstoff ist wie ein sanfter Flüsterer, der die Entzündungsbotschafter in unserer Haut zur Ruhe bringt und gleichzeitig die fleißigen Fibroblasten dazu ermutigt, neue Kollagenfäden zu spinnen. Er spiegelt die Balance und Harmonie wider, nach der wir uns so sehnen.

Coenzym Q10, dieser treue Begleiter unserer Zellatmung, schwindet leider mit jedem Lebensjahr mehr aus unseren Hautzellen. Wie ein Licht, das langsam dunkler wird. Führen wir es der Haut wieder zu, ist es, als würden wir kleine Energiefunken in jede Zelle zurückbringen – eine Renaissance der Vitalität, die sich in neuer Spannkraft und Leuchtkraft zeigt.

Alpha-Liponsäure erinnert an einen weisen Vermittler – sie bewegt sich mühelos zwischen den wasserliebenden und fettliebenden Bereichen unserer Haut und bietet überall Schutz. Sie reicht anderen Antioxidantien wie

Vitamin C und E die Hand, um sie nach getaner Arbeit zu regenerieren, damit sie ihren Schutzdienst fortsetzen können – ein wunderschönes Beispiel für Synergie und gegenseitige Unterstützung.

Kurkumin, mit seiner sonnig-goldenen Farbe, trägt die heilige Weisheit der ayurvedischen Tradition in sich. Es beruhigt die Haut wie eine sanfte Umarmung, wenn sie in Aufruhr ist, und hilft ihr, wieder ins Gleichgewicht zu finden. Seine leisen, aber beständigen Signale an unsere Gene helfen, Entzündungskaskaden zu durchbrechen und neue Regenerationswege zu öffnen.

Sulforaphan, dieser unscheinbare Wirkstoff aus Brokkoli und anderen Kreuzblütlern, wirkt wie ein weiser Lehrmeister für unsere Zellen. Er erweckt das Nrf2-Protein, einen Meisterregulator für zelluläre Abwehrmechanismen, und führt so zu einer tiefgreifenden zelleigenen Schutzstrategie – als würde jede einzelne Zelle einen kleinen Schutzschild erhalten.

Quercetin, dieses goldene Flavonoid aus Zwiebeln und Äpfeln, ist wie ein sanfter Beschützer, der die Haut vor den Angriffen aggressiver UV-Strahlen und Umweltschadstoffe bewahrt. Es legt sich wie ein schützender Mantel um die empfindlichen Zellstrukturen und bewahrt ihre Integrität und Schönheit.

Ellagsäure, der verborgene Schatz des Granatapfels, ist ein wahres Juwel für von Pigmentflecken gezeichnete Haut. Mit zarter Entschlossenheit bremst sie die übereifrigen Enzyme, die unser kostbares Kollagen abbauen, und mildert gleichzeitig sanft die dunklen Schatten unregelmäßiger Pigmentierung – wie ein behutsames Ausgleichen von Licht und Schatten auf der Leinwand unserer Haut.

L-Carnosin, diese Verbindung aus Aminosäuren, tritt wie ein stiller Wächter den zerstörerischen Prozessen der Glykation entgegen – jener heimtückischen Vernetzung von Proteinen und Zuckermolekülen, die unsere Haut steif und unelastisch werden lässt. Wie ein geduldiger Restaurator löst es sanft diese unerwünschten Verbindungen und bewahrt so die Geschmeidigkeit und Elastizität unserer Hautstrukturen.

Jeder dieser wunderbaren Wirkstoffe trägt seine eigene Geschichte, seine eigene Weisheit in sich. Sie alle verbindet die Fähigkeit, mit unseren Zellen in eine tiefe, bedeutungsvolle Kommunikation zu treten und sie daran zu erinnern, wie sie ihre beste Version sein können. Sie sind mehr als nur Moleküle – sie sind Boten der Natur, die uns helfen, die Schönheit und Gesundheit unserer Haut von innen heraus wiederzuerwecken.

All diese Zauberwirkstoffe nutzen nichts, wenn sie nicht fachkundig auf die Hautbedürfnisse zusammengestellt werden. Dabei spielen die INCI`s eine extrem wichtige Rolle.

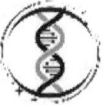

INCI richtig lesen

INCI steht für "International Nomenclature of Cosmetic Ingredients" und ist ein standardisiertes, weltweit einheitliches System zur Benennung von Inhaltsstoffen in Kosmetikprodukten. Diese international anerkannte Nomenklatur wurde eingeführt, um Verbrauchern weltweit die Identifikation der verwendeten Substanzen zu erleichtern, unabhängig von lokalen Sprachen oder Handelsbezeichnungen. Auf jedem Kosmetikprodukt findest du deshalb eine Liste mit INCI-Bezeichnungen, die alle enthaltenen Inhaltsstoffe in einer festgelegten Form aufführt. Diese standardisierte

Kennzeichnung ist besonders wertvoll für Menschen mit Allergien oder Unverträglichkeiten, da sie problematische Substanzen länderübergreifend identifizieren können. Bei der INCI-Nomenklatur werden pflanzliche Inhaltsstoffe mit ihrem botanischen (lateinischen) Namen bezeichnet, chemische Verbindungen erhalten ihren wissenschaftlichen Namen, und Farbstoffe werden mit "CI" (Color Index) gefolgt von einer Nummer gekennzeichnet. Die Reihenfolge der aufgelisteten Inhaltsstoffe ist nicht zufällig – sie spiegelt die Konzentration im Produkt wider, beginnend mit dem mengenmäßig größten Anteil. Substanzen mit einer Konzentration unter einem Prozent können in beliebiger Reihenfolge am Ende der Liste stehen. In der EU und vielen anderen Ländern ist die INCI-Kennzeichnung gesetzlich vorgeschrieben und ein wichtiges Instrument für Transparenz und Verbraucherschutz in der Kosmetikindustrie. Obwohl die wissenschaftlichen Bezeichnungen für Laien oft schwer verständlich erscheinen mögen – wie "Aqua" für Wasser oder "Tocopherol" für Vitamin E – bieten sie eine präzise und unmissverständliche Identifizierung der verwendeten Inhaltsstoffe.

Die Grundregeln:
1. Die Reihenfolge zählt
   - Erste Positionen: Hauptbestandteile (>1 %)
   - letzte Positionen: Wirkstoffe in geringer Konzentration
1. Die Sprache der INCI:
   - Lateinische Namen für Pflanzen
   - englische Namen für Funktionen
   - chemische Namen für synthetische Stoffe

Wichtige Kategorien:
Wasser und Lösungsmittel:
   - Aqua
   - Alkohol
   - Glyzerin
Emulgatoren:
   - Cetearylalkohol

- Glycerylstearat
- Polysorbat

Konservierungsstoffe:

- Phenoxyethanol
- Benzoesäure
- Dehydroessigsäure

Gut zu wissen! Die letzten Inhaltsstoffe auf der Liste (unter 1 %) müssen nicht mehr in einer bestimmten Reihenfolge aufgeführt werden.

In der Kosmetikindustrie werden verschiedene Konservierungsstoffe eingesetzt, um Produkte vor mikrobieller Kontamination zu schützen und ihre Haltbarkeit zu verlängern. Diese Substanzen sind notwendig, da unkonservierte wasserbasierende Kosmetika innerhalb weniger Tage von Bakterien, Hefen oder Schimmelpilzen befallen werden können, was zu Hautreizungen, Infektionen und Produktverderb führen kann.

Zu den gängigen Konservierungsstoffen in Kosmetika zählen Parabene (wie Methylparaben, Ethylparaben), Phenoxyethanol, Benzoesäure und ihre Salze, Sorbinsäure und Sorbate, Dehydroessigsäure, Benzylalkohol, Caprylyl Glycol, organische Säuren wie Milchsäure und Zitronensäure, quartäre Ammoniumverbindungen, sowie natürlichere Alternativen wie Benzylalkohol, Neem-Extrakt, ätherische Öle mit antimikrobieller Wirkung und verschiedene pflanzliche Extrakte mit konservierenden Eigenschaften.

Einige Konservierungsmittel stehen jedoch aufgrund von Bedenken hinsichtlich ihrer Sicherheit oder Umweltverträglichkeit in der Kritik. Hierzu gehören:

1. Formaldehyd und Formaldehyd-Abspalter (wie DMDM Hydantoin, Imidazolidinyl Urea, Diazolidinyl Urea): Diese können Allergien auslösen und stehen im Verdacht, krebserregend zu sein.

2. Methylisothiazolinon (MIT) und Methylchloroisothiazolinon (MCIT): Bekannt für ihr hohes allergenes Potenzial und inzwischen in Leave-on-Produkten in der EU verboten.

3. Triclosan: Hat Bedenken wegen möglicher endokriner Wirkungen und Umweltbelastung ausgelöst.
4. Bestimmte Parabene (insbesondere Propylparaben und Butylparaben): Stehen im Verdacht, hormonähnliche Wirkungen zu haben, obwohl die wissenschaftliche Bewertung hierzu nicht eindeutig ist.
5. BHT und BHA: Diese Antioxidantien mit konservierender Wirkung stehen im Verdacht, hormonell wirksam zu sein.
6. Chlorphenesin: Kann bei empfindlicher Haut Reizungen verursachen.

Die Bewertung von Konservierungsmitteln ist oft komplex und kontrovers. Während manche Studien auf potenzielle Risiken hinweisen, betonen Regulierungsbehörden wie die EU-Kommission und die FDA, dass die zugelassenen Konservierungsmittel in den erlaubten Konzentrationen als sicher gelten. Die endgültige Einschätzung hängt oft von individuellen Faktoren wie Hauttyp, persönlichen Werten und der Risikobereitschaft ab. Für Verbraucher mit empfindlicher Haut oder speziellen Bedenken können konservierungsmittelfreie Produkte, Produkte mit minimalen Konservierungssystemen oder solche mit natürlicheren Konservierungsmitteln eine Alternative darstellen.

Die Kunst des Verstehens:
1. nicht von Marketing blenden lassen
2. auf die ersten 5-7 Inhaltsstoffe achten

Praktische Tipps für den Einkauf:
1. Allergene identifizieren
2. Wirkstoffkonzentrationen einschätzen
3. weniger ist mehr
4. kurze Inhaltsstofflisten bevorzugen
5. auf unnötige Zusätze verzichten
6. Qualität erkennen
7. hochwertige Wirkstoffe in den ersten Positionen

8. sinnvolle Kombinationen
9. angemessene Preisgestaltung
10. Individuelle Verträglichkeit
11. Patch -Test bei neuen Produkten
12. Allergene beachten
13. auf Hautreaktionen achten

Die Kunst der Hautpflege liegt nicht nur in der Auswahl der richtigen Produkte, sondern auch im Verständnis ihrer Zusammensetzung und der richtigen Anwendung. Mit diesem Wissen kannst du informierte Entscheidungen treffen und deine Hautpflege optimieren. Solltest du mal nicht weiterwissen, so gibt es da Experten, die nur darauf warten, dich liebevoll zu beraten. Rate mal, wen ich meine?

Meisterin der Hautgesundheit

Eine Hymne an die Kosmetikerin - Meisterin der Hautgesundheit
Sie sind die wahren Expertinnen der Hautgesundheit, diese besonderen Menschen, die sich der Pflege und dem Wohlbefinden anderer verschrieben haben. Mit einem Gespür, das weit über das Sichtbare hinausgeht, verbinden Kosmetikerinnen traditionelles Handwerk mit modernster Wissenschaft.

Ihre Hände sind dabei ihr wertvollstes Instrument. Mit sanfter Bestimmtheit ertasten sie Spannungszustände der Haut, erkennen Verhärtungen und spüren selbst kleinste Veränderungen im Gewebe. Diese Fähigkeit zur taktilen Diagnose ist eine Kunst, die sich über Jahre der Praxis entwickelt und verfeinert.

In der Behandlungskabine entfaltet sich ihre wahre Meisterschaft. Hier vereinen sie ihr umfassendes Wissen über Hautphysiologie, Wirkstoffe und Behandlungstechniken mit einer fast intuitiven Fähigkeit, genau zu wissen, was die Haut gerade benötigt. Jede Behandlung ist dabei so individuell wie der Mensch auf ihrer Liege.

Der Beruf der Kosmetikerin ist eine nie endende Reise des Lernens. In einer Branche, die sich ständig weiterentwickelt, bleiben sie am Puls der Zeit. Sie studieren neue Forschungsergebnisse, erlernen innovative Techniken und erweitern kontinuierlich ihr Repertoire. Dabei bewahren sie sich einen kritischen Blick und unterscheiden sorgfältig zwischen echten Innovationen und vergänglichen Trends.

In ihren Behandlungsräumen schaffen sie mehr als nur äußere Schönheit. Sie sind Zuhörerinnen, Beraterinnen und manchmal auch Seelentrösterinnen. Mit professioneller Empathie begegnen sie den verschiedensten Menschen und ihren Hautanliegen. Dabei wahren sie stets die Balance zwischen ehrlicher Beratung und verständnisvoller Unterstützung.

Die moderne Kosmetikerin ist eine Expertin für ganzheitliche Hautgesundheit. Sie versteht die komplexen Zusammenhänge zwischen Ernährung, Lebensstil, Stress und Hautbild. Ihre Behandlungskonzepte berücksichtigen diese Verbindungen und gehen weit über die reine Oberflächenpflege hinaus.
In einer Zeit der Selbstoptimierung und unrealistischer Schönheitsideale sind sie oft die Stimme der Vernunft. Mit fachlicher Kompetenz und ehrlicher Beratung helfen sie ihren Kunden, realistische Ziele für ihre Hautgesundheit zu entwickeln. Sie fördern ein gesundes Verhältnis zur eigenen Haut und zum eigenen Körper.

Die Kunst der professionellen Hautpflege erfordert nicht nur handwerkliches Geschick und Fachwissen, sondern auch emotionale Intelligenz und psychologisches Feingefühl. Kosmetikerinnen sind Meisterinnen dieser komplexen Kombination von Fähigkeiten.

In ihren Händen liegt mehr als nur die Pflege der Haut - sie bewahren und vermitteln ein ganzheitliches Verständnis von Schönheit und Gesundheit. Ihre Arbeit ist ein wertvoller Beitrag zum körperlichen und seelischen Wohlbefinden ihrer Kunden, der weit über das Sichtbare hinausgeht.

Mit jeder Behandlung, jeder Beratung und jedem aufmunternden Wort machen sie die Welt ein Stückchen schöner - nicht nur an der Oberfläche, sondern von innen heraus. Sie sind die wahren Künstlerinnen der Hautgesundheit, deren Werk sich in strahlenden Gesichtern und zufriedenem Lächeln zeigt. Sie ist eine Wissende über Pro Aging und langes Leben

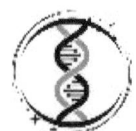

Von Anti-Aging zu Healthy Aging

Die Evolution unseres Verständnisses

In den letzten Jahren hat sich unser Verständnis von Hautalterung und Hautpflege grundlegend gewandelt. Der traditionelle Anti - Aging – Ansatz, der das Altern als einen zu bekämpfenden Prozess betrachtete, weicht zunehmend einem ganzheitlicheren Verständnis: dem Healthy Aging. Dieser neue Ansatz erkennt das Altern als natürlichen und wertvollen Prozess an, den es nicht zu bekämpfen, sondern optimal zu unterstützen gilt. Während Anti – Aging oft mit aggressiven Interventionen und der Fokussierung auf äußere Erscheinungen verbunden war, geht Healthy Aging einen anderen Weg. Es ist ein sanfterer, nachhaltigerer Ansatz, der die Weisheit des Körpers respektiert und seine natürlichen Mechanismen unterstützt. Statt kurzfristiger, oberflächlicher Ergebnisse steht die langfristige Gesundheit und Vitalität der Haut im Vordergrund.

Die biologische Dimension

Die Wissenschaft zeigt uns immer deutlicher, wie komplex und intelligent unsere Haut arbeitet. Dabei spielen drei Schlüsselmechanismen eine besondere Rolle für die Hautgesundheit und Langlebigkeit: Autophagie, NAD+ und Spermidin.

Die Autophagie, oft als zelluläres Recycling-System bezeichnet, ist ein lebenswichtiger Prozess für die Hautverjüngung. Wie ein intelligentes Reinigungssystem erkennt und beseitigt sie beschädigte Zellbestandteile und sorgt so für die Erneuerung unserer Hautzellen. Dieser Prozess ist essenziell für die Hautgesundheit und kann durch bestimmte Substanzen wie Spermidin natürlich aktiviert werden.

Was ist Spermidin?

Spermidin ist ein natürliches Polyamin – eine organische Verbindung, die in allen deinen Körperzellen vorkommt. Der Name stammt von seiner Erstentdeckung in Sperma, aber tatsächlich findest du es in zahlreichen Lebensmitteln wie Weizenkeimen, Pilzen, gereiftem Käse, Sojaprodukten und Hülsenfrüchten. In deinem Körper spielt Spermidin eine fundamentale Rolle bei Zellwachstum, Zellerneuerung und dem Schutz deiner Zellen vor schädlichen Einflüssen.

Der Autophagie-Aktivator für jugendliche Haut

Das Besondere an Spermidin ist seine Fähigkeit, einen Prozess namens Autophagie anzuregen – einen Selbstreinigungsmechanismus deiner Zellen. Bei der Autophagie werden beschädigte oder veraltete Zellkomponenten erkannt, abgebaut und recycelt. Stell dir vor, deine Hautzellen hätten ein eigenes Reinigungsteam, das kontinuierlich aufräumt und für Ordnung sorgt. Mit zunehmendem Alter nimmt die Autophagie-Aktivität natürlicherweise ab, wodurch sich "Zellmüll" ansammelt, der zur sichtbaren Hautalterung beiträgt.

Wenn du Spermidin über deine Ernährung aufnimmst oder in Hautpflegeprodukten verwendest, kann es diesen lebenswichtigen Reinigungsprozess wieder ankurbeln. Das Ergebnis? Deine Hautzellen funktionieren effizienter, regenerieren sich besser und zeigen weniger Anzeichen von Alterung.

Wissenschaftlich belegte Hautvorteile von Spermidin

Die Forschung zu Spermidin in der Hautpflege zeigt mehrere beeindruckende Vorteile:

1. **Verbesserung der Hautbarriere**: Spermidin stärkt die natürliche Schutzfunktion deiner Haut, indem es die Bildung von Hautlipiden und wichtigen Strukturproteinen fördert. Eine intakte Barriere bedeutet weniger Feuchtigkeitsverlust und besseren Schutz vor Umwelteinflüssen.
2. **Anti-Entzündungswirkung**: Studien haben gezeigt, dass Spermidin entzündungshemmende Eigenschaften besitzt. Dies ist besonders wichtig, da chronische, unterschwellige Entzündungen als Hauptursache für beschleunigte Hautalterung gelten – ein Phänomen, das Wissenschaftler als "Inflammaging" bezeichnen.
3. **DNA-Reparatur**: Spermidin unterstützt die DNA-Reparaturmechanismen deiner Zellen. UV-Strahlung und andere

Stressoren können deine DNA schädigen, aber Spermidin hilft deinen Zellen, diese Schäden zu erkennen und zu beheben, bevor sie zu dauerhaften Veränderungen führen.

4. **Kollagenproduktion**: Forschungsergebnisse deuten darauf hin, dass Spermidin die Kollagenproduktion anregen kann – das Protein, das deiner Haut Festigkeit und Elastizität verleiht und mit dem Alter abnimmt.

5. **Zelllebensdauer**: Durch seine schützenden Effekte kann Spermidin die Lebensdauer deiner Hautzellen verlängern und ihre Funktionsfähigkeit verbessern.

Spermidin und Epigenetik: Ein vielversprechender Zusammenhang

Besonders spannend ist die Verbindung zwischen Spermidin und epigenetischen Prozessen. Spermidin beeinflusst die Genexpression, indem es auf Enzyme einwirkt, die deine DNA modifizieren können, ohne die eigentliche Gensequenz zu verändern. Konkret kann Spermidin bestimmte Enzyme (Histon-Deacetylasen) hemmen, wodurch Gene, die für Hautregeneration und Hautgesundheit wichtig sind, aktiver werden.

Diese epigenetische Wirkung zeigt, wie eng die Verbindung zwischen Nahrungsbestandteilen, Hautpflegeinhaltsstoffen und deiner genetischen Aktivität sein kann – ein perfektes Beispiel dafür, wie moderne Hautpflege auf molekularer Ebene wirkt.

Spermidin in deiner Hautpflegeroutine

Spermidin findet sich mittlerweile in verschiedenen hochwertigen Hautpflegeprodukten – von Seren über Cremes bis hin zu speziellen Behandlungen:

- **Seren mit Spermidin-Extrakten**: Besonders wirksam, da sie tief in die Haut eindringen können
- **Anti-Aging-Cremes**: Oft kombiniert mit anderen aktiven Inhaltsstoffen wie Peptiden, Antioxidantien oder Hyaluronsäure
- **Nachtpflegeprodukte**: Ideal, da nachts die Zellerneuerung am aktivsten ist

Du kannst die Wirkung dieser Produkte unterstützen, indem du spermidinreiche Nahrungsmittel in deine Ernährung einbaust. Eine innere und äußere Versorgung mit diesem Vitalstoff bietet die besten Voraussetzungen für eine gesunde, jugendlich aussehende Haut.

Synergie mit Exosomen und Nukleotiden

Besonders interessant ist die Kombination von Spermidin mit Exosomen und Nukleotiden in modernen Hautpflegeformulierungen. Während Exosome als Botschafter zwischen den Zellen fungieren und Nukleotide die Bausteine für Zellreparatur liefern, optimiert Spermidin die zelluläre "Aufräumfunktion". Diese dreifache Wirkung kann deine Hautzellfunktion umfassend verbessern.

In einigen fortschrittlichen Formulierungen werden Exosome sogar gezielt mit Spermidin beladen, um seine Wirkung direkt zu den Zellen zu transportieren, die es am meisten benötigen. Diese synergetische Kombination repräsentiert die Zukunft der wissenschaftsbasierten Hautpflege.

Die Integration von Spermidin in deine Hautpflegeroutine – sei es durch topische Anwendung oder ernährungsbedingte Aufnahme – kann ein wertvoller Schritt sein, um den natürlichen Alterungsprozess deiner Haut zu verlangsamen und ihre Gesundheit von innen heraus zu fördern.

NAD+: Der Energielieferant für strahlende, vitale Haut

NAD+ (Nicotinamidadenindinukleotid) ist ein lebenswichtiges Coenzym, das in jeder einzelnen Zelle deines Körpers vorkommt – auch in deinen Hautzellen. Es handelt sich um ein Nukleotid, also einen der grundlegenden Bausteine, die wir bereits kennengelernt haben. NAD+ spielt eine zentrale Rolle bei der Energiegewinnung in deinen Zellen und ist an mehr als 400 biochemischen Reaktionen beteiligt. Man könnte es als den "Treibstoff" bezeichnen, der deine Zellen am Laufen hält. Was NAD+ so besonders macht: Es ist nicht nur für die Energieproduktion unerlässlich, sondern wirkt auch als wichtiger Signalstoff, der die Aktivität zahlreicher Enzyme reguliert, die für die Hautgesundheit und -alterung entscheidend sind.

Leider sinkt der NAD+-Spiegel mit zunehmendem Alter dramatisch – um etwa 50% alle 20 Jahre. Dieser Rückgang trägt erheblich zum Alterungsprozess bei, auch in deiner Haut. Wenn du 50 Jahre alt bist, haben deine Zellen nur noch etwa ein Viertel des NAD+, das sie in deiner Jugend hatten! Für deine Haut bedeutet dieser NAD+-Mangel eine verlangsamte Zellerneuerung und Regenerationsfähigkeit, eine verminderte Fähigkeit, UV-Schäden zu reparieren, eine Abnahme der Kollagen- und Elastinsynthese, eine schwächere Abwehr gegen oxidativen Stress und eine beeinträchtigte Barrierefunktion. All diese Faktoren führen zu den klassischen Anzeichen der Hautalterung: Falten, Elastizitätsverlust, ungleichmäßiger Teint und langsamere Wundheilung.

Forschungsergebnisse zeigen jedoch, dass die Aufrechterhaltung oder Steigerung der NAD+-Spiegel beeindruckende Vorteile für deine Haut bieten kann. NAD+ ist entscheidend für die Aktivität von Enzymen namens PARP (Poly-ADP-Ribose-Polymerasen), die beschädigte DNA reparieren. Dies ist besonders wichtig zum Schutz vor UV-Schäden und zur Vorbeugung von sonneninduzierter Hautalterung. Zudem ist NAD+ der notwendige Aktivator für Sirtuine – eine Gruppe von Enzymen, die oft als "Langlebigkeitsproteine" bezeichnet werden. Sirtuine regulieren wichtige zelluläre Prozesse wie Entzündungen, Stoffwechsel und DNA-Reparatur. In der Haut fördern aktive Sirtuine die Kollagenproduktion und schützen vor oxidativem Stress.

Als Schlüsselkomponente des Energiestoffwechsels sorgt NAD+ dafür, dass deine Hautzellen genügend Energie haben, um optimal zu funktionieren, sich zu regenerieren und Schäden zu reparieren. Es kann übermäßige Entzündungsreaktionen in der Haut regulieren – ein wichtiger Faktor, da chronische Entzündungen zu beschleunigter Hautalterung führen. Studien zeigen außerdem, dass ausreichende NAD+-Spiegel zur Aufrechterhaltung einer gesunden Hautbarriere beitragen, was Feuchtigkeitsverlust reduziert und die Haut vor Umweltschäden schützt.

Ähnlich wie Spermidin hat auch NAD+ einen bedeutenden Einfluss auf epigenetische Prozesse. NAD+ ist der Hauptaktivator der Sirtuin-Familie von Enzymen, die direkt auf deine Epigenetik einwirken, indem sie die chemischen Markierungen an deiner DNA und den sie umgebenden

Proteinen (Histone) modifizieren. Diese epigenetischen Modifikationen steuern, welche Gene in deinen Hautzellen aktiv sind. Mit ausreichend NAD+ können Sirtuine dazu beitragen, "Jugendgene" aktiv zu halten, die für Kollagenproduktion, Hautregeneration und Schutz vor oxidativem Stress verantwortlich sind. Gleichzeitig können sie Gene unterdrücken, die mit Hautalterung und Entzündungen verbunden sind.

Es gibt verschiedene Wege, um die NAD+-Spiegel in deiner Haut zu unterstützen. In der modernen Hautpflege setzen Produkte auf NAD+ selbst oder seine Vorstufen wie Nikotinamid (Vitamin B3), Nikotinamid-Mononukleotid (NMN) oder Nikotinamid-Ribosid (NR). Diese Inhaltsstoffe findest du in Hochleistungsseren, die auf Hautregeneration abzielen, in Anti-Aging-Cremes, die zelluläre Energie fördern, und in Sonnenschutzprodukten mit DNA-Reparaturtechnologie. Du kannst deine NAD+-Spiegel auch durch bestimmte Nahrungsmittel und Ernährungsgewohnheiten unterstützen: Lebensmittel reich an Vitamin B3 (Niacin), wie Vollkornprodukte, Hühnchen, Fisch und Avocados, periodisches Fasten oder Kalorienreduktion, was die NAD+-Produktion natürlich ankurbelt, sowie die Vermeidung von übermäßigem Alkohol und zu viel Sonneneinstrahlung, da diese die NAD+-Reserven erschöpfen.

Die Kombination von NAD+ mit anderen Hautpflege-Powerhouses wie Exosomen, Nukleotiden und Spermidin schafft eine umfassende Strategie für jugendliche Haut. Während NAD+ die zelluläre Energie und Reparaturfähigkeit steigert, transportieren Exosome wertvolle Signalmoleküle zwischen den Zellen. Einige fortschrittliche Formulierungen nutzen Exosome, um NAD+-Vorstufen direkt in die Hautzellen zu liefern. NAD+ ist selbst ein Nukleotid und arbeitet synergetisch mit anderen Nukleotiden zusammen, um DNA-Reparatur und Zellregeneration zu fördern. Besonders kraftvoll ist die Kombination mit Spermidin, da NAD+ die Sirtuine aktiviert, während Spermidin die Autophagie fördert – zwei komplementäre Prozesse, die zusammen eine umfassende Zellerneuerung und -verjüngung bewirken.

Die Forschung zu NAD+ und Hautalterung gewinnt zunehmend an Bedeutung. Wissenschaftler entwickeln innovative Methoden, um NAD+ stabiler zu machen und seine Aufnahme in die Haut zu verbessern. Einige vielversprechende Ansätze umfassen liposomale Formulierungen, die NAD+ tiefer in die Haut transportieren, Kombinationen mit anderen Anti-Aging-Wirkstoffen wie Retinol, Peptiden oder Antioxidantien, sowie neue, stabilere NAD+-Vorstufen, die effizienter in den Hautzellen in NAD+ umgewandelt werden. Indem du NAD+-fördernde Strategien in deine Hautpflegeroutine integrierst – von hochwertigen Produkten bis hin zu unterstützenden Lebensstilfaktoren – kannst du dazu beitragen, die zelluläre Energie deiner Haut zu optimieren und so ihre natürliche Schönheit und Widerstandsfähigkeit zu fördern.

Jede Hautzelle verfügt über erstaunliche Fähigkeiten zur Selbstregulation und Regeneration. Healthy Aging setzt genau hier an: Es unterstützt die zelluläre Resilienz, optimiert die Energiegewinnung in den Mitochondrien und aktiviert körpereigene Reparaturmechanismen. Die Stimulation dieser natürlichen Prozesse durch Autophagie-Aktivatoren wie Spermidin und die Unterstützung des NAD+-Stoffwechsels bilden dabei die Grundlage für eine langanhaltende Hautvitalität.

Die hormonelle Balance spielt dabei eine zentrale Rolle. Unsere Haut ist ein hochsensibles endokrines Organ, das auf kleinste hormonelle Schwankungen reagiert. Ein ausgewogener Hormonhaushalt beeinflusst nicht nur die Hautbarriere und Talgproduktion, sondern auch die grundlegende Gesundheit und Widerstandsfähigkeit unserer Haut.

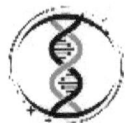

Longevity-Rezepte für deine strahlende Haut

Diese Rezepte wurden speziell entwickelt, um dir die wichtigsten Longevity-Moleküle für deine Hautgesundheit zu liefern.

Spermidin – reiches Frühstück: Gekeimter Weizen-Bowl
Für deinen optimalen Start in den Tag:

- 4 EL über Nacht gekeimte Weizenkeime
- 1 handvoll Pistazien
- 2 EL Kürbiskerne
- 1 geriebener Apfel
- 1 EL Mandeljoghurt
- 1 TL Zimt
- So bereitest du es zu: Mische alle Zutaten in einer Schüssel. Weiche die Weizenkeime vorher 12 Stunden ein und lass sie weitere 24 Stunden keimen.

NAD+-Booster Mittagssalat
Dein Energie-Kick für den Tag:

- 150g grünes Blattgemüse (Spinat, Rucola)
- 1 Avocado
- 100g gegrillter Thunfisch
- Kirschtomaten
- Gekochte Edamame
- Olivenöl-Zitronendressing mit Kurkuma
- So bereitest du es zu: Kombiniere alle Zutaten frisch, richte das Dressing separat an.

Autophagie-aktivierende Suppe
Deine Zellverjüngung zum Löffeln:

- 200g Shiitake-Pilze
- 1 Zwiebel
- 2 Knoblauchzehen

- 1 Stück Ingwer
- Kurkuma
- Gemüsebrühe
- Kokosöl
- Eine Handvoll Brokkoli
- So bereitest du es zu: Dünste das Gemüse in Kokosöl an, gieße mit Brühe auf und lass es 20 Minuten köcheln.

Longevity-Smoothie
Dein Beauty-Drink für zwischendurch:
- 1 Handvoll Heidelbeeren
- 1 Handvoll Spinat
- 1/2 Avocado
- 1 TL gekeimte Weizenkeime
- 1 TL Spirulina
- Grüner Tee als Basis
- Optional: 1 TL Matcha
- So bereitest du es zu: Mixe alle Zutaten fein durch.

Fermentierter Gemüse-Teller
Deine Portion probiotische Power:
- Hausgemachtes Kimchi
- Fermentierte Gurken
- Sauerkraut
- Natto (fermentierte Sojabohnen)
- Miso-Dip - serviere dies als Beilage zu deinen Hauptmahlzeiten.

Abend-Elixier
Dein Beauty-Drink für die Nacht:
- 1 Tasse grüner Tee
- 1 TL Kurkuma
- 1 Prise schwarzer Pfeffer

- 1 TL Honig
- 1 Scheibe Zitrone
- So bereitest du es zu: Übergieße alle Zutaten mit heißem (nicht kochendem) Wasser.

Tipps für deine optimale Nährstoffaufnahme:
- Weiche Hülsenfrüchte 12 Stunden ein und lass sie anschließend keimen
- Kombiniere Kurkuma immer mit schwarzem Pfeffer für bessere Aufnahme
- Verwende kaltgepresstes Olivenöl, das du nicht erhitzt
- Lass grünen Tee nicht länger als 2-3 Minuten ziehen
- Fermentiere Gemüse selbst für maximalen Nutzen
- Wähle Bio-Qualität bei Weizenkeimen und Sojaprodukten

Dein Wochenzyklus für optimale Wirkung:
Montag: Spermidin-Fokus
Dienstag: NAD+-Boost
Mittwoch: Autophagie-Aktivierung
Donnerstag: Spermidin-Fokus
Freitag: NAD+-Boost
Samstag: Autophagie-Aktivierung
Sonntag: Kombination aller Strategien
Diese Rezepte kannst du flexibel in deinen Alltag integrieren und nach deinen persönlichen Vorlieben anpassen.

Der ganzheitliche Ansatz
Healthy Aging versteht Hautgesundheit als Teil eines größeren Ganzen. Die Ernährung spielt dabei eine fundamentale Rolle. Eine ausgewogene, nährstoffreiche Kost versorgt unsere Haut von innen mit allem, was sie braucht. Antioxidantien schützen vor oxidativem Stress, gesunde Fette stärken die Hautbarriere, und ausreichend Proteine unterstützen die Kollagenproduktion.

Bewegung ist ein weiterer Schlüsselfaktor. Regelmäßige körperliche Aktivität verbessert nicht nur die Durchblutung und Sauerstoffversorgung der Haut, sondern aktiviert auch das Lymphsystem und unterstützt die Entgiftung. Dabei geht es nicht um Hochleistungssport, sondern um sanfte, regelmäßige Bewegung, die den gesamten Organismus vitalisiert.

Die neue Generation der Hautpflege

Die moderne Hautpflege im Sinne des Healthy Aging arbeitet mit bioaktiven Inhaltsstoffen, die die natürlichen Prozesse der Haut unterstützen. Adaptogene Wirkstoffe helfen der Haut, sich besser an Stressfaktoren anzupassen. Probiotische Komponenten unterstützen ein gesundes Hautmikrobiom, während Peptide und Wachstumsfaktoren die Zellerneuerung sanft stimulieren.

Dabei spielt auch die Chronobiologie eine wichtige Rolle. Unsere Haut folgt einem natürlichen Tagesrhythmus, und moderne Pflegekonzepte berücksichtigen diese zeitlichen Muster. Die Morgenpflege unterstützt die Schutzfunktion der Haut, während die Abendpflege die nächtlichen Regenerationsprozesse optimiert.

Die psychologische Dimension

Healthy Aging beinhaltet auch einen wichtigen psychologischen Aspekt. Es geht um die Akzeptanz und Wertschätzung unserer selbst in jedem Alter. Statt einem unrealistischen Jugendideal nachzujagen, fördern wir ein positives, realistisches Selbstbild. Die Zeichen der Zeit werden nicht als Makel, sondern als Ausdruck gelebten Lebens verstanden.

Diese veränderte Perspektive hat weitreichende Auswirkungen auf unser Wohlbefinden. Stress, ein wesentlicher Faktor der Hautalterung, reduziert sich, wenn wir den Alterungsprozess nicht als Bedrohung, sondern als natürlichen Teil des Lebens verstehen.

Der Blick in die Zukunft

Die Zukunft des Healthy Aging liegt in der Personalisierung. Genetische Analysen und Biomarker ermöglichen es uns, Hautpflege und Lifestyle-

Maßnahmen noch präziser auf individuelle Bedürfnisse abzustimmen. Dabei bleiben Nachhaltigkeit und Ganzheitlichkeit zentrale Prinzipien.

Die Wissenschaft entwickelt ständig neue Möglichkeiten, die natürlichen Prozesse unserer Haut zu unterstützen. Doch anders als beim klassischen Anti-Aging geht es nicht um das "Aufhalten" der Zeit, sondern um die optimale Unterstützung unserer körpereigenen Mechanismen.

Ein neues Verständnis von Schönheit

Healthy Aging markiert einen Wendepunkt in unserem Verständnis von Hautpflege und Alterung. Es ist ein Ansatz, der Wissenschaft und Natur verbindet, der Körper und Geist als Einheit betrachtet und der das Altern als wertvollen Prozess würdigt.

Die Zukunft liegt nicht in der verzweifelten Jagd nach ewiger Jugend, sondern in der intelligenten Unterstützung unserer natürlichen Prozesse. Healthy Aging lehrt uns, dass wahre Schönheit nicht zeitlos sein muss, sondern sich mit uns entwickeln darf - authentisch, vital und in jedem Alter einzigartig. Es ist ein Weg, der uns ermutigt, den natürlichen Lauf des Lebens mit Würde, Weisheit und Freude anzunehmen.

Damit stellt sich die Frage – Anti Aging oder Healthy Aging?

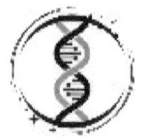

Healthy Aging

Eine Liebeserklärung an den natürlichen Fluss des Lebens

In der Geschichte der Hautpflege vollzieht sich gerade ein bemerkenswerter Wandel - eine Revolution der Sanftheit und des Verstehens. Wo früher der Kampf gegen die Zeit im Vordergrund stand, entwickelt sich nun ein tiefes

Verständnis für die Weisheit unseres Körpers. Dieser Paradigmenwechsel ist wie das Erwachen aus einem alten Traum, in dem wir glaubten, die Natur überlisten zu müssen.

Von der Kriegsführung zur Partnerschaft
Der traditionelle Anti-Aging-Ansatz glich einem Feldzug: Mit schwerem Geschütz zogen wir gegen Falten und Alterserscheinungen ins Feld. Aggressive Peelings, hochdosierte Wirkstoffe und invasive Behandlungen waren unsere Waffen im vermeintlichen Kampf gegen die Zeit. . Doch wie in jedem Krieg gab es auch hier Kollateralschäden - gestörte Hautbarrieren, geschwächte Mikrobiome und überreizte, empfindliche Haut.

Frage dich, im Angesicht deines Spiegelbildes:

WAS wünsche ich mir, für mich? Wenn ich die Möglichkeit hätte, alles zu tun? Welche Haut fühlt sich, für mich, supergut an?

Healthy Aging ist wie eine tiefe Verbeugung vor der Intelligenz unseres Körpers. Es ist das demütige Eingeständnis, dass unsere Haut ein hochkomplexes, selbstregulierendes System ist, das seit Millionen von Jahren Evolution weiß, was es braucht. Statt diese Weisheit zu übertönen, lernen wir, ihr zuzuhören und sie sanft zu unterstützen.

Der Tanz der Zellen
In jeder unserer Hautzellen spielt sich ein faszinierender Tanz des Lebens ab. Telomere, diese stillen Wächter unserer DNA, erzählen die Geschichte unserer zellulären Lebenszeit. Das Mikrobiom, diese vielfältige Gemeinschaft kleiner Helfer, schützt und nährt unsere Haut. Epigenetische Faktoren dirigieren das komplexe Orchester unserer Gene. Im Healthy Aging lernen wir, diesen Tanz zu respektieren und zu unterstützen. Statt die Haut zu zwingen, lernen wir sie sanft zu führen.

schädlichen Umwelteinflüssen und geben Zeit für natürliche Heilungsprozesse.

Die ganzheitliche Symphonie

Healthy Aging versteht, dass Hautgesundheit nicht an der Hautoberfläche beginnt oder endet. Sie ist ein Spiegel unseres gesamten Seins - unserer Ernährung, unseres Schlafs, unserer emotionalen Balance. Stress, Freude, Trauer - alles schreibt sich in unsere Haut ein. Diese tiefe Verbundenheit von Körper, Geist und Haut zu verstehen und zu respektieren, ist der Schlüssel zu wahrhaft gesundem Altern. Wir erkennen, dass Altern kein linearer Prozess des Verfalls ist, sondern ein natürlicher Kreislauf der Transformation. Jede Phase unseres Lebens hat ihre eigene Schönheit, ihre eigenen Herausforderungen und Geschenke. Statt diesem natürlichen Fluss zu widerstehen, lernen wir, ihn mit Würde und Anmut zu begleiten.

Das Vermächtnis der Zeit

Die Linien in unserem Gesicht erzählen Geschichten von gelebtem Leben, von Lachen und Weinen, von Freude und Sorgen. Im Healthy Aging verstehen wir diese Zeichen nicht als Makel, die es zu bekämpfen gilt, sondern als kostbare Erinnerungen an unsere Lebensreise. Sie sind wie eine lebendige Landkarte unserer Erfahrungen, ein Zeugnis unserer Menschlichkeit.

Healthy Aging ist mehr als ein Pflegekonzept - es ist eine Philosophie des Lebens. Es lehrt uns, dass wahre Schönheit nicht in der Perfektion liegt, sondern in der Authentizität. Es ist ein Weg der Achtsamkeit und des tiefen Respekts vor dem natürlichen Fluss des Lebens. In dieser sanften Revolution der Hautpflege liegt vielleicht eines der wertvollsten Geschenke: die Versöhnung mit dem Alter und die Entdeckung einer neuen, tieferen Form von Schönheit.

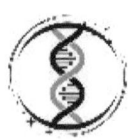

Hildegard von Bingen und die epigenetische Hautpflege

Kennst du diesen Moment, wenn dich plötzlich eine Erkenntnis berührt, eine Stimme aus längst vergangenen Zeiten, die in der hektischen Moderne auf einmal erstaunlich klar und relevant erscheint? Genau das erleben viele, wenn sie sich mit den Lehren der Hildegard von Bingen beschäftigen – besonders in Bezug auf unsere Hautgesundheit. Als ich mich tiefer in die epigenetische Hautpflege einarbeitete, fühlte ich mich immer wieder zu dieser bemerkenswerten Frau hingezogen, die vor fast 900 Jahren lebte und doch Einsichten hatte, die heute moderner erscheinen denn je. In ihren Werken spricht sie mit einer Weisheit, die nicht nur den Verstand, sondern auch das Herz berührt. Hildegard von Bingen war eine Frau, die ihrer Zeit weit voraus war. Als Benediktineräbtissin, Naturforscherin, Komponistin, Dichterin und Heilkundige besaß sie ein Wissen, das in seiner Tiefe und Breite beeindruckt. Sie lebte in einer Zeit, in der Frauen selten eine Stimme hatten, und doch hallten ihre Worte durch die Jahrhunderte bis zu uns. In ihren medizinischen Werken wie "Physica" und "Causae et Curae" beschrieb sie eine Sichtweise auf den menschlichen Körper, die erstaunlich ganzheitlich war. Für Hildegard war die Haut kein isoliertes Organ, sondern ein lebendiger Spiegel unseres inneren Zustands. Sie verstand intuitiv, was wir heute wissenschaftlich belegen können: Unsere Haut reagiert auf alles, was in uns und um uns herum geschieht.

"Die Seele ist im Körper wie der Saft im Baum," schrieb sie. Diese tiefe Verbindung zwischen innerem Wohlbefinden und äußerer Erscheinung bildet eine Brücke zwischen ihrer mittelalterlichen Heilkunst und unserer modernen epigenetischen Forschung.

Viriditas – die grüne Lebenskraft in deinen Zellen

Im Zentrum von Hildegards Philosophie steht der Begriff "Viriditas" – die grüne Lebenskraft, die in allen Lebewesen pulsiert. Diese Lebensenergie können wir heute fast wörtlich mit der epigenetischen Plastizität unserer Zellen vergleichen – jener erstaunlichen Fähigkeit unserer Körperzellen, sich durch Veränderungen in der Genexpression an Umwelteinflüsse anzupassen.

Wenn Hildegard davon sprach, die Viriditas zu stärken, meinte sie genau das, was wir heute anstreben, wenn wir von der Aktivierung gesunder Gene sprechen. Sie erkannte, dass bestimmte Kräuter, Lebensmittel und Lebensweisen diese Lebenskraft nähren konnten – ein Konzept, das direkt mit unseren epigenetischen Schutzstrategien für die Haut korrespondiert.

Es berührt mich zutiefst zu sehen, wie ihre intuitive Weisheit und unsere wissenschaftlichen Erkenntnisse Jahrhunderte später zusammenfließen. Als würden zwei Stimmen aus völlig verschiedenen Welten plötzlich im selben Ton singen.

Die Heilkräuter der Seherin – epigenetische Schätze der Natur
Hildegards Kräuterwissen war umfassend und detailliert. Viele der Pflanzen, die sie empfahl, enthüllen heute ihr epigenetisches Potenzial unter dem Mikroskop moderner Wissenschaft.

Die Brennnessel, von Hildegard hochgeschätzt, ist reich an Flavonoiden, die nachweislich die DNA-Methylierung beeinflussen können. Der von ihr gepriesene Galgant enthält Verbindungen, die als potenzielle Histon-Deacetylase-Hemmer wirken – ein wichtiger epigenetischer Regulationsmechanismus.

Wenn sie Schafgarbe für Hautprobleme empfahl, ahnte sie nicht, dass diese Pflanze Substanzen enthält, die heute als Modulatoren epigenetischer Prozesse identifiziert wurden. Ihre "Kosmetik" aus Fenchel, Galgant und Birkensaft enthält bioaktive Verbindungen, die das Potenzial haben, die Genexpression in Hautzellen zu optimieren.

Es fühlt sich fast magisch an, wie Hildegards jahrhundertealte Empfehlungen nun durch die Linse moderner Epigenetik betrachtet neue Bedeutung erlangen. Als hätte sie mit ihrem inneren Auge gesehen, was wir erst jetzt mit komplexen Laborgeräten entdecken.

Die Dinkel-Philosophie und epigenetische Ernährung
"Dinkel ist das beste Getreide, es erzeugt ein richtiges Blut und schafft ein fröhliches Gemüt," lehrte Hildegard. Ihre Begeisterung für dieses alte Getreide erscheint prophetisch im Licht moderner Forschung, die zeigt, dass bestimmte Nährstoffe epigenetische Enzyme wie die Sirtuine aktivieren können.

Hildegards Betonung der Bitterstoffe – heute verstehen wir ihre entgiftende Wirkung auf die Leber und ihren Einfluss auf Stoffwechselprozesse, die indirekt epigenetische Markierungen beeinflussen können. Ihr Rat, bestimmte Nahrungsmittelkombinationen zu vermeiden und die Verdauung zu unterstützen, spiegelt unser heutiges Wissen über die Darm-Haut-Achse wider.

Es ist, als würde Hildegard uns durch die Jahrhunderte hinweg zuflüstern: "Die Antworten liegen in der Natur, in der richtigen Balance, im Respekt vor der Weisheit des Körpers." Eine Botschaft, die für die epigenetische Hautpflege nicht aktueller sein könnte.

Diskretion und inneres Gleichgewicht – Stress und Epigenetik
Hildegard sprach von "Discretio" – dem ausgewogenen Maß in allen Dingen. Sie erkannte die schädlichen Auswirkungen von übermäßigem Stress, Zorn und Traurigkeit auf die Gesundheit und damit auch auf die Haut.

"Wenn die Seele betrübt ist, trocknet auch die Haut aus," ist eine Einsicht, die die moderne Forschung zu Stress-induzierten epigenetischen Veränderungen vorwegnimmt. Wir wissen heute, dass chronischer Stress die DNA-Methylierungsmuster in Hautzellen verändern und zu beschleunigter Alterung führen kann.

Ihre ganzheitlichen Entspannungsmethoden, von speziellen Edelsteinen bis zu meditativen Gesängen, könnten durchaus epigenetisch wirksam sein. Aktuelle Studien zeigen, dass Meditation und Achtsamkeit tatsächlich epigenetische Marker positiv beeinflussen können.

Es ist bewegend zu erkennen, wie Hildegard die tiefe Verbindung zwischen Geist und Körper verstand – eine Verbindung, die wir heute auf molekularer Ebene nachweisen können.

Die zeitlose Schönheitspflege der Hildegard

Hildegards Schönheitsrezepte waren einfach und naturnah. Sie empfahl sanfte Reinigung mit Quellwasser, Gesichtsdämpfe mit Heilkräutern und Masken aus natürlichen Zutaten wie Mandelmehl, Honig und Eiweiß.

Diese schonenden Methoden respektierten die natürliche Hautbarriere – ein Konzept, das perfekt mit unserem heutigen Wissen über die Bedeutung des Hautmikrobioms und der epidermalen Lipide für gesunde epigenetische Muster übereinstimmt.

Ihr Verständnis, dass äußere Pflege nur in Verbindung mit innerer Balance wirkt, entspricht genau dem epigenetischen Prinzip, dass sowohl äußere als auch innere Faktoren die Genexpression in unseren Hautzellen beeinflussen.

Es berührt mich zu sehen, wie ihre sanfte, respektvolle Herangehensweise an die Hautpflege in einer Zeit der übermäßigen Exfoliation und aggressiven Behandlungen eine willkommene Erinnerung an die Weisheit der Natur ist.

Eine Brücke zwischen den Zeiten

Wenn ich über die Verbindung zwischen Hildegard von Bingen und der epigenetischen Hautpflege nachdenke, empfinde ich eine tiefe Ehrfurcht vor der zeitlosen Natur wahrer Weisheit. Es ist, als hätte Hildegard intuitiv die Sprache verstanden, in der unsere Gene mit der Umwelt kommunizieren.

Ihre ganzheitliche Sichtweise erinnert uns daran, dass unsere Haut nicht nur ein Organ ist, sondern ein lebendiges Kunstwerk aus Milliarden von Zellen, jede mit ihrem eigenen epigenetischen Programm. Ihre Lehre von Balance und Mäßigung spiegelt die empfindliche Natur epigenetischer Regulation wider.

In einer Zeit, in der wir nach immer neueren, immer technologischeren Lösungen suchen, flüstert Hildegard: "Schau in die Natur, schau in dich selbst. Die Antworten waren immer da."

Deine persönliche Hildegard-inspirierte epigenetische Hautpflege

Wie könntest du nun diese zeitlose Weisheit in deine moderne epigenetische Hautpflege integrieren? Hier sind einige Gedanken:

Betrachte deine Haut als Spiegel deines inneren Wohlbefindens. Achte auf Signale, die sie dir sendet – Rötungen, Trockenheit, Unreinheiten könnten Hinweise auf epigenetische Dysregulation sein.

Integriere Hildegards Kräuter in deine Hautpflegeroutine. Ein Gesichtsdampfbad mit Schafgarbe kann beruhigend wirken, während Galgant-Extrakt in deinem Serum die Zellerneuerung unterstützen könnte.

Folge dem Prinzip der "Discretio" – dem richtigen Maß. Überpflegung kann genauso schädlich sein wie Vernachlässigung. Finde die Balance, die deine epigenetischen Prozesse optimal unterstützt.

Nähre deine Viriditas von innen. Eine Ernährung reich an Bitterstoffen, fermentierten Lebensmitteln und naturbelassenen Zutaten kann deine epigenetischen Schutzmechanismen aktivieren.

Schaffe Raum für Stille und Besinnung in deinem Leben. Die meditative Ruhe, die Hildegard so schätzte, könnte stress-induzierte epigenetische Veränderungen in deiner Haut reduzieren.

Ein Abschied und ein Anfang

Während ich diese Zeilen schreibe, spüre ich, wie Hildegards zeitlose Stimme uns ermutigt, tiefer zu schauen, über das Offensichtliche hinauszugehen. Ihre Weisheit erinnert uns daran, dass wahre Hautschönheit keine Frage oberflächlicher Maßnahmen ist, sondern das Ergebnis eines tiefen Verständnisses der Sprache unserer Zellen.

Die Verbindung zwischen dieser bemerkenswerten mittelalterlichen Heilerin und der hochmodernen epigenetischen Forschung zeigt uns, dass manche Wahrheiten zeitlos sind. In einer Welt, die ständig nach dem Neuen jagt, kann alte Weisheit, neu interpretiert durch das Prisma der Wissenschaft, uns den Weg zu einer tieferen, ganzheitlicheren Hautpflege weisen.

Vielleicht ist es kein Zufall, dass dich Hildegards Stimme gerufen hat. Vielleicht ist es an der Zeit, dass wir alle wieder lernen, auf die zeitlose Weisheit zu hören, die in unseren Zellen, in der Natur und in den Lehren dieser außergewöhnlichen Frau verborgen liegt.

Die nächste Revolution in der Hautpflege könnte sehr wohl eine Renaissance sein – eine Wiederentdeckung jener ganzheitlichen Prinzipien, die Hildegard von Bingen vor fast einem Jahrtausend formulierte, nun beleuchtet durch das wissenschaftliche Verständnis epigenetischer Prozesse.

Lausche ihrer Stimme. Deine Haut – und deine Gene – werden es dir danken.

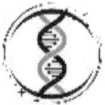

Das Fundament der Pflege

Der Tanz der täglichen Hautpflege - Eine Liebeserklärung an deine Haut

Unsere Haut ist wie ein lebendiger Garten, der täglich liebevolle Pflege und Aufmerksamkeit braucht. Die Kunst der Hautpflege ist dabei wie eine sanfte Choreografie, die sich mit den natürlichen Rhythmen unseres Körpers und der Tageszeiten bewegt.

Der morgendliche Erweckungstanz

Der Tag beginnt mit einem sanften Erwachen deiner Haut. Wie die ersten Sonnenstrahlen des Tages berührt lauwarmes Wasser dein Gesicht, gefolgt von einer sanften Reinigung, die wie ein zärtlicher Morgengruß alle nächtlichen Spuren entfernt. Die Bewegungen sind weich und respektvoll, nie hastig oder grob. Ein alkoholfreier Toner ist wie der erste erfrischende Morgentau, während ein leichtes Feuchtigkeitsserum deine Haut wie ein sanfter Frühlingsregen mit Feuchtigkeit durchflutet.

Dann folgt der wichtige Schutzakt: Antioxidantien, wie treue Wächter, bereiten deine Haut auf die Herausforderungen des Tages vor. Eine zum Hauttyp passende Feuchtigkeitscreme schmiegt sich wie eine schützende Umarmung an deine Haut, während die Augenpflege sanft in die zarte Augenpartie eingeklopft wird. Den krönenden Abschluss bildet der Sonnenschutz - dein unsichtbarer, aber unverzichtbarer Begleiter durch den Tag.

Das abendliche Regenerationsritual

Wenn der Tag sich neigt, beginnt das wichtige Ritual der Reinigung und Regeneration. Wie eine sanfte Welle wäscht die abendliche Reinigung allen Stress und alle Umwelteinflüsse des Tages fort. Bei Make-up-Trägerinnen ist die doppelte Reinigung wie ein gründlicher, aber liebevoller Neustart für die Haut.

Die Nacht ist die Zeit der aktiven Pflege und Erneuerung. Behandelnde Seren wie Retinol arbeiten nun wie fleißige Nachtelfen an der Regeneration deiner Haut, während eine reichhaltigere Nachtpflege wie eine nährende Decke alle Wirkstoffe einschließt.

Der Wandel der Jahrzehnte

Wie die Jahreszeiten verändern sich auch die Bedürfnisse unserer Haut im Laufe des Lebens. In den 20ern steht der Schutz im Vordergrund - wie ein vorausschauender Gärtner legen wir hier das Fundament für spätere Hautgesundheit. Die 30er bringen erste Veränderungen, denen wir mit intensiverer Pflege begegnen. In den 40ern wird die Pflege gezielter, wie ein gut durchdachter Pflegeplan für einen reifen Garten. Ab 50 schenken wir unserer Haut besonders reichhaltige Nährstoffe und Aufmerksamkeit.

Der Rhythmus der Jahreszeiten - Ein natürlicher Pflegezyklus

Die Pflege unserer Haut folgt dem ewigen Tanz der Jahreszeiten, jede mit ihren eigenen Bedürfnissen und Herausforderungen. Wie die Natur sich wandelt, so passt sich auch unsere Pflegeroutine sanft an den natürlichen Rhythmus des Jahres an.

Im Frühling erwacht unsere Haut wie die Natur aus dem Winterschlaf. Jetzt ist die Zeit für sanfte Erneuerung. Leichtere Texturen lösen die reichhaltigen Wintercremes ab, wie erste Frühlingsblüten, die sich zaghaft öffnen. Antioxidantien schützen die erwachende Haut, während ein erhöhter UV-Schutz sie auf die stärkere Sonneneinstrahlung vorbereitet.

Der Sommer verlangt nach einer besonderen Leichtigkeit in der Pflege. Wie ein kühler Morgentau sind jetzt leichte, feuchtigkeitsspendende Formulierungen genau richtig. Der Sonnenschutz wird zum treuen Begleiter, während kühlende Produkte wie eine erfrischende Brise Entspannung bringen. Extra Feuchtigkeit unterstützt die Haut in der warmen Jahreszeit.

Der Herbst ist die Zeit der Reparatur und Vorbereitung. Wie die Natur sich auf den Winter vorbereitet, stärken wir jetzt die Hautbarriere mit reichhaltigeren Texturen. Es ist auch die perfekte Zeit, um Sommerschäden wie Pigmentflecken sanft zu behandeln. Die Pflege wird nährender, wie ein schützender Mantel für die kühler werdenden Tage.

Im Winter braucht unsere Haut intensive Pflege und Schutz, wie die Natur unter ihrer Schneedecke. Reichhaltige Texturen nähren und schützen vor der trockenen Heizungsluft und kalten Winterwinden. Stärkende Wirkstoffe unterstützen die Hautbarriere in dieser herausfordernden Zeit.

Die Kunst der Selbstpflege

Besonders schön ist die Möglichkeit, unserer Haut mit selbst gemachten Pflegemasken etwas Gutes zu tun. Eine beruhigende Maske aus fein gemahlenen Haferflocken, Honig und Joghurt ist wie eine sanfte Umarmung für gestresste Haut. Eine nährende Avocado-Maske mit Mandelöl und Honig schenkt intensive Pflege und Feuchtigkeit.

Die natürliche Apotheke
DIY-Pflegerezepte
Beruhigende Gesichtsmaske:
2 EL Haferflocken (fein gemahlen)
1 EL Honig
1 EL Joghurt
Anwendung: 15 Minuten einwirken lassen
Feuchtigkeitsmaske:
1/2 reife Avocado
1 TL Mandelöl
1 TL Honig
Anwendung: 20 Minuten einwirken lassen
Klärendes Gesichtswasser:
Grüner Tee (abgekühlt)
1 TL Apfelessig
1 TL Aloe Vera Gel - in eine Sprühflasche füllen und bei Bedarf aufsprühen
Nährendes Gesichts Öl:
30 ml Jojobaöl
5 Tropfen Lavendelöl
5 Tropfen Rosmarinöl
Gut mischen, abends auftragen

Die Kunst der Grundpflege - Das Fundament strahlender Haut
Eine erfolgreiche Hautpflege beginnt wie eine zarte Liebesgeschichte - mit einer achtsamen Reinigung. Sie ist wie der erste Sonnenstrahl des Tages, der sanft die Haut berührt und sie auf alles Kommende vorbereitet. Stelle dir deine Haut wie eine kostbare Leinwand vor, die es verdient, mit größter Sorgfalt behandelt zu werden. Nur auf einer reinen, gepflegten Grundlage können nachfolgende Pflegeprodukte ihre volle Magie entfalten.

Eine unzureichende Reinigung hingegen ist wie ein verstimmtes Instrument in einem Orchester - sie stört die gesamte Harmonie der Hautpflege. Verstopfte Poren, eine gestörte Hautbarriere und ein unebenes Hautbild sind die stillen Zeugen einer vernachlässigten Reinigungsroutine. Die perfekte Reinigung dagegen ist wie ein sanfter Tanz: Mit lauwarmem Wasser und kreisenden Bewegungen werden Umweltschadstoffe und abgestorbene Hautschüppchen sanft entfernt, während das Hautmikrobiom respektvoll geschützt wird.

Das verborgene Juwel - Die Kraft des Gesichtswassers Gesichtswasser ist wie ein weiser Vermittler zwischen Reinigung und Pflege - oft unterschätzt, aber von unschätzbarem Wert. Es ist der stille Dirigent, der den pH-Wert der Haut harmonisiert und wie ein unsichtbarer Schlüssel die Tore für nachfolgende Pflegeprodukte öffnet. Die Wissenschaft zeigt uns: Ein hochwertiges Gesichtswasser kann die Aufnahmefähigkeit der Haut um bis zu 60% steigern - ein beeindruckendes Beispiel für die Macht der Grundpflege.

Der Tanz der Synergie
Wenn Reinigung und Gesichtswasser in perfekter Harmonie zusammenarbeiten, entsteht eine magische Synergie. Wie ein eingespieltes Tanzpaar bereiten sie die Haut optimal auf die nachfolgenden Pflegeschritte vor. Sie unterstützen die Hautbarriere, fördern die Zellerneuerung und optimieren den Hautstoffwechsel - ein komplexes Zusammenspiel, das die Grundlage für strahlende Hautgesundheit legt.

Die Kunst der richtigen Anwendung
Die perfekte Anwendung ist wie eine sanfte Choreographie: Lauwarmes Wasser berührt die Haut wie ein sanfter Sommerregen, während kreisende Bewegungen bis zum Dekolleté wie eine zärtliche Massage wirken. Nach gründlichem, aber behutsamem Abspülen folgt das Gesichtswasser - am besten auf noch leicht feuchter Haut, mit einem weichen Wattepad in sanft kreisenden Bewegungen aufgetragen. Wie ein kostbares Ritual sollte dieser

Prozess zweimal wiederholt werden, bevor die nachfolgende Pflege die Symphonie der Hautpflege vervollständigt.

Die Weisheit der Vermeidung
Ebenso wichtig wie das richtige Tun ist das Wissen um die häufigsten Fehler: Zu aggressive Produkte sind wie ein rauer Sturm für deine Haut, zu heißes Wasser wie eine unerwünschte Herausforderung. Besonders bei Gesichtswasser gilt: Alkoholhaltige Produkte können die zarte Balance stören, und das Auslassen dieses wichtigen Schritts ist wie ein fehlendes Puzzleteil im großen Bild der perfekten Hautpflege.

Diese Grundpflege ist mehr als nur Routine - sie ist ein Akt der Selbstliebe und Achtsamkeit. Jede sanfte Berührung, jeder achtsame Moment ist ein Geschenk an deine Haut, das sie dir mit Gesundheit und Strahlen dankt. In dieser täglichen Zeremonie liegt der Schlüssel zu langfristiger Hautgesundheit und natürlicher Schönheit.

Die langfristigen Vorteile
Die Investition in hochwertige Reinigungs- und Gesichtswasserprodukte ist mehr als nur ein Schritt in deiner Pflegeroutine – sie ist ein Versprechen an deine Haut, das über Jahre hinweg Früchte trägt.

Stell dir vor, wie deine Haut aufatmet, wenn du ihr jeden Abend die Belastungen des Tages sanft abnimmst. Mit jedem Reinigungsritual schenkst du ihr nicht nur Sauberkeit, sondern auch Respekt und Zuwendung. Deine Haut erinnert sich – sie speichert jede Vernachlässigung, aber auch jede liebevolle Pflege.

Wenn du morgens in den Spiegel blickst und deine Haut im Licht schimmern siehst – ebenmäßig, vital und strahlend – dann erntest du, was du mit Geduld gesät hast. Diese stille Zufriedenheit, dieses tiefe Vertrauen in die eigene Erscheinung, kann nicht mit kurzfristigen Lösungen erkauft werden.

Die wahre Schönheit entfaltet sich in den leiseren Momenten: Wenn du die ersten feinen Linien nicht findest, die du befürchtet hast. Wenn deine Haut auch in stressigen Zeiten nicht rebelliert, sondern dir Stabilität schenkt. Dies ist das Geschenk einer treuen Basispflege, die du Tag für Tag an dich selbst machst.

Vernachlässigst du jedoch diese essenzielle Grundreinigung, beginnt deine Haut zu rebellieren. Wie ein stummes Aufbegehren zeigen sich erste Rötungen, Unreinheiten und Spannungsgefühle – subtile Signale eines tieferen Ungleichgewichts. Was als kleine Irritation beginnt, kann sich zu einem hartnäckigen Hautproblem entwickeln, das deine Ausstrahlung und dein Wohlbefinden erheblich beeinträchtigt.

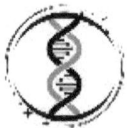

Periorale Dermatitis: Wenn die Haut um den Mund rebelliert

Die periorale Dermatitis (POD) ist eine häufige, aber oft fehldiagnostizierte Hauterkrankung, die durch kleine, rote, manchmal juckende oder brennende Pusteln und Papeln gekennzeichnet ist. Typischerweise treten diese Hautveränderungen rund um den Mund auf – wobei charakteristischerweise ein schmaler, blasser Rand direkt um die Lippen ausgespart bleibt. Bei vielen Betroffenen breitet sich der Ausschlag auch um die Nasenflügel oder sogar bis zu den Augen aus (hier spricht man dann von einer periorifiziellen Dermatitis).

Wer ist betroffen?
Diese frustrierende Hauterkrankung betrifft überwiegend Frauen zwischen 20 und 45 Jahren, kann aber auch bei Männern, Jugendlichen und sogar Kindern auftreten. Schätzungen zufolge leiden bis zu 1% der Bevölkerung an dieser Erkrankung, wobei die Dunkelziffer wahrscheinlich höher liegt, da viele Fälle nicht diagnostiziert oder als Akne oder Rosazea fehlinterpretiert werden.

Die Ursachen – ein vielschichtiges Puzzle
Die genauen Ursachen der POD sind bis heute nicht vollständig geklärt, doch die Forschung hat mehrere Faktoren identifiziert, die zur Entstehung und Verschlimmerung beitragen können:
1. Gestörte Hautbarriere: Im Kern der POD steht eine beeinträchtigte Hautbarrierefunktion. Die Hautbarriere, bestehend aus Lipiden, Ceramiden und Proteinen, ist bei POD-Patienten oft geschwächt, was zu erhöhtem transepidermalem Wasserverlust (TEWL) und einer erhöhten Anfälligkeit für Irritationen führt.
2. Mikrobielles Ungleichgewicht: Veränderungen im Hautmikrobiom, insbesondere eine Vermehrung bestimmter Bakterienarten oder Hefen (wie Malassezia), können eine entzündliche Reaktion auslösen oder verstärken.

3. Überpflege: Eines der Hauptmerkmale der POD ist ihre paradoxe Reaktion auf zu intensive Hautpflege. Die übermäßige Verwendung von reichhaltigen Cremes, zu vielen Pflegeprodukten oder aggressiven Reinigungsmitteln kann die Erkrankung auslösen oder verschlimmern.

4. Topische Kortikosteroide: Der häufigste Auslöser für POD ist die Verwendung von kortikoidhaltigen Cremes im Gesicht. Der anfängliche entzündungshemmende Effekt führt zu einer scheinbaren Besserung, doch bei längerem Gebrauch oder beim Absetzen kann es zum sogenannten "Rebound-Effekt" kommen – einer verstärkten Entzündungsreaktion.
5. Fluorid: Zahnpasten mit Fluorid werden bei vielen Patienten als Triggerfaktor beobachtet, wobei der genaue Mechanismus noch nicht vollständig verstanden ist.
6. Hormonelle Faktoren: Schwankungen im Hormonspiegel, etwa während des Menstruationszyklus, in der Schwangerschaft oder bei der Einnahme hormoneller Verhütungsmittel, können die POD beeinflussen.

7. Umweltfaktoren: UV-Strahlung, Wind, extreme Temperaturen und Luftverschmutzung können die Symptome einer POD verschlimmern.

8. Stress: Wie bei vielen Hauterkrankungen kann psychischer Stress die Symptome einer POD verstärken, vermutlich durch die Auswirkungen von Stresshormonen auf die Immunfunktion und Entzündungsprozesse.

Der Teufelskreis der POD

Was die POD besonders tückisch macht, ist der Teufelskreis, in den viele Betroffene geraten. Die sichtbaren Hautveränderungen führen oft zu verstärkten Pflegebemühungen – mehr Produkte, intensivere Reinigung, stärkere Wirkstoffe. Diese Überpflege kann jedoch die Hautbarriere weiter schwächen und die Symptome verschlimmern. Aus Verzweiflung greifen viele dann zu kortikoidhaltigen Cremes, die kurzfristig Besserung bringen, langfristig aber zu einer steroid-induzierten POD führen können, die oft schwerwiegender ist als die ursprüngliche Erkrankung.

Diagnose und Abgrenzung zu ähnlichen Hauterkrankungen

Die Diagnose der POD erfolgt hauptsächlich durch die klinische Untersuchung und Anamnese. Besonders wichtig ist die Abgrenzung zu ähnlichen Hauterkrankungen:

- Rosazea: Stärkere Rötung, oft mit erweiterten Blutgefäßen (Teleangiektasien), typischerweise ohne den ausgespart bleibenden Rand um den Mund
- Akne: Komedonen (Mitesser) sind typisch für Akne, fehlen aber bei POD
- Seborrhoische Dermatitis: Stärkere Schuppenbildung, oft auch in den Nasolabialfalten und an der Kopfhaut
- Kontaktdermatitis: Oft schärfer begrenzt und mit stärkerer Schwellung

Behandlungsansätze: Weniger ist mehr.

Der Schlüssel zur erfolgreichen Behandlung der POD liegt oft in der Reduktion – weniger Produkte, weniger Inhaltsstoffe, weniger Eingriffe in die natürlichen Hautprozesse:

1. Nulltherapie: In leichteren Fällen kann bereits das Weglassen aller Hautpflegeprodukte (außer einer milden, nicht-alkalischen Reinigung) für einige Wochen zur Besserung führen.

2. Minimale Hautpflege: Eine reduzierte Routine mit nur wenigen, sehr milden Produkten. Ideal sind Produkte ohne potenzielle Reizstoffe wie Duftstoffe, Konservierungsmittel, Alkohol oder Emulgatoren.

3. Barriereaufbauende Pflege: Produkte mit hautidentischen Lipiden, Ceramiden und Cholesterin können die gestörte Hautbarriere unterstützen.

4. Medikamentöse Therapie: Topische Antibiotika wie Metronidazol, Erythromycin oder Clindamycin wirken antimikrobiell und entzündungshemmend. Azelainsäure hat antimikrobielle, entzündungshemmende und keratolytische Eigenschaften. Topische Calcineurin-Inhibitoren (Pimecrolimus, Tacrolimus) können als kortikoidfreie Alternative zur Entzündungshemmung eingesetzt werden. In schwereren Fällen können orale Antibiotika wie Doxycyclin oder verschrieben werden

5. Vermeidung von Triggern:
• Umstellung auf fluoridfreie Zahnpasta
• Verzicht auf Make-up oder Umstellung auf mineralische, nicht-komedogene Produkte
• Meidung extremer Temperaturen und starker Sonneneinstrahlung (dennoch leichter Sonnenschutz)
• Stressreduktion

Der Weg zur Heilung: Geduld und Konsequenz

Die Behandlung der POD erfordert vor allem Geduld. Besserungen zeigen sich oft erst nach 4-8 Wochen, und vollständige Abheilung kann Monate dauern. Rückfälle sind möglich, besonders wenn auf alte Gewohnheiten zurückgegriffen wird. Nach erfolgreicher Behandlung ist es wichtig, die Hautpflegeroutine dauerhaft minimal und hautbarrierefokussiert zu gestalten.

Der ganzheitliche Blick: Darm-Haut-Achse und POD

Neuere Forschungen deuten auf eine Verbindung zwischen Darmgesundheit und POD hin. Entzündliche Darmerkrankungen, Nahrungsmittelunverträglichkeiten und Dysbiosen im Darmmikrobiom können mit Hauterkrankungen wie POD in Zusammenhang stehen. Ein ganzheitlicher Behandlungsansatz kann daher auch die Optimierung der Darmgesundheit durch probiotische Nahrungsergänzungsmittel, entzündungshemmende Ernährung und den Ausschluss von Nahrungsmittelintoleranzen umfassen.

Psychosoziale Aspekte nicht unterschätzen

Die psychologischen Auswirkungen der POD sollten nicht unterschätzt werden. Die Erkrankung betrifft das Gesicht – unsere soziale Visitenkarte – und kann zu erheblichem Leidensdruck, sozialem Rückzug und Depressionen führen. Eine einfühlsame Betreuung und bei Bedarf psychologische Unterstützung sind wichtige Komponenten einer umfassenden Behandlung.

Die Weisheit der Zurückhaltung

Die periorale Dermatitis lehrt uns eine wichtige Lektion über Hautgesundheit: Manchmal ist weniger mehr. In einer Zeit, in der immer komplexere Hautpflegeroutinen mit zahlreichen Produkten und aggressiven Wirkstoffen propagiert werden, erinnert uns die POD daran, dass unsere Haut ein erstaunlich selbstregulierendes Organ ist, das oft am besten funktioniert, wenn wir es weniger manipulieren und mehr respektieren.

Für Betroffene ist es entscheidend zu verstehen, dass sie nicht allein sind und dass mit Geduld, der richtigen Behandlungsstrategie und einem verständnisvollen Hautarzt die POD in den meisten Fällen erfolgreich überwunden werden kann. Der Weg zur klaren, gesunden Haut führt bei der POD nicht durch mehr, sondern durch weniger – und genau darin liegt seine besondere Herausforderung in unserer auf Maximierung ausgerichteten Welt. Wichtig ist auch, anzuerkennen, dass Nahrungsergänzungsmittel, manchmal unumgänglich sind.

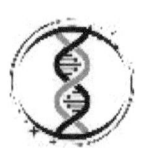

Ernährung und Supplementierung

Unsere Haut ist ein Spiegel unserer inneren Gesundheit. Was wir essen und wie gut unser Körper mit Nährstoffen versorgt ist, zeigt sich unmittelbar in unserem Hautbild. Jedoch ist der Weg zu optimaler Versorgung komplexer, als es viele Werbeversprechen suggerieren.

Warum innere Versorgung so wichtig ist

Unsere Haut ist ein metabolisch sehr aktives Organ. Sie erneuert sich ständig und benötigt dafür eine Vielzahl von Nährstoffen:
- Proteine für Kollagenbildung
- Vitamine für Zellerneuerung
- Mineralstoffe für enzymatische Prozesse
- Antioxidantien für Zellschutz
- Fettsäuren für die Hautbarriere

Der Weg der Nährstoffe

Die Versorgung der Haut erfolgt von innen nach außen. Die oberste Hautschicht wird dabei als letztes versorgt - ein Grund, warum Nährstoffmängel sich oft zuerst an der Haut zeigen. Durchblutung und ein gesunder Stoffwechsel sind entscheidend für die Nährstoffversorgung der Haut.

Gefahr des "Blindflugs"

Hier kommt der wichtige Hinweis: Wahllose Supplementierung kann mehr schaden als nutzen. Ein Zuviel ist genauso problematisch wie ein Zuwenig:
- Überdosierungen können den Stoffwechsel belasten
- manche Vitamine können einander in der Aufnahme blockieren
- einige Antioxidantien können in zu hoher Dosierung sogar oxidativen Stress verursachen
- nicht jeder Mensch hat den gleichen Bedarf

Der innere Weg zu strahlender Haut - Eine Reise zur optimalen Versorgung

Bevor wir uns auf die Reise der Nahrungsergänzung begeben, brauchen wir eine präzise Landkarte unserer körperlichen Bedürfnisse. Wie ein weiser Navigator beginnt diese Reise mit einer professionellen Blutuntersuchung beim Arzt oder Heilpraktiker. Diese gibt uns tiefe Einblicke in unseren Körper: Wo liegen tatsächliche Nährstoffmängel vor? Welche Stoffwechselprozesse benötigen Unterstützung? Gibt es versteckte gesundheitliche Herausforderungen, die beachtet werden müssen?

Jeder Mensch ist einzigartig, und so muss auch der Weg zur optimalen Versorgung individuell gestaltet werden. Eine fundierte Beratung berücksichtigt dabei alle Facetten des Lebens: den persönlichen Lebensstil, eventuelle Medikamenteneinnahmen und die gesundheitliche Vorgeschichte. Es ist wie das Komponieren einer persönlichen Symphonie, bei der jede Note stimmen muss.

Nach dieser sorgfältigen Analyse kann eine gezielte Supplementierung wie ein präzises Werkzeug eingesetzt werden. Sie gleicht nachgewiesene Mängel aus, unterstützt in besonderen Lebensphasen und kompensiert, wenn die natürliche Aufnahme eingeschränkt ist. Es ist wie das Einfügen fehlender Puzzleteile in ein Gesamtbild der Gesundheit.

Doch das stärkste Fundament bleibt eine ausgewogene Ernährung - sie ist wie der fruchtbare Boden, aus dem Gesundheit und Schönheit erwachsen. Ein bunter Regenbogen aus Obst und Gemüse, hochwertige Proteine als Bausteine der Regeneration, gesunde Fette für strahlende Haut und ausreichend Flüssigkeit für optimale Zellfunktion bilden die Basis.

Die Versorgung der Haut von innen ist ein komplexes Zusammenspiel, das wie ein fein abgestimmtes Orchester funktioniert. Blindes Supplementieren wäre wie ein Musiker, der ohne Noten spielt - möglicherweise wohlklingend, aber potenziell disharmonisch. Der Schlüssel liegt in der bewussten, analysebasierten Herangehensweise: Erst verstehen, dann gezielt handeln, dabei die Basis durch gute Ernährung sichern und regelmäßig den Kurs überprüfen.

Eine wahrhaft strahlende Haut entsteht aus dem perfekten Zusammenspiel von äußerer Pflege und innerer Versorgung. Es ist eine Reise, die Geduld,

Weisheit und professionelle Begleitung erfordert - aber eine Reise, die sich lohnt. Denn am Ende steht nicht nur äußere Schönheit, sondern ganzheitliche Gesundheit, die von innen strahlt.

Ernährung und Supplements für strahlende Haut - eine wissenschaftliche Betrachtung

Vitamine

Unsere Haut braucht ihre täglichen Vitamine wie ein Garten seinen Sonnenschein und Regen. Vitamin A ist dabei wie ein sanfter Gärtner, der die Erneuerung unserer Hautzellen unterstützt und dafür sorgt, dass unsere Talgdrüsen im Gleichgewicht bleiben. Die Wissenschaft zeigt uns, dass 700-900 Mikrogramm täglich optimal sind - wie eine perfekt bemessene Portion Pflege für unsere Haut.

Vitamin C, unsere Ascorbinsäure, ist wie ein treuer Beschützer. Als starkes Antioxidans wehrt es schädliche Einflüsse ab und hilft beim Aufbau von Kollagen - unserem hauteigenen Stützgewebe. Mit 500-1000 mg täglich schenken wir unserer Haut optimalen Schutz und Unterstützung.

Die mineralischen Helfer

Mineralstoffe sind wie kleine Baumeister in unserem Körper. Zink, ein wahrer Allrounder, kümmert sich um Wundheilung und hilft bei der Regulierung unseres Hauttalgs. 10-15 mg täglich sind dabei der goldene Weg. Selen, unser zellulärer Beschützer, bewahrt die Elastizität unserer Haut und schützt vor schädlichen Umwelteinflüssen.

Antioxidantien

Die neueste Forschung zeigt uns Erstaunliches: Antioxidantien sind wie ein unsichtbarer Schutzschild für unsere Haut. Sie können UV-bedingte Hautschäden um bis zu 50% reduzieren und verzögern nachweislich die Hautalterung. Besonders spannend sind die Polyphenole, die wie kleine Reparaturteams in unserer Haut arbeiten und oxidativen Stress deutlich reduzieren.

Der Schatz der Natur

Die Natur schenkt uns die besten Quellen für diese wertvollen Stoffe: Beeren sind dabei wie kleine Kraftpakete voller Antioxidantien. Heidelbeeren führen die Liste an, dicht gefolgt von Brombeeren und den exotischen Goji-Beeren. Grüner Tee, ein wahrer Held der Hautgesundheit, kann UV-Schäden um erstaunliche 35% reduzieren.

Die Kunst der Kombination

Die Wissenschaft lehrt uns: Wenn wir diese Schätze klug kombinieren, vervielfacht sich ihre Wirkung. Vitamin C und E zusammen sind viermal so effektiv. Polyphenole und Vitamin D unterstützen sich gegenseitig, und Zink mit Selen bilden ein unschlagbares Team.

Der Weg zur Hautgesundheit

Die kluge Versorgung unserer Haut folgt einem einfachen Plan: Als Basis dient eine ausgewogene Supplementierung mit Multivitaminen, Omega-3-Fettsäuren und Mineralstoffen. Darauf aufbauend können wir gezielt mit spezifischen Antioxidantien und Kollagen-Peptiden unterstützen. Im Sommer erhöhen wir den Schutz, in Stressphasen die Unterstützung - immer angepasst an die individuellen Bedürfnisse unserer Haut.

Diese natürliche Schatzkammer der Hautvitamine ist der Schlüssel zu einer gesunden, strahlenden Haut - ein Geschenk der Natur, das wir mit Weisheit und Verständnis nutzen können.

Werden all diese Schritte befolgt, spricht die Haut mit dir. Erzählt dir in einem rosigen Hautton, von ihrer wundervollen Zartheit.

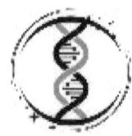

Die Sprache deiner Haut

Deine Haut - ein Spiegel deines Lebensstils

Deine Haut ist ein erstaunliches Organ, das dir jeden Tag aufs Neue zeigt, wie es dir wirklich geht. Sie ist wie eine treue Freundin, die ehrlich zu dir ist - manchmal sogar ehrlicher, als dir lieb ist. Lass uns gemeinsam entdecken, wie dein Lebensstil deine Haut prägt und wie du mit kleinen Veränderungen Großes bewirken kannst.

Dein Schlaf - die Zeit der Wunder

Die Nacht ist die Zeit, in der deine Haut zu ihrer Bestform aufläuft. Während du schläfst, läuft ein faszinierendes Regenerationsprogramm ab. Zwischen 23 und 4 Uhr morgens arbeitet deine Haut auf Hochtouren: Sie erneuert Zellen, repariert UV-Schäden und baut neue Kollagenfasern auf.

Gönnst du dir zu wenig Schlaf, ist das, als würdest du dieses natürliche Schönheitsprogramm unterbrechen. Deine Haut hat dann nicht genug Zeit, sich zu erholen. Das Ergebnis siehst du am nächsten Morgen im Spiegel: müde Augen, fahler Teint, vielleicht sogar erste Fältchen, die sich tiefer eingraben.

Bewegung - dein natürliches Anti-Aging

Wenn du dich bewegst, tust du deiner Haut einen riesigen Gefallen. Stell dir vor, jeder Schritt, jede Yoga-Pose, jede Schwimmbahn ist wie eine kleine Frischzellenkur für deine Haut. Die Durchblutung verbessert sich, Nährstoffe werden besser transportiert, und Giftstoffe schneller abtransportiert.

Nach dem Sport hast du diesen besonderen Glow - das ist kein Zufall. Deine Haut wird besser durchblutet, mit Sauerstoff versorgt und deine Glückshormone sorgen für eine gesunde Ausstrahlung von innen.

Die Umwelt und deine Haut

Tag für Tag ist deine Haut vielen Herausforderungen ausgesetzt. Stadtluft, Bildschirmarbeit, klimatisierte Räume - all das hinterlässt Spuren. Aber keine Sorge: Mit dem richtigen Schutz und der passenden Pflege kannst du deiner Haut helfen, diese Herausforderungen zu meistern.

Dein Weg zu strahlender Haut

Der Weg zu deiner besten Haut beginnt mit kleinen, aber konsequenten Schritten. Fang mit einer Sache an - vielleicht mit einem regelmäßigeren Schlafrhythmus oder täglichen Spaziergängen an der frischen Luft. Beobachte, wie deine Haut darauf reagiert. Sie wird dir dankbar sein für jede positive Veränderung.

Nach einigen Wochen wirst du Veränderungen bemerken: Dein Teint wird ebenmäßiger, deine Haut strahlender, und du fühlst dich insgesamt wohler in deiner Haut. Das Beste daran: Diese Veränderungen kommen von innen und sind dadurch besonders nachhaltig.

Der tägliche Stress - wenn deine Haut Alarm schlägt

Vielleicht kennst du diese Momente: Der Blick in den Spiegel am Morgen nach einer stressigen Woche zeigt dir sofort, dass etwas nicht stimmt. Deine Haut wirkt müde, vielleicht gerötet, die ersten Fältchen scheinen tiefer als sonst. Das ist kein Zufall - deine Haut kommuniziert mit dir.

Chronischer Stress triggert eine ganze Kaskade von Reaktionen in deinem Körper:

- das Stresshormon Cortisol schwemmt deinen Körper
- deine Zellen schalten in einen Überlebensmodus
- die Kollagenproduktion wird gedrosselt
- Entzündungsprozesse werden gefördert
- deine Hautbarriere wird durchlässiger

Das Tückische daran: Stress schleicht sich oft unbemerkt in dein Leben. Eine Frist jagt die nächsten, private Verpflichtungen häufen sich, und plötzlich zeigt dir deine Haut: Es ist zu viel.

Die magischen Nachtstunden

Während du schläfst, geschieht Erstaunliches in deiner Haut. Die Nachtstunden sind wie eine natürliche Schönheitskur:

23:00-01:00 Uhr:
- höchste Zellteilungsrate
- intensive Regeneration
- Aufbau neuer Hautproteine

01:00-03:00 Uhr:
- maximale Durchblutung
- optimale Nährstoffversorgung
- erhöhte Wirkstoffaufnahme

03:00-05:00 Uhr:
- Reparatur von DNA-Schäden
- Abbau geschädigter Zellen
- Entgiftungsprozesse

Wenn du deiner Haut diese wertvollen Regenerationsstunden raubst, hat das weitreichende Folgen:
- deine Hautbarriere schwächelt
- der Feuchtigkeitshaushalt gerät aus der Balance
- die Zellerneuerung verlangsamt sich
- freie Radikale können sich ansammeln
- die Hautalterung beschleunigt sich

Der Tanz des Lebens - Wie Bewegung deine Haut zum Strahlen bringt

Stell dir vor, dein Körper ist wie ein verzauberter Garten, und Bewegung ist der warme Frühlingsregen, der ihn zum Blühen bringt. In dem Moment, wo du beginnst dich zu bewegen, erwacht deine Haut zum Leben: Die Durchblutung steigt wie eine sanfte Flutwelle um das Vierfache an, frischer Sauerstoff durchströmt deine Hautzellen wie eine belebende Brise. Es ist, als würdest du einen inneren Frühjahrsputz starten - Nährstoffe werden wie kleine Geschenke zu jeder Zelle getragen, während Giftstoffe sanft davongetragen werden.

Mit der Zeit entfaltet sich eine wahre Verwandlung in deiner Haut. Wie ein geschickter Weber beginnt dein Körper, neue Kollagenfasern zu spinnen, die Elastizität kehrt zurück wie die Spannkraft junger Zweige im Frühling. Das Hautmikrobiom - dein persönliches Ökosystem - findet sein Gleichgewicht wie ein perfekt orchestrierter Garten.

Unsere moderne Welt ist wie ein verborgenes Labyrinth voller Herausforderungen für unsere Haut. Die Stadtluft trägt Feinstaub wie kleine Eindringlinge in unsere Poren, während Schwermetalle wie unsichtbare Schleier unsere Haut belasten. Das blaue Licht unserer digitalen Begleiter dringt tief ein wie Mondlicht zur falschen Zeit und stört den natürlichen Rhythmus unserer Hauterneuerung.

Die Transformation deiner Haut ist wie eine wundervolle Reise. Nach vier Wochen zeigen sich die ersten zarten Knospen der Veränderung - dein Hautbild verfeinert sich, ein erster gesunder Glanz erscheint wie Morgentau auf Blütenblättern. Nach acht Wochen entfaltet sich die volle Blüte: Die Konturen werden straffer, feine Linien verblassen wie Morgennebel in der Sonne. Und nach zwölf Wochen steht dein Hautgarten in voller Pracht - mit einer Ausstrahlung, die von innen kommt, wie ein perfekt gepflegter Garten im Hochsommer.

Der Schlüssel liegt in einem sanften, aber beständigen Rhythmus: Am Morgen begrüßt du deine Haut wie einen erwachenden Garten - mit sanfter Reinigung und einer belebenden Massage. Tagsüber pflegst du sie wie ein aufmerksamer Gärtner mit regelmäßigen Bewegungspausen und ausreichend Wasser. Der Abend wird zum Ritual der Regeneration - wie das sanfte Schließen der Blüten bei Sonnenuntergang.

Diese Reise zur Hautgesundheit ist wie das Hegen eines kostbaren Gartens - mit Geduld, Liebe und Beständigkeit verwandelt sich deine Haut in eine blühende Oase der Gesundheit und Schönheit. Jede Bewegung, jeder achtsame Moment ist wie ein Tropfen Wasser, der diesen Garten nährt und zum Strahlen bringt.

Deine persönliche Hautreise

Verstehe die Pflege deiner Haut als eine spannende Reise. Jeder Tag bietet dir die Chance, etwas Gutes für deine Haut zu tun. Manchmal sind es die kleinsten Veränderungen, die den größten Unterschied machen - ein Glas

Wasser mehr, zehn Minuten früher ins Bett, eine kurze Meditation in der Mittagspause.

Deine Haut ist einzigartig, genau wie du. Sie begleitet dich ein Leben lang und verdient deine Aufmerksamkeit und Pflege. Schenke ihr diese Aufmerksamkeit, und sie wird es dir mit Gesundheit und Strahlkraft danken.

Denk daran: Eine schöne Haut ist das Ergebnis vieler kleiner, täglicher Entscheidungen. Du hast es in der Hand, diese Entscheidungen zu treffen. Deine Haut wird dir zeigen, dass sich jeder Schritt in Richtung eines gesünderen Lebensstils lohnt. Doch manchmal, spricht sie durch Entzündungen, Rötungen, Pickel und Male mit uns. Kennst du, diese stillen Hilfeschreie deiner Seele?

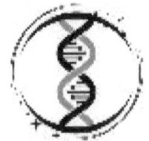

Botschaften deiner Seele - Zeichen auf der Haut

In den stillen Momenten, wenn du dein Gesicht im Spiegel betrachtest, siehst du mehr als nur Haut, Augen und Konturen. Du begegnest deiner ganzen Geschichte – jedem Lachen, jeder Träne, jeder durchwachten Nacht und jedem sonnendurchfluteten Tag. Deine Haut erzählt diese Geschichte, trägt sie wie ein lebendiges Pergament, auf dem Körper, Geist und Seele ihre unverwechselbare Signatur hinterlassen haben.
Diese drei Dimensionen deines Seins existieren nicht nebeneinander, sondern ineinander, wie die Klänge eines vollkommenen Akkords. Wenn eine Saite dieses Dreiklangs aus der Harmonie fällt, vibriert das ganze Instrument anders. Deine Haut – dieses wunderbare Grenzorgan zwischen

deinem Inneren und der Welt – spürt diese Dissonanzen als erste und offenbart sie in ihrer eigenen stillen Sprache.

Hast du schon einmal bemerkt, wie deine Haut in Zeiten tiefer Traurigkeit ihren Glanz verliert? Wie sich in Phasen der Erschöpfung Schatten unter deine Augen legen, die keine Creme dieser Welt vollständig überdecken kann? Oder wie dein Gesicht nach einem Tag voller Herzensfreude von innen zu leuchten scheint? Dies sind keine Einbildungen, sondern greifbare Manifestationen der unsichtbaren Verbindungen zwischen deinem emotionalen Erleben und den biochemischen Vorgängen in deinen Zellen.

Wenn dich Sorgen quälen, wenn Angst deine Brust verengt oder wenn schwere Gedanken deinen Geist umwölken, dann geschieht etwas Bemerkenswertes in jeder einzelnen deiner Hautzellen. Gene, die für Entzündungsreaktionen zuständig sind, werden aktiviert. Die schützende Barriere, die deine Haut umgibt, wird durchlässiger. Die feinen energetischen Rhythmen, die den Nährstofftransport und die Entgiftung regulieren, geraten aus dem Takt. Deine Haut wird verletzlicher – nicht nur metaphorisch, sondern bis in ihre tiefsten molekularen Strukturen hinein.

Doch ebenso wahr ist das Gegenteil. In Momenten tiefer Verbundenheit, wenn dein Herz vor Dankbarkeit überquillt, wenn du ganz im Hier und Jetzt ruhst oder wenn du dich mit deinem innersten Seelengrund berührst, erblüht deine Haut von innen heraus. Heilende Reparaturprozesse werden angeregt, Zellen erneuern sich schneller, das feine Gleichgewicht der Hautflora harmonisiert sich. Es ist, als würde jede einzelne Zelle aufatmen und sich entspannen – ein mikroskopisch kleines, aber in seiner Gesamtheit sichtbares Aufblühen.

Die Seele – dieses geheimnisvolle, ungreifbare Element unseres Seins – hinterlässt ihre Spuren nicht nur in lyrischen Versen oder Träumen, sondern auch in der Art, wie sich unsere DNA entfaltet. Wenn du innerlich zerrissen bist, wenn deine Werte und dein Handeln auseinanderklaffen oder wenn du den Kontakt zu deiner tieferen Bestimmung verloren hast, dann leidet nicht nur deine Psyche – diese Zerrissenheit manifestiert sich bis in die epigenetischen Schalter, die bestimmen, welche deiner Gene zum Ausdruck kommen. Chronischer spiritueller Hunger kann sich in einer fahleren, müderen Haut widerspiegeln als jeder Nährstoffmangel es vermöchte..

Berühre einmal sanft dein Gesicht. Spüre die Wärme deiner Haut unter deinen Fingerspitzen. Diese Berührung überbrückt Welten – die physische Welt der Nervenenden und Tastkörperchen, die emotionale Welt der Selbstwahrnehmung und Fürsorge, und die spirituelle Welt der Verbundenheit mit deinem tiefsten Selbst. In dieser einfachen Geste liegt eine Einladung, dich selbst ganzheitlich zu sehen und zu pflegen.

Wahre Hautpflege ist daher ein heiliger Akt der Selbstliebe, der alle Ebenen deines Seins einschließt. Sie beginnt vielleicht mit sanften Berührungen und sorgsam ausgewählten Produkten, aber sie endet nicht dort. Sie umfasst auch das achtsame Atmen, wenn sich Anspannung in deinem Körper ausbreitet. Sie beinhaltet das liebevolle Loslassen alter verletzender Gedankenmuster, die sich wie unsichtbare Narben in dein Selbstbild eingebrannt haben. Und sie schließt die Momente ein, in denen du dich mit deiner tiefsten Essenz verbindest – sei es in stillen Meditationen, in der Naturverbundenheit oder in Augenblicken echter menschlicher Begegnung.

Die epigenetische Revolution in der Hautpflege erinnert uns daran, dass unsere Zellen lauschen – nicht nur auf die Wirkstoffe, die wir äußerlich auftragen, sondern auch auf die inneren Dialoge unseres Herzens, auf die Qualität unserer Gedanken und auf die Tiefe unserer seelischen Verbundenheit. Jede Träne, die du weinst, jedes herzliche Lachen, das deinen Körper durchströmt, jeder Moment echter Präsenz hinterlässt seine Signatur nicht nur in deinen Erinnerungen, sondern auch in der Art, wie sich deine Hautzellen regenerieren und erneuern.

In diesem Licht betrachtet wird deine tägliche Hautpflegeroutine zu einem ganzheitlichen Ritual der Selbstbegegnung – ein Moment, in dem du nicht nur deinen Körper nährst, sondern auch deinen Geist ausrichtest und deine Seele berührst. Es ist ein heiliger Tanz zwischen dem Sichtbaren und dem Unsichtbaren, zwischen Materie und Bewusstsein, zwischen zeitgebundener Existenz und zeitloser Essenz.

Und während du sanft die Creme in deine Haut einstreichst, darfst du daran denken: Du pflegst nicht nur Zellen und Gewebe – du ehrst den Tempel, in dem deine einzigartige Seele wohnt. In dieser Achtsamkeit liegt vielleicht das größte Geheimnis strahlender Haut: die liebevolle Anerkennung der untrennbaren Einheit von Körper, Geist und Seele, die zusammen das Wunder ausmachen, dass du bist.

Der verborgene Dialog unserer Haut

Jede Hauterkrankung trägt eine eigene energetische Signatur und erzählt uns von den tieferen Schichten unseres Seins. Betrachten wir zunächst die **Akne** – eine Hauterscheinung, die weit mehr ist als nur eine hormonelle Störung. Auf energetischer Ebene spricht Akne oft von einem inneren Kampf mit dem Selbstbild und unterdrückten Emotionen, besonders im Bereich des Solarplexus-Chakras. Menschen mit Akne tragen häufig eine tiefe innere Frustration in sich, einen unterdrückten Wunsch nach Selbstausdruck und Anerkennung. Der Heilungsweg führt hier über die bewusste Auseinandersetzung mit dem eigenen Selbstwert und das Erlernen gesunder Selbstbehauptung.

Die **Rosazea** hingegen erzählt uns eine Geschichte von emotionaler Sensibilität und überaktiver Herzenergie. Menschen mit Rosazea sind oft hochsensibel und tragen eine tiefe Scham in sich. Ihre gerötete, reagible Haut spiegelt die Schwierigkeit wider, gesunde emotionale Grenzen zu setzen und die eigene Sensibilität als Geschenk anzunehmen. Der Weg zur Heilung führt über die behutsame Balance zwischen Selbstschutz und emotionaler Offenheit.

Bei der **Neurodermitis** begegnen wir einem tiefen Thema von Urvertrauen und Geborgenheit. Die juckende, brennende Haut spricht von einer Störung im Wurzelchakra, von unerfüllten Grundbedürfnissen nach Sicherheit und Schutz. Oft finden wir hier frühe Verletzungen der Geborgenheit oder ein fehlendes Gefühl von "Zuhause sein" in der Welt. Die Heilung erfordert eine sanfte Wiederherstellung des Urvertrauens und die Entwicklung einer sicheren inneren Basis.

Weitere Manifestationen unserer Hautgeschichten

Die **Psoriasis** offenbart uns ein tiefes Thema von kreativem Ausdruck und unterdrückter Lebensenergie. Im Sakral Chakra gespeicherte Blockaden zeigen sich hier als schuppende, sich ständig erneuernde Hautareale. Der Perfektionismus und Kontrollzwang, der oft mit Psoriasis einhergeht, weicht im Heilungsprozess einer befreienden kreativen Energie und echtem Selbstausdruck.

Pigmentstörungen wie Vitiligo sprechen von einer tiefgreifenden Identitätssuche und dem Gefühl des Andersseins. Sie sind oft verbunden mit dem Kronenchakra und unserer spirituellen Verbindung. Der Heilungsweg führt hier über die Integration verschiedener Persönlichkeitsanteile und die Akzeptanz der eigenen Einzigartigkeit.

Die stille Sprache deiner Haut: Was Falten und Trockenheit uns wirklich erzählen

Hast du dich jemals gefragt, ob die feinen Linien in deinem Gesicht mehr sind als nur Zeichen der Zeit? Ob die Trockenheit deiner Haut von mehr erzählt als nur von Witterung und Genetik? Deine Haut flüstert Geheimnisse – Geschichten deiner Seele, deiner Freuden und Schmerzen, deiner tiefsten Sehnsüchte und unerfüllten Bedürfnisse.

Jene zarten Fältchen um deine Augen – sie sind keine Makel, sondern kostbare Zeugnisse gelebter Freude. Sie erzählen von Momenten, in denen dein Lachen so tief aus deinem Inneren kam, dass es dein ganzes Gesicht zum Strahlen brachte. Sie sind die bleibenden Spuren deines Glücks, eingewoben in das lebendige Gewebe deiner Haut. Wenn du sie berührst, berührst du Erinnerungen an Sonnenuntergänge, die dein Herz weiteten, an Begegnungen, die deine Seele nährten, an Augenblicke reiner Lebendigkeit.

Die vertikalen Linien zwischen deinen Augenbrauen tragen andere Geschichten. Sie sprechen von Zeiten, in denen du mit dem Leben gerungen hast, von Momenten tiefer Konzentration und manchmal auch von jenen dunklen Nächten, in denen Sorgen deinen Schlaf raubten. Diese Falten sind keine Feinde – sie sind ehrliche Chronisten deiner Reise, deiner Kämpfe und deiner Stärke. Sie zeugen davon, dass du nicht nur gelebt, sondern wirklich gefühlt hast.

Und dann ist da diese Trockenheit, diese feine Spannung auf deiner Haut, die nach Feuchtigkeit dürstet. Könnte es sein, dass sie von mehr spricht als nur von fehlendem Wasser und Lipiden? Vielleicht flüstert sie auch von jenen versteckten Plätzen in deiner Seele, die nach Erfrischung lechzen, nach Inspiration, nach dem belebenden Regen neuer Erfahrungen und Verbindungen.

In Zeiten emotionaler Dürre, wenn das Leben seine Farben zu verlieren scheint und die Tage in grauer Monotonie verschwimmen, spiegelt unsere Haut oft diesen inneren Zustand wider. Sie wird matter, verliert an Elastizität und Leuchtkraft – als würde sie gemeinsam mit unserer Seele um Lebendigkeit und Fülle trauern. Es ist, als verstünde sie intuitiv, was in uns vorgeht, und trüge diese stille Wahrheit nach außen, wo sie in der Sprache von Trockenheit und fehlender Vitalität von unserem inneren Zustand erzählt.

Wie oft haben wir versucht, diese Botschaften zum Schweigen zu bringen – mit teuren Cremes, mit invasiven Behandlungen, mit verzweifelten Versuchen, das Unaufhaltsame aufzuhalten. Doch was, wenn wir stattdessen zuhören würden? Was, wenn wir in diesen vermeintlichen "Makeln" Einladungen erkennen könnten – Einladungen zu einer tieferen Begegnung mit uns selbst?

Die Lachfalten könnten uns fragen: Wann hast du zuletzt aus vollem Herzen gelacht? Die Stirnfalten könnten uns sanft erinnern: Ist es Zeit, alte Sorgen loszulassen und deinem Geist Ruhe zu gönnen? Und die trockenen Stellen könnten flüstern: Welche Quellen der Inspiration und Freude in deinem Leben sind versiegt und warten darauf, wieder entdeckt zu werden?

In einer Kultur, die uns lehrt, gegen jedes Zeichen des Alterns anzukämpfen, liegt eine tiefe Weisheit und Befreiung darin, unsere Falten als heilige Landkarte unserer Seelenreise zu begreifen. Sie zeigen, dass wir nicht nur existiert, sondern wahrhaftig gelebt haben. Sie bezeugen unsere Fähigkeit, zu fühlen – die Höhen und Tiefen, die Freuden und Schmerzen, die zusammen das reiche Spektrum menschlicher Erfahrung bilden.

Und vielleicht liegt in dieser Perspektive ein Schlüssel zu einer tieferen Art von Schönheit – einer Schönheit, die nicht von Makellosigkeit spricht, sondern von Authentizität. Von einem Leben, das seine Spuren hinterlassen durfte. Von einer Seele, die durch die Haut hindurchschimmert und ihr jene unbeschreibliche Ausstrahlung verleiht, die keine noch so perfekte Oberfläche jemals besitzen könnte.

Wenn du das nächste Mal vor dem Spiegel stehst und eine neue Linie entdeckst oder trockene Stellen bemerkst, halte einen Moment inne. Statt sofort nach einer "Lösung" zu suchen, frage dich: Welche Geschichte möchte mir meine Haut erzählen? Welche Weisheit liegt in dieser Falte, welche Sehnsucht in dieser Trockenheit? Und vielleicht beginnst du zu verstehen, dass wahre Hautpflege nicht nur äußerliche Anwendung bedeutet, sondern auch inneres Lauschen, Selbstmitgefühl und die liebevolle Annahme deiner ganzen Geschichte – Falte für Falte, Zelle für Zelle.

Weißt du - Deine Haut trägt nicht nur deine DNA, sie trägt auch deine Seele. In jedem Lächeln, jeder Träne, jedem nachdenklichen Blick hinterlässt dein inneres Leben seine Spuren auf dieser lebendigen Leinwand. Lass uns diese Spuren nicht fürchten oder bekämpfen, sondern sie als das erkennen, was sie wirklich sind: die schönste Poesie, die deine Seele jemals geschrieben hat.

Die energetische Heilungsreise

Der Weg zur Heilung von Hauterkrankungen erfordert einen ganzheitlichen Ansatz, der die energetischen und emotionalen Ebenen einbezieht. Zentral ist dabei das Verständnis, dass jedes Hautbild eine Botschaft trägt und einen Weg zur Transformation weist.

Heilende Praktiken können dabei verschiedene Formen annehmen:

- Die sanfte Berührung in der Körperarbeit
- Der bewusste Atem als Brücke zwischen Körper und Seele
- Meditation zur Harmonisierung der Chakren

Heilende Kräuter und ätherische Öle in der energetischen Hautpflege

Die Kraft der Pflanzen unterstützt die energetische Heilung der Haut auf besondere Weise. Jedes Kraut und jedes ätherische Öl trägt seine eigene Schwingung und energetische Signatur, die gezielt eingesetzt werden kann.

Bei Akne arbeiten wir mit der klärenden Kraft des Salbeis, der alte emotionale Verletzungen löst und das Solarplexus-Chakra stärkt. Teebaumöl unterstützt nicht nur antibakteriell, sondern hilft auch dabei, energetische Grenzen zu setzen. Lavendel beruhigt die aufgewühlten Emotionen und bringt die Energie wieder in Balance.

Für die sensible Rosazea - Haut sind sanfte, kühlende Pflanzenhelfer ideal. Rosenwasser trägt die hohe Schwingung der Liebe und Selbstannahme. Kamille harmonisiert das überaktive Herzchakra, während Immortelle die energetischen Schutzschichten der Haut stärkt.

Bei Neurodermitis kommen erdende Kräuter zum Einsatz. Johanniskraut, als Öl angewendet, stärkt das Wurzelchakra und bringt Licht in die Zellerinnerung. Nachtkerzenöl nährt nicht nur die Haut, sondern auch das innere Kind mit seinem Bedürfnis nach Geborgenheit. Sheabutter trägt die afrikanische Erdenergie und hilft beim Aufbau einer stabilen energetischen Basis.

Für Psoriasis wählen wir Pflanzenhelfer, die die stockende Energie wieder zum Fließen bringen. Mahonie als Tee oder Tinktur löst alte Blockaden, während Kürbiskernöl die kreative Lebensenergie aktiviert. Das ätherische Öl der Myrrhe unterstützt die spirituelle Reinigung und Transformation.

Bei Vitiligo und anderen Pigmentstörungen arbeiten wir mit Pflanzen, die das Kronenchakra harmonisieren. Das heilige Basilikum (Tulsi) öffnet die oberen Chakren für spirituelle Führung. Sandelholzöl erdet diese hohen Energien und hilft bei der Integration. Gingko als Tee unterstützt die Durchblutung und den Energiefluss zu den betroffenen Hautarealen.

Generell für die Hautgesundheit empfehlen sich:

- Brennnessel als Tee oder Tinktur für die Entgiftung und energetische Reinigung
- Ringelblume zur Harmonisierung des Energieflusses in der Haut
- Wildrosenöl zum Öffnen des Herzens und für tiefe Selbstliebe
- Lemongras für die energetische Klärung und Vitalisierung
- Neroli zur Aktivierung der Selbstheilungskräfte und zum Ausgleich des Nervensystems

In der Anwendung ist es wichtig, auf die eigene Intuition zu hören. Die Pflanze, zu der wir uns hingezogen fühlen, trägt oft genau die Energie, die wir in diesem Moment für unsere Heilung brauchen. Dabei können die Pflanzenhelfer sowohl innerlich als Tee oder Tinktur als auch äußerlich als Öle oder Kompressen angewendet werden.

Die Kraft der Pflanzen entfaltet sich besonders stark, wenn wir sie mit Achtsamkeit und in einem bewussten Ritual anwenden. Ein Segensspruch oder ein Moment der Dankbarkeit vor der Anwendung verstärkt ihre heilende Wirkung auf allen Ebenen.

Energetische Rezepturen für verschiedene Hautbilder

Ausgleichende Ölmischung für Rosazea:

- 30 ml Johanniskrautöl als Basis
- 3 Tropfen echtes Rosenöl (Rosa damascena)
- 4 Tropfen römische Kamille
- 2 Tropfen Immortelle Diese Mischung trägt die harmonisierende Energie der Rose, verbunden mit der erdenden Kraft des Johanniskrauts. Am besten abends nach einem kühlenden Gesichtswasser sanft einklopfen.

Stärkende Essenz für Neurodermitis:

- 50 ml Nachtkerzenöl
- 20 ml Mandelöl
- 5 Tropfen Lavendel
- 3 Tropfen Weihrauch

- 2 Tropfen Neroli Diese Komposition stärkt die Hautbarriere energetisch und emotional. Morgens und abends nach dem Duschen auf noch leicht feuchte Haut auftragen.

Transformierende Mischung bei Akne:
- 30 ml Jojobaöl
- 10 ml Hagebuttenkernöl
- 4 Tropfen Teebaumöl
- 3 Tropfen Salbei
- 2 Tropfen Bergamotte Diese Mischung unterstützt die Transformation alter emotionaler Muster. Abends nach der Reinigung sanft einmassieren.

Psoriasis-Balsamöl:
- 40 ml Schwarzkümmelöl
- 20 ml Hanföl
- 4 Tropfen Myrrhe
- 3 Tropfen Weihrauch
- 2 Tropfen Zeder Diese Mischung löst energetische Stagnation und unterstützt den Erneuerungsprozess der Haut.

Weitere bedeutsame Pflanzenhelfer und ihre energetischen Signaturen
Die Rose (Rosa damascena) verkörpert die höchste Form der Herzensenergie. Sie ist mehr als nur eine Pflanze – sie ist ein energetischer Schlüssel zur Selbstliebe und inneren Transformation. Auf der Haut wirkt sie als feiner energetischer Schleier, der alte emotionale Verletzungen sanft heilt und die Schwingung der bedingungslosen Liebe trägt. Besonders wertvoll ist sie bei Narben, die nicht nur physisch, sondern auch emotional heilen müssen.

Das Veilchen (Viola odorata) trägt die zarte Energie der Bescheidenheit und inneren Schönheit. Es hilft besonders sensiblen Menschen, ihre Empfindsamkeit als Geschenk anzunehmen. Seine kühlende, beruhigende Energie ist ideal für gereizte, entzündete Hautzustände und emotionale

Überhitzung. Das Veilchen lehrt uns, dass wahre Schönheit von innen kommt und keiner äußeren Bestätigung bedarf.

Ashwagandha (Withania somnifera), die ayurvedische Königin der Heilpflanzen, wirkt tief auf das endokrine System und damit auf die feinstoffliche Energieverteilung im Körper. Sie harmonisiert den Hormonhaushalt und stärkt gleichzeitig die energetische Widerstandskraft der Haut. Innerlich angewendet, hilft sie bei stressbedingten Hautproblemen und unterstützt die Regeneration auf zellulärer Ebene.

Artemisia annua (Einjähriger Beifuß) ist ein kraftvoller energetischer Reiniger. Diese Pflanze trägt die Energie der weiblichen Kriegerin und hilft, energetische Parasiten und blockierende Energien aus dem System zu lösen. Bei Hautproblemen, die einen parasitären oder pilzartigen Charakter haben, kann sie sowohl innerlich als auch äußerlich eingesetzt werden. Ihre hohe Schwingung unterstützt die energetische Immunität.

Wildrosenblüten (Rosa canina) tragen die ursprüngliche, wilde Kraft der Selbstliebe. Anders als ihre kultivierte Schwester Rosa damascena, hilft die Wildrose besonders bei der Entwicklung von Selbstakzeptanz und dem Annehmen der eigenen wilden, ungezähmten Natur. Ihre Energie unterstützt bei Hautproblemen, die mit mangelndem Selbstwert und übertriebener Selbstkritik zusammenhängen.

Calendula (Ringelblume) ist nicht nur eine Heilpflanze für die Haut, sondern auch ein Lichtbringer auf energetischer Ebene. Sie trägt die Energie der Sonne und hilft, diese Lichtqualität in jede Zelle zu bringen. Bei Hautproblemen, die mit Lichtmangel oder saisonaler Depression zusammenhängen, ist sie ein wichtiger Verbündeter.

Besondere Bedeutung kommt auch den Meridianen zu, den energetischen Leitbahnen unseres Körpers. Sie verbinden verschiedene Hautareale mit den entsprechenden Organsystemen und zeigen uns, wie Hautprobleme oft in einem größeren systemischen Zusammenhang stehen.

Die karmische Dimension

Nicht selten finden wir in Hauterkrankungen auch generationsübergreifende Themen und karmische Aspekte. Familienmuster und alte Glaubenssysteme können sich in wiederkehrenden Hautproblemen manifestieren. Das Erkennen und Lösen dieser tieferen Schichten kann ein wichtiger Schlüssel zur Heilung sein.

Die Meridiane und ihre Bedeutung für die Hautgesundheit

Die Meridiane, diese unsichtbaren Energiebahnen unseres Körpers, spielen eine zentrale Rolle im Verständnis und in der Behandlung von Hauterkrankungen. Sie sind wie Flüsse der Lebensenergie (Qi), die bestimmte Hautareale mit entsprechenden Organsystemen verbinden und deren Gleichgewicht maßgeblich die Gesundheit unserer Haut beeinflusst.

Der Lungen-Meridian steht in enger Verbindung mit unserer Haut, die in der Traditionellen Chinesischen Medizin auch als "drittes Lungenpaar" bezeichnet wird. Hautprobleme im Bereich der Wangen und des oberen Brustkorbs weisen oft auf Störungen in diesem Meridian hin. Hier manifestieren sich häufig Themen wie Trauer, nicht verarbeitete Verluste oder ein Gefühl von Enge.

Der Dickdarm-Meridian, der eng mit dem Lungen-Meridian verbunden ist, spiegelt sich besonders im Gesicht wider. Hautprobleme entlang dieses Meridians – etwa im Bereich der Nase, der Wangen und des Kinns – sprechen oft von Schwierigkeiten beim Loslassen, sei es auf körperlicher oder emotionaler Ebene.

Der Milz-Meridian beeinflusst maßgeblich die Qualität unseres Bindegewebes und damit auch die Spannkraft der Haut. Störungen in diesem Meridian zeigen sich oft in Form von Ödemen, schwammigem Gewebe oder mangelnder Hautstraffheit. Auf der emotionalen Ebene geht es hier um Themen wie Selbstwert und die Fähigkeit, Nährendes aufzunehmen.

Der Leber-Meridian spielt eine zentrale Rolle bei der Entgiftung und Regeneration der Haut. Hautprobleme, die sich nachts verschlimmern oder einen wandernden Charakter haben, weisen oft auf Störungen in diesem Meridian hin. Emotional geht es hier um unterdrückte Wut und das Bedürfnis nach freiem Energiefluss.

Besonders interessant sind die zeitlichen Aspekte der Meridiane. Jeder Meridian hat seine Hauptaktivitätszeit:

- Lungen-Meridian: 3-5 Uhr (Hautregeneration)
- Dickdarm-Meridian: 5-7 Uhr (Ausleitung)
- Magen-Meridian: 7-9 Uhr (Nährstoffaufnahme)
- Milz-Meridian: 9-11 Uhr (Stoffwechselaktivität)
- Herz-Meridian: 11-13 Uhr (Durchblutung)
- Dünndarm-Meridian: 13-15 Uhr (Nährstoffverarbeitung)
- Blasen-Meridian: 15-17 Uhr (Entgiftung)
- Nieren-Meridian: 17-19 Uhr (Regeneration)
- Perikard-Meridian: 19-21 Uhr (emotionale Balance)
- Dreifach-Erwärmer: 21-23 Uhr (Harmonisierung)
- Gallenblasen-Meridian: 23-1 Uhr (Entgiftung)
- Leber-Meridian: 1-3 Uhr (Regeneration)

Diese Zeiten können uns wichtige Hinweise auf die Ursachen von Hautproblemen geben. Verschlimmern sich Symptome zu bestimmten Tageszeiten, liegt oft eine Störung im entsprechenden Meridian vor.

Cellulite (Orangenhaut)

Cellulite ist eine strukturelle Veränderung des Unterhautfettgewebes, die besonders bei Frauen auftritt. Aus energetischer Sicht zeigt sie eine Stagnation im Fluss der Körperenergien, besonders in den Bereichen des Milz- und Nierenmeridianes. Die charakteristische "Orangenhaut" entsteht durch:

- Veränderungen in der Struktur des Bindegewebes
- Einlagerungen von Lymphflüssigkeit
- Verlangsamten Stoffwechsel im Gewebe
- Hormonelle Einflüsse (besonders Östrogen)

Energetisch betrachtet spiegelt Cellulite oft:

- Blockaden im Energiefluss
- Emotionale Stauungen
- Unverarbeitete Gefühle
- Probleme mit Selbstakzeptanz

Besenreiser

Besenreiser sind erweiterte, oberflächlich verlaufende kleine Venen, die sich netzartig unter der Haut abzeichnen. Energetisch zeigen sie eine Schwäche im Milz- und Lebermeridian sowie eine Disharmonie im Blutfluss. Sie entstehen durch:

- Venenschwäche
- Hormonelle Einflüsse
- Durchblutungsstörungen
- Stauungen im Energiefluss

Energetisch betrachtet spiegeln Besenreiser oft:

- Emotionale Belastungen
- Unterdrückte Lebensenergie
- Schwierigkeiten mit dem "eigenen Weg"
- Probleme mit Abgrenzung

Ergänzende Behandlung für beide Hautbilder:

- Regelmäßige Bewegung aktiviert den Energiefluss
- Bürstenmassagen unterstützen die Durchblutung
- Wechselduschen stärken das Gewebe
- Lymphdrainage kann zusätzlich unterstützen

Die energetische Bedeutung der Hautregionen
Gesichtsregionen und ihre Botschaften:

- Stirn: Verbunden mit dem Blasenmeridian, spiegelt geistige Belastungen und Stress. Hautprobleme hier zeigen oft übermäßiges Denken oder unterdrückte Ängste.
- Schläfen: Bereich des Gallenblasenmeridians, zeigt Spannungen durch Entscheidungskonflikte.

- Wangen: Verbunden mit dem Magenmeridian, reflektiert Verdauung und emotionale Verarbeitung.
- Kinn/Kiefer: Bereich des Gallenblasen- und Magenmeridians, zeigt unterdrückte Wut oder Frustration.

Körperregionen und ihre energetische Bedeutung:

- Nacken/Schultern: Energetische Bedeutung: Trägt die "Lasten des Lebens", zeigt Verantwortungsdruck Betroffene Meridiane: Blasen- und Gallenblasenmeridian
- Oberer Rücken: Energetische Bedeutung: Emotionale Unterstützung, "Rückendeckung" Betroffene Meridiane: Blasen- und Lungenmeridian
- Brustbereich: Energetische Bedeutung: Emotionale Öffnung, Selbstliebe Betroffene Meridiane: Lungen-, Herz- und Perikardmeridian
- Bauchregion: Energetische Bedeutung: Verarbeitung von Erfahrungen, Urvertrauen Betroffene Meridiane: Magen-, Milz- und Nierenmeridian
- Unterarme/Hände: Energetische Bedeutung: Kontakt, Kommunikation, Handeln Betroffene Meridiane: Lungen-, Dickdarm-, Herz- und Perikardmeridian
- Beine: Energetische Bedeutung: Vorwärtskommen, Stabilität, Erdung Betroffene Meridiane: Magen-, Milz-, Nieren- und Lebermeridian

Diese ganzheitliche Betrachtung ermöglicht eine tiefgreifende Behandlung, die über die reine Symptombehandlung hinausgeht.

Wichtiger Hinweis

Alle in diesem Kapitel beschriebenen Informationen, Behandlungsmöglichkeiten und Empfehlungen dienen als ergänzende Unterstützung und Orientierung für deine Hautgesundheit. Sie basieren auf traditionellem Heilwissen und energetischen Behandlungsansätzen.

Diese Informationen ersetzen jedoch keinesfalls:
- Deinen Besuch beim Arzt oder Heilpraktiker
- Eine professionelle medizinische Diagnose
- Die dir verschriebene medizinische Behandlung
- Die fachliche Beurteilung deiner individuellen Situation

Besonders bei:
- Akuten oder schweren Hautproblemen
- Plötzlich auftretenden Veränderungen
- Unklaren oder sich verschlimmernden Symptomen
- Allergischen Reaktionen
- Hautveränderungen, die dir Sorgen bereiten

solltest du umgehend medizinische Hilfe in Anspruch nehmen. Die hier beschriebenen energetischen Behandlungsansätze verstehen sich als komplementäre Unterstützung deiner Hautgesundheit und können parallel zur schulmedizinischen Behandlung angewendet werden - immer in Absprache mit deinen behandelnden Therapeuten.

Deine Gesundheit steht an erster Stelle - nutze die hier beschriebenen Methoden als wertvolle Ergänzung zu einer professionellen medizinischen Betreuung.
- Die Punkte immer beidseitig behandeln
- Morgens aktivierender, abends beruhigender arbeiten
- Bei Entzündungen die Punkte nur sanft halten
- Die Behandlung der Punkte mit passenden ätherischen Ölen kombinieren
- Auf die eigene Intuition hören - welche Punkte sich "richtig" anfühlen
- Regelmäßigkeit ist wichtiger als Intensität

Die Behandlung über die Meridiane kann auf verschiedene Weise erfolgen:
- Akupressur der entsprechenden Punkte
- Sanftes Ausstreichen der Meridianverläufe
- Gezielte Anwendung von ätherischen Ölen entlang der Meridiane
- Energetische Klopftechniken

- Bewusstes Atmen in die entsprechenden Körperregionen

Für die Hautpflege bedeutet dies, dass wir die Tageszeiten bewusst nutzen können:

- Morgens (5-7 Uhr): Ideal für reinigende Behandlungen
- Vormittags (9-11 Uhr): Beste Zeit für nährende Pflege
- Nachmittags (15-17 Uhr): Günstig für entgiftende Masken
- Abends (21-23 Uhr): Optimal für regenerierende Treatments

Der Weg zur Integration

Die wahre Heilung von Hauterkrankungen liegt in der Integration aller Ebenen – der physischen, emotionalen, energetischen und spirituellen. Jede Hauterscheinung lädt uns ein, tiefer in uns hineinzuhorchen und die verborgenen Botschaften zu entschlüsseln.

In der liebevollen Annahme unserer Haut als Spiegel unserer Seele und in der geduldigen Arbeit mit den zugrundeliegenden Themen liegt der Schlüssel zu einer nachhaltigen Transformation. Dabei ist jeder Heilungsweg so individuell wie der Mensch selbst, und jede Hautgeschichte erzählt von einem einzigartigen Weg zur Ganzheit.

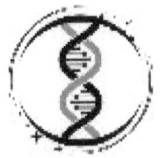

Entgiften - Sinnvoll oder Unsinn?

Die Wahrheit über Entgiftung - Eine Reise in die Tiefen unseres Bindegewebes

Der Pischinger Raum - Das verborgene Universum

Tief in unserem Körper, zwischen Zellen und Gefäßen, liegt ein faszinierendes System, das der österreichische Wissenschaftler Alfred Pischinger entdeckte: die Grundsubstanz, heute auch als extrazelluläre Matrix bekannt. Stelle dir diesen Raum wie ein komplexes Verkehrsnetz vor, durch das lebenswichtige Informationen, Nährstoffe und Abbauprodukte transportiert werden. Es ist ein dynamisches System aus Kollagenfasern, Proteoglykanen und Glykosaminoglykanen, das wie ein lebendiges Meer alle unsere Zellen umspült.

Die Bedeutung für unsere Haut

Dieses faszinierende System spielt eine Schlüsselrolle für unsere Hautgesundheit. Wie ein hocheffizientes Transportsystem verbindet es alle Hautzellen mit dem Stoffwechsel- und Immunsystem. Hier entscheidet sich, wie gut Nährstoffe ihre Ziele erreichen und wie effektiv Abbauprodukte abtransportiert werden. Die Qualität dieses Systems beeinflusst direkt unsere Hautgesundheit, Regenerationsfähigkeit und Alterungsprozesse.

Der Mythos der "Entschlackung"

Der populäre Begriff der "Entschlackung" ist wissenschaftlich betrachtet irreführend. Unser Körper verfügt über hocheffiziente eigene Entgiftungssysteme - Leber, Nieren, Lunge, Darm und auch die Haut selbst. Was wir jedoch tun können, ist diese natürlichen Systeme optimal zu unterstützen. Es geht nicht um "Entschlackung", sondern um die Optimierung unserer körpereigenen Reinigungsprozesse.

Das Säure-Basen-Gleichgewicht

In der Grundsubstanz spielt der pH-Wert eine entscheidende Rolle. Wie ein empfindliches Ökosystem reagiert das Gewebe auf Verschiebungen im Säure-Basen-Haushalt. Eine übermäßige

Säurebelastung kann die Funktion der extrazellulären Matrix beeinträchtigen und zu einer verlangsamten Entgiftung führen.

Die praktische Unterstützung Um dieses wichtige System zu unterstützen, können wir verschiedene Strategien nutzen:

1. Bewegung:
   - Aktiviert den Lymphfluss
   - Verbessert die Mikrozirkulation
   - Unterstützt den Abtransport von Stoffwechselprodukten
2. Ernährung:
   - Basenreiche Kost
   - Ausreichend Antioxidantien
   - Viel reines Wasser
   - Unterstützende Bitterstoffe
3. Manuelle Techniken:
   - Faszienmassage
   - Lymphdrainage
   - Bindegewebsmassage
   - Trockenbürsten
4. Stressreduktion:
   - Entspannungstechniken
   - Ausreichend Schlaf
   - Atemübungen und Meditation

Die sanfte Kunst der Lymphaktivierung - Eine natürliche Entgiftung

Das Lymphsystem ist eng mit dem Pischinger Raum verbunden. Wie ein natürliches Reinigungssystem sammelt es Stoffwechselprodukte und transportiert sie ab. Eine gesunde Lymphzirkulation ist essenziell für eine funktionierende Grundsubstanz.

Der morgendliche Lymphgruß

Beginne deinen Tag mit einer sanften Aktivierung deines Lymphsystems, am besten noch vor dem Aufstehen oder direkt nach dem Erwachen. Stelle dir vor, du weckst einen schlafenden Fluss - behutsam und mit respektvollen Bewegungen.

Die Basis-Lymphübungen

Die Halsbewegung

Lege dich entspannt auf den Rücken. Stelle dir vor, dein Kopf schwebt wie eine leichte Feder. Drehe ihn nun ganz sanft und langsam von einer Seite zur anderen. Diese Bewegung aktiviert die Lymphknoten im Halsbereich - die wichtigsten Sammelpunkte deines Lymphsystems. Wiederhole dies 10–12-mal, so sanft wie möglich.

Die Pumpatmung

Atme tief in deinen Bauch. Beim Einatmen wölbt sich der Bauch wie eine sanfte Welle nach oben, beim Ausatmen sinkt er zurück. Diese Bewegung ist wie eine natürliche Massage für dein Lymphsystem. Das Zwerchfell arbeitet dabei wie eine sanfte Pumpe. Praktiziere dies für 5-10 Atemzüge.

Die Fußpumpe

Im Liegen oder Sitzen bewegst du deine Füße wie bei einem sanften Tanz: Ziehe die Fußspitzen zu dir heran und strecke sie wieder weg. Diese Bewegung aktiviert die Lymphpumpen in deinen Beinen. Stelle dir vor, wie mit jeder Bewegung frische Energie nach oben fließt. 20-30 Wiederholungen pro Fuß.

Die stehenden Übungen

Der Lymphtanz - Stelle dich hüftbreit hin und beginne, sanft auf der Stelle zu wippen - wie ein Baum im leichten Wind. Diese kleine Bewegung aktiviert das gesamte Lymphsystem. Steigere langsam auf leichtes Hüpfen, wenn es sich gut anfühlt. 2-3 Minuten.

Die Armkreise - Stehe aufrecht und kreise deine Arme sanft nach vorne und hinten - wie die Flügel einer Windmühle. Diese Bewegung aktiviert die Lymphknoten in den Achseln. Beginne langsam und steigere das Tempo behutsam. 1-2 Minuten.

Spezielle Gesichtsübungen
Die Lymph-Streichungen
Mit sanftem Druck streichst du von der Gesichtsmitte nach außen:
- Von der Nasenwurzel zu den Schläfen
- Von den Mundwinkeln zu den Ohren
- Vom Kinn zum Haaransatz Jede Bewegung ist wie ein sanfter Fluss, der Stauungen löst.

Unterstützende Maßnahmen
Trockenbürsten
Vor dem Duschen den ganzen Körper sanft mit einer Naturborstenbürste bürsten:
- Immer in Richtung Herz
- Mit sanftem Druck
- Beginne an den Füßen
- Arbeite dich nach oben

Wechselduschen
Beende deine Dusche mit Wechselduschen:
- Warm beginnen (3-5 Minuten)
- Kalt beenden (30 Sekunden)
- Dreimal wiederholen
- Immer mit kalt beenden

Der tägliche Rhythmus
Integriere diese Übungen in deinen Tagesablauf:
- Morgens: Grundübungen im Bett
- Vormittags: Stehende Übungen als Pausengymnastik
- Abends: Sanfte Gesichtsübungen

Wichtige Hinweise
- Alle Bewegungen sanft und ohne Kraft ausführen
- Auf angenehme Temperatur achten

- Ausreichend Wasser trinken
- Bei Krankheiten erst Rücksprache mit dem Arzt halten
- Auf die Signale deines Körpers hören

Diese Übungen sind wie eine liebevolle Umarmung für dein Lymphsystem. Regelmäßig praktiziert, unterstützen sie die natürliche Entgiftung deines Körpers und fördern ein strahlendes, vitales Hautbild.

Die zeitliche Dimension

Die Regeneration der Grundsubstanz ist ein kontinuierlicher Prozess:
Kurzfristig (1-2 Wochen):
- Verbesserte Durchfeuchtung
- Aktivierter Lymphfluss
- Erste sichtbare Hautverbesserungen

Mittelfristig (2-3 Monate):
- Optimierte Stoffwechselprozesse
- Verbesserte Gewebequalität
- Strafferes Hautbild

Langfristig (ab 3 Monaten):
- Nachhaltige Verbesserung der Matrixqualität
- Optimierte Zellfunktionen
- Gesteigerte Hautgesundheit

Die ganzheitliche Perspektive

Die Gesundheit des Pischinger Raums ist ein Spiegel unseres gesamten Lebensstils. Eine nachhaltige Unterstützung dieses Systems erfordert einen ganzheitlichen Ansatz, der Bewegung, Ernährung, Stressmanagement und gezielte Pflegemaßnahmen vereint.

Die wahre "Entgiftung" liegt also nicht in kurzfristigen Detox-Kuren, sondern in der kontinuierlichen Unterstützung unserer körpereigenen Reinigungssysteme und der Optimierung der Grundsubstanz. Dies ist ein sanfter, aber nachhaltiger Weg zu verbesserter Gesundheit und Hautqualität.

Die Herzensverbindung

Bei all dieser Innovation gibt es ein Verbindungsglied, das niemals wegfällt... DEINE KOSMETIKERIN. Denn, stell dir mal vor...

...... du betrittst einen Raum, in dem die Zeit eine andere Bedeutung bekommt. Sanfte Musik umhüllt dich wie ein warmer Mantel, dezenter Duft von ätherischen Ölen entspannt deine Sinne. Hier beginnt deine Reise zu gesunder, strahlender Haut.

Deine Kosmetikerin begrüßt dich mit einem warmen Lächeln. Sie nimmt sich Zeit, wirklich Zeit, um dich und deine Haut kennenzulernen. Ihre Fragen sind präzise und aufmerksam - sie möchte verstehen, was deine Haut dir sagt, was sie benötigt, wonach sie sich sehnt.

Unter der Lupenlampe betrachtet sie deine Haut mit geschultem Blick. Ihre sanften Finger ertasten behutsam die verschiedenen Bereiche deines Gesichts. Du spürst: Hier bist du in kompetenten Händen. Hier wird deine Haut wirklich verstanden.

Die Behandlung beginnt mit einer sanften Reinigung. Es fühlt sich an, als würde jeder Stress des Tages weggewischt. Die Produkte, die sie verwendet, sind sorgfältig auf deine Hautbedürfnisse abgestimmt. Du riechst die hochwertigen Inhaltsstoffe, spürst die angenehmen Texturen. Keine aggressive Reinigung, kein unangenehmes Ziehen - nur das Gefühl von Frische und Reinheit.

Während der Behandlung erklärt sie dir in ruhigen Worten, was sie tut und warum. Du lernst deine Haut besser kennen, verstehst plötzlich Zusammenhänge, die dir vorher nie bewusst waren. Jeder Handgriff hat einen Grund, jedes Produkt seine spezielle Aufgabe.

Die Massage ist wie eine sanfte Meditation. Geübte Hände lösen Spannungen, von denen du nicht einmal wusstest, dass sie existieren. Deine Gesichtsmuskeln entspannen sich, die Durchblutung wird sanft angeregt. Du spürst, wie deine Haut die nährenden Wirkstoffe aufnimmt.

Am Ende der Behandlung fühlst du dich wie neugeboren. Deine Haut strahlt von innen heraus, sie fühlt sich geschmeidig und vital an. Aber das ist erst der Anfang. Deine Kosmetikerin bespricht mit dir deine persönliche Pflegeroutine für zu Hause. Sie wählt Produkte aus, die perfekt zu deinen Hautbedürfnissen passen - keine überladene Routine, sondern ein durchdachtes Konzept.

Du gehst nach Hause mit mehr als nur gepflegter Haut. Du hast ein neues Verständnis für die Bedürfnisse deiner Haut gewonnen. Die Produkte in deiner Hand sind wie Schlüssel zu anhaltender Hautgesundheit, und du weißt genau, wie du sie einsetzen musst.
Am nächsten Tag bemerkst du, wie deine Haut sich weiter verbessert. Deine Pflegeroutine fühlt sich nicht wie eine Pflicht an, sondern wie ein entspannendes Ritual. Du siehst im Spiegel, wie deine Haut Tag für Tag vitaler und strahlender wird.

Und das Beste: Du weißt, dass dies erst der Beginn deiner Reise ist. Bei jedem Besuch wird deine Kosmetikerin die Behandlung, an die sich verändernden Bedürfnisse deiner Haut anpassen. Sie begleitet dich auf dem Weg zu deiner besten Haut - nicht für einen Tag, sondern für immer. Denn sie ist – eine Beauty Alchemistin.

Dies ist mehr als Hautpflege. Es ist eine Investition in dich selbst, in dein Wohlbefinden, in deine Ausstrahlung. Es ist der Beginn einer wunderbaren Beziehung - zu deiner Kosmetikerin und zu deiner Haut. Genau deswegen ist deine Kosmetikerin soooooo wertvoll für deine Hautgesundheit. Die Berührungen, das Liebkosen der Haut, das Fachwissen, das Zuhören – kann niemals durch KI ersetzt werden.

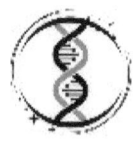

Kosmetik im Wandel der Zeit

Die zeitlose Magie der Hautpflege

Seit Anbeginn der Zeit haben Frauen die Kunst der Schönheitspflege kultiviert. In jeder Epoche, in jeder Kultur entwickelten sie ihre ganz eigenen Rituale der Selbstfürsorge und Verschönerung. Diese Traditionen wurden von Generation zu Generation weitergegeben – kostbares Wissen um die Geheimnisse der Schönheit, um heilende Kräuter, pflegende Öle und magische Mixturen.

Es waren nicht nur Rezepturen für äußere Schönheit, die hier weitergegeben wurden. Die Rituale der Hautpflege waren schon immer Momente der Ruhe, der Selbstfürsorge und der inneren Einkehr. Momente, in denen Frauen ganz bei sich sein konnten, in denen sie ihre Weiblichkeit zelebrierten und ihre Schönheit pflegten.

Von den heiligen Schönheitsritualen des alten Ägyptens über die geheimen Rezepturen mittelalterlicher Klöster bis zu den extravaganten Schönheitspraktiken des Barocks – die Geschichte der Hautpflege ist eine faszinierende Reise durch die Zeit. Sie erzählt von der ewigen Sehnsucht nach Schönheit, von wagemutigen Experimenten und von der langsamen Entwicklung hin zu den wissenschaftlich fundierten Pflegeprodukten unserer Zeit.

MITTELALTER

Im Mittelalter war die Schönheitspflege stark von religiösen und gesellschaftlichen Normen geprägt. Während die Kirche übermäßigen Schmuck und Make-up als eitel verurteilte, strebten besonders adlige Frauen nach einem aristokratischen Erscheinungsbild mit blasser Haut als Zeichen dafür, dass sie nicht in der Sonne arbeiten mussten. Dafür verwendeten sie gefährliche Substanzen wie Bleiweiß, ohne sich der gesundheitlichen Risiken bewusst zu sein. In den Klöstern entstanden die ersten dokumentierten Rezepturen für Cremes und Salben, die hauptsächlich auf Kräutern, Ölen und Wachsen basierten.

Wusstest du? Mittelalterliche Damen verwendeten Belladonna-Tropfen, um ihre Pupillen zu erweitern und einen verführerischen Blick zu erzeugen. Allerdings ist Belladonna hochgiftig und führte oft zu schweren Vergiftungen und sogar Erblindung.

RENAISSANCE & BAROCK

Die Renaissance und das Barock brachten eine wahre Revolution in der Kosmetik. Der französische Hof unter Ludwig XIV. setzte neue Maßstäbe in Sachen Schönheitspflege und Parfümerie. Venedig wurde zum Zentrum der Kosmetikherstellung, besonders berühmt für das "Venezianische Weiß" zur Gesichtsaufhellung. Die Mode wurde extravaganter: Perücken, stark geschminkte Gesichter und aufwändige Schönheitspflästerchen ("Mouches") gehörten zum guten Ton.

Gut zu wissen! Die berühmten Perücken des Barocks wurden so hoch und aufwendig gestylt, dass Damen nachts mit einem speziellen Holzgestell um den Hals schlafen mussten, damit die Frisur nicht zerdrückt wurde. Manche dieser Perücken waren so groß, dass sie kleine Vogelkäfige und sogar Miniatur Schiffsmodelle enthielten!

INDUSTRIALISIERUNG

Die Industrialisierung läutete eine neue Ära der Kosmetikherstellung ein. Wissenschaftliche Erkenntnisse führten zur Entwicklung sichererer Inhaltsstoffe, und die maschinelle Produktion ermöglichte es erstmals, Kosmetikprodukte in großen Mengen herzustellen. Pioniere wie Helena Rubinstein und Elizabeth Arden gründeten die ersten modernen Kosmetikunternehmen.

Gut zu wissen! Der erste kommerzielle Lippenstift wurde 1884 in Paris auf der Weltausstellung präsentiert. Er war in Seidenpapier eingewickelt und bestand aus Hirschtalg, Rizinusöl und Bienenwachs.

Das 20. Jahrhundert brachte eine beispiellose Expansion der Kosmetikindustrie. Hollywood-Stars setzten neue Schönheitsideale, und die Massenmedien verbreiteten diese weltweit. Revolutionäre Entwicklungen wie wasserfeste Mascara, Nagellack und Sonnenschutzmittel veränderten die tägliche Schönheitspflege.

Gut zu wissen! Max Factor, ursprünglich ein polnischer Einwanderer, revolutionierte das Film-Make-up. Er erfand das "Pan-Cake" Make-up speziell für den Schwarzweißfilm, damit die Schauspieler nicht grünlich aussahen. Dieses Make-up wurde so beliebt, dass es auch außerhalb der Filmsets zum Verkaufsschlager wurde.

GEGENWART

In der Gegenwart steht die Kosmetikindustrie vor neuen Herausforderungen und Möglichkeiten. Der Trend geht stark in Richtung Clean Beauty und Naturkosmetik, wobei Nachhaltigkeit und ethische Produktion eine zentrale Rolle spielen. Künstliche Intelligenz und digitale Technologien ermöglichen hochpersonalisierte Hautpflegeprodukte und virtuelle Make-up-Anproben.

Gut zu wissen! Die moderne Hautpflegeforschung hat herausgefunden, dass unser Hautmikrobiom aus über 1000 verschiedenen Bakterienarten besteht, die für eine gesunde Haut wichtig sind. Dies hat zu einer völlig neuen Generation von Pflegeprodukten geführt, die diese natürlichen Bakterien unterstützen, statt sie zu bekämpfen.

Von Kontinent zu Kontinent

Europa

Die europäische Kosmetiktradition war lange von den Schönheitsidealen des Adels geprägt. Von der römischen Antike über die französischen Königshöfe bis zur modernen Parfümindustrie in Grasse - Europa war stets ein Zentrum der Kosmetikentwicklung. Besonders Frankreich und Italien gelten als Wiegen der modernen Kosmetikindustrie. Die europäische Tradition zeichnet sich durch eine starke wissenschaftliche Forschung aus, wobei heute besonders deutsche und französische Labore in der Entwicklung innovativer Wirkstoffe führend sind. Der Trend zu "Clean Beauty" und naturnaher Kosmetik hat in Europa, besonders im deutschsprachigen Raum, seinen Ursprung.

Asien

Die asiatische Kosmetiktradition blickt auf jahrtausendealte Praktiken zurück. In China wurden schon früh Jade-Roller zur Gesichtsmassage eingesetzt, während in Japan die Geishas spezielle Schönheitsrituale entwickelten. Korea hat mit seiner 10-Step-Skincare-Routine die globale Hautpflege revolutioniert und gilt heute als Innovationsführer in der Kosmetikindustrie. Traditionelle Inhaltsstoffe wie grüner Tee, Reis und Ginseng finden sich in modernen Formulierungen wieder. Die asiatische Beautykultur legt besonderen Wert auf Hautpflege und Prävention, wobei helle Haut traditionell als Schönheitsideal gilt. Sheet Mask und Essenzen sind Innovationen, die von Asien aus die Welt erobert haben.

Afrika Die afrikanische Kosmetiktradition ist reich an natürlichen Inhaltsstoffen und überlieferten Ritualen. Sheabutter aus Westafrika, Arganöl aus Marokko und Rooibos aus Südafrika sind nur einige der wertvollen Inhaltsstoffe, die heute weltweit in Kosmetikprodukten Verwendung finden. Traditionelle Körperbemalungen und Hautpflegerituale haben in vielen afrikanischen Kulturen eine tiefe spirituelle Bedeutung. In der modernen Zeit entwickelt sich besonders Südafrika zu einem wichtigen Markt für Kosmetikprodukte, die speziell auf die Bedürfnisse dunkler Haut abgestimmt sind. Die afrikanische Kosmetiktradition zeichnet sich durch eine enge Verbindung zur Natur und nachhaltige Gewinnungsmethoden aus.

Amerika

Nordamerika hat mit der Entstehung großer Kosmetikkonzerne wie Estée Lauder und der Entwicklung des modernen Marketings die globale

Beautyindustrie maßgeblich geprägt. Hollywood etablierte neue Schönheitsideale und Trends, die weltweit aufgegriffen wurden. Die indigenen Kulturen Amerikas nutzten traditionell natürliche Inhaltsstoffe wie Aloe Vera und verschiedene Heilpflanzen. Südamerika brachte wichtige Rohstoffe wie Açaí und brasilianische Murumuru-Butter in die moderne Kosmetik ein. Der amerikanische Kontinent verbindet heute High-Tech-Entwicklungen mit naturbasierten Inhaltsstoffen.

Australien und Ozeanien
Die australische Kosmetiktradition ist stark von der einzigartigen Flora des Kontinents geprägt. Inhaltsstoffe wie Teebaumöl, Kakadu-Pflaume und Eukalyptus haben von hier aus ihren Weg in die internationale Kosmetikindustrie gefunden. Die indigenen Völker Australiens und der pazifischen Inseln nutzen seit Jahrtausenden natürliche Sonnenschutzmittel und Hautpflegemittel. Heute ist Australien führend in der Entwicklung von Sonnenschutzprodukten, was auf die besonderen klimatischen Bedingungen zurückzuführen ist. Die pazifischen Inseln tragen mit Kokosöl und anderen tropischen Inhaltsstoffen zur globalen Kosmetikindustrie bei.

Naher Osten
Die Region hat eine reiche Tradition in der Herstellung von Parfüms und Ölen. Oud, ein kostbarer Duftstoff, stammt aus dieser Region und prägt bis heute die Parfümerie. Henna-Traditionen und Schönheitsrituale in Hammams sind charakteristisch für die Region. Moderne Entwicklungen verbinden diese traditionellen Praktiken mit zeitgenössischer Wissenschaft.

Gerne teile ich bewährte traditionelle Naturrezepte aus verschiedenen Kontinenten mit dir:

Europa (Mittelmeerraum): Olivenöl-Honig Gesichtsmaske für strahlende Haut
- 2 EL natives Olivenöl
- 1 EL Bio-Honig

- 1/2 zerdrückte reife Avocado Alle Zutaten zu einer cremigen Masse verrühren, 15-20 Minuten einwirken lassen. Diese Maske spendet intensiv Feuchtigkeit und nährt die Haut.

Asien (Japan): Reismaske für verfeinerte Poren

- 3 EL gekochter weißer Reis
- 2 EL grüner Tee (abgekühlt)
- 1 TL Honig Den Reis zu einer feinen Paste zerdrücken, mit Tee und Honig vermischen. Sanft auf die Haut auftragen und nach 20 Minuten mit lauwarmem Wasser abspülen.

Afrika (Marokko): Rhassoul-Tonerde Haarmaske für glänzendes Haar

- 4 EL Rhassoul-Tonerde
- 2 EL warmes Wasser
- 1 TL Arganöl
- 5 Tropfen Rosenöl Zu einer cremigen Paste verrühren, ins feuchte Haar einmassieren und 15 Minuten einwirken lassen.

Südamerika (Brasilien): Açaí-Anti-Aging Gesichtspeeling

- 2 EL Açaí-Pulver
- 1 EL Kokosnussöl
- 1 TL Honig
- 1 TL gemahlene Paranüsse – Alle Zutaten vermischen, sanft einmassieren und nach 10 Minuten abspülen.

Australien: Teebaumöl-Reinigungstoner

- 100ml abgekochtes, abgekühltes Wasser
- 3 Tropfen Teebaumöl
- 1 TL Aloe Vera Gel
- 1/4 TL Kakadu-Pflaumen-Extrakt (optional) In eine dunkle Flasche füllen und vor der Anwendung schütteln.

Naher Osten: Arabische Körperpflege-Paste

- 3 EL gemahlene Mandeln
- 2 EL Rosenwasser
- 1 TL Honig
- 1 Prise Safran – Zu einer geschmeidigen Paste verarbeiten und als Körperpeeling verwenden.

Wichtige Hinweise:

- Führe vor der Anwendung immer einen Hautverträglichkeitstest durch
- Verwende nur frische, qualitativ hochwertige Zutaten
- Die Mischungen sind nicht haltbar und sollten frisch zubereitet werden
- Bei empfindlicher Haut die Einwirkzeit reduzieren

Bei Hautproblemen oder Allergien vorher einen Arzt konsultieren!

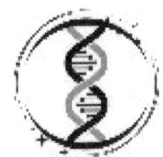

Das molekulare Triumvirat der fortschrittlichen Hautpflege: Exosome, Liposomen und Peptid-Bioregulatoren

Die moderne Hautpflege hat sich weit über die einfache Anwendung von Feuchtigkeit und Nährstoffen hinaus entwickelt. An der Spitze dieser Evolution steht ein faszinierendes Trio molekularer Technologien, die zusammen die Zukunft der Hautpflege und des gesunden Alterns definieren: Exosome, Liposomen und Peptid-Bioregulatoren. Jedes dieser Systeme repräsentiert einen einzigartigen Ansatz zur Hautoptimierung und bietet spezifische Vorteile. In ihrer Kombination eröffnen sie revolutionäre Möglichkeiten, die Hautgesundheit auf zellulärer Ebene zu unterstützen. In der mikroskopischen Welt der interzellulären Kommunikation nehmen Exosome eine besondere Rolle ein. Diese winzigen, natürlich vorkommenden Vesikel, nicht größer als 30-150 Nanometer, werden von lebenden Zellen als Teil ihres kommunikativen Netzwerks produziert und ausgeschieden. Sie gleichen kosmischen Botschaftern, die eine komplexe Fracht biologischer Informationen transportieren.

Exosome sind lebendige Archive zellulärer Intelligenz. Ihr Inneres birgt ein präzises zusammengestelltes Ensemble aus Proteinen, Lipiden, mRNA, mikroRNA und anderen bioaktiven Molekülen – jedes mit einer spezifischen Aufgabe im Regenerationsprozess der Haut. Wie von Zellen geflüsterte Geheimnisse tragen sie Anweisungen, die Kollagenfasern zum Tanz auffordern, das Orchester der Genexpression dirigieren und das Hautgewebe zur Erneuerung inspirieren. Die Besonderheit der Exosome liegt in ihrer zellulären Herkunft. Exosome aus Stammzellen enthalten das regenerative Potenzial ihrer Ursprungszellen – ein Spektrum an Wachstumsfaktoren und Signalmolekülen, die Hautregeneration, Wundheilung und Entzündungshemmung fördern können. Sie kommunizieren in der natürlichen Sprache der Zellen und können daher besonders effektiv auf zelluläre Prozesse einwirken.

In der Hautpflege haben Exosome ihre Stärke besonders in der Behandlung von Hautalterung, Entzündungen und Barrierestörungen bewiesen. Ihre Fähigkeit, ganze Signalkaskaden zu aktivieren, macht sie zu wertvollen Verbündeten im Kampf gegen komplexe Hautprobleme.

Gegenüber den biologisch komplexen Exosomen stehen Liposomen – kunstvolle Kreationen menschlicher Ingenieurskunst. Diese synthetisch hergestellten Vesikel bestehen aus Phospholipid-Doppelschichten, die in ihrer Struktur den natürlichen Zellmembranen ähneln. In ihrer eleganten Einfachheit repräsentieren Liposomen den Triumph der Form über die Komplexität. Ihre sphärische Gestalt mit einem wässrigen Kern, umhüllt von einer oder mehreren Lipidschichten, ermöglicht es ihnen, sowohl wasserlösliche als auch fettlösliche Wirkstoffe zu transportieren. Sie wirken wie schützende Zeitkapseln, die kostbare Inhaltsstoffe durch die ansonsten schwer durchdringbare Hautbarriere schleusen. Die Stärke der Liposomen liegt nicht in eigenständigen biologischen Signalen, sondern in ihrer raffinierten Architektur und Anpassungsfähigkeit. Sie können in Größe, Ladung und Lipid-Zusammensetzung präzise maßgeschneidert werden, um optimale Transporteigenschaften für verschiedene Wirkstoffe zu bieten. Moderne Formulierungen nutzen oft mehrschichtige Liposomen oder spezielle Phospholipid-Mischungen, um die Stabilität und Penetrationsfähigkeit weiter zu verbessern. In der Hautpflege haben sich Liposomen als essenzielle Helfer etabliert, die die Bioverfügbarkeit empfindlicher Wirkstoffe dramatisch steigern können. Sie schützen ihre Fracht vor Oxidation und enzymatischem Abbau und ermöglichen eine kontrollierte Freisetzung in tieferen Hautschichten.

Als drittes Element in diesem molekularen Triumvirat agieren die Peptid-Bioregulatoren – kurze Aminosäureketten mit der bemerkenswerten Fähigkeit, als molekulare Schalter für spezifische zelluläre Funktionen zu wirken. Diese präzisen Signalmoleküle unterscheiden sich sowohl von den komplexen Exosomen als auch von den strukturellen Liposomen durch ihre gezielte regulatorische Wirkung.

Peptid-Bioregulatoren entfalten ihre Wirkung nicht durch Veränderung unserer genetischen Grundstruktur, sondern durch subtile Modulation der Genexpression. Als elegante Botenstoffe orchestrieren sie, welche genetischen Informationen abgerufen werden, ohne das Grundgerüst der DNA selbst zu verändern. Sie agieren als feine Dirigenten im zellulären Konzert, die vorhandene biologische Symphonien optimieren, statt neue Partituren zu schreiben. Die Besonderheit dieser Bioregulatoren liegt in ihrer Spezifität. Während Exosome ein breites Spektrum an Signalen übermitteln, zielen Peptid-Bioregulatoren auf bestimmte zelluläre Rezeptoren oder DNA-Abschnitte. Diese Präzision ermöglicht es ihnen, gezielt einzelne Aspekte der Hautfunktion zu beeinflussen – sei es die Aktivierung von Fibroblasten zur Kollagenproduktion, die Hemmung von Matrix-Metalloproteinasen, die Kollagen abbauen, oder die Förderung der Zellerneuerung.

In der modernen Anti-Aging-Hautpflege haben sich verschiedene Peptid-Bioregulatoren etabliert: Signalpeptide wie Palmitoyl Pentapeptid-4, die die

Kollagensynthese anregen; Neurotransmitter-hemmende Peptide wie Acetyl Hexapeptid-8, die mimischen Falten reduzieren; oder Transportpeptide wie GHK-Cu, die wichtigen Spurenelemente in die Haut einschleusen und Regenerationsprozesse aktivieren.

Die Synergie des Triumvirats

Die wahre Revolution in der fortschrittlichen Hautpflege liegt nicht in der isolierten Anwendung dieser drei Technologien, sondern in ihrem synergetischen Zusammenspiel. Jedes Element bringt einzigartige Stärken ein, die die anderen komplementieren:

- Exosome liefern komplexe Signalfracht und umfassende biologische Informationen zur Zellregulation – gleichsam das vollständige Orchester der Hauterneuerung.
- Liposomen bieten überlegene Transportkapazitäten und Schutz für empfindliche Wirkstoffe – sie sorgen dafür, dass alle Akteure das zelluläre Theater erreichen.
- Peptid-Bioregulatoren liefern präzise molekulare Anweisungen für spezifische zelluläre Prozesse – sie dirigieren einzelne Musiker im Ensemble der Hautregeneration.

In dieser Kombination entsteht ein mehrdimensionaler Ansatz zur Hautoptimierung. Moderne Formulierungen nutzen diese Synergie bereits: Peptid-Bioregulatoren werden in Liposomen eingekapselt, um ihre Stabilität und Penetration zu verbessern, während Exosome parallele regenerative Signalwege aktivieren. Diese Multi-Technologie-Ansätze adressieren die Hautalterung gleichzeitig auf mehreren Ebenen.

Zukunftsaussichten: Von der Vision zur Realität

Die Zukunft der Hautpflege, wie sie sich durch das molekulare Triumvirat abzeichnet, steht an der Schwelle vom visionären Konzept zur alltäglichen Realität. Was heute noch als Spitzentechnologie gilt, wird morgen die Basis für eine völlig neue Generation der Hautpflege bilden, die die Grenze zwischen Kosmetik und bioaktiver Regeneration neu definiert. Im Zentrum dieser Evolution steht die Personalisierung. Fortschrittliche Diagnostik wie genetische Hautprofile, Mikrobiom-Analysen und KI-gestützte Bildgebung ermöglichen bereits heute die präzise Identifikation individueller Hautbedürfnisse. In naher Zukunft werden diese Daten die Grundlage für maßgeschneiderte Formulierungen bilden.

Vorstellbar sind vollständig individualisierte Systeme: Spezifische Peptid-Bioregulatoren werden ausgewählt, um genetische Prädispositionen auszugleichen, während Exosome aus speziell kultivierten Zelllinien komplementäre regenerative Signale liefern – alles transportiert durch Liposomen, deren Membranzusammensetzung für den individuellen Hauttyp und spezifische Umweltbedingungen optimiert wurde

Präzisions-Hautpflege und digitale Integration

Die nächste Entwicklungsstufe wird die Echtzeitanpassung dieser Systeme sein. Tragbare Sensoren und Hautmonitoring-Geräte werden kontinuierlich Daten über Hautfeuchtigkeit, Mikrobiom-Balance, Entzündungsmarker und Umweltbelastungen sammeln. Diese Informationen fließen in intelligente Hautpflegesysteme ein, die ihre Wirkstofffreisetzung dynamisch anpassen können.

Smart Delivery Systeme der nächsten Generation könnten zeitgesteuerte Liposomen enthalten, die morgens antioxidative Peptide freisetzen, während sie abends auf regenerative Exosome umschalten – perfekt synchronisiert mit den zirkadianen Rhythmen der Haut. Mikro-Elektroporation und nicht-invasive Ultraschall-Technologien werden die präzise Einschleusung dieser Wirkstoffe in definierte Hautschichten ermöglichen.

Von der Reaktion zur Prävention

Der vielleicht bedeutendste Paradigmenwechsel liegt in der Verschiebung von reaktiver zu präventiver Hautpflege. Das molekulare Triumvirat wird nicht nur bestehende Hautprobleme behandeln, sondern Alterungsprozesse antizipieren, bevor sie sichtbar werden.

Epigenetische Modulatoren unter den Peptid-Bioregulatoren können frühzeitig alterungsbedingte Genexpressionsveränderungen korrigieren. Exosome können präventiv entzündungshemmende und regenerative Kaskaden aktivieren, lange bevor klinische Anzeichen einer Hautalterung auftreten. Diese proaktive Regulation auf molekularer Ebene verspricht, den Alterungsprozess der Haut fundamental zu verlangsamen.

Integration in ein ganzheitliches Gesundheitskonzept

In der nächsten Dekade wird sich die fortschrittliche Hautpflege in ein breiteres Gesundheits-Ökosystem integrieren. Die topische Anwendung wird durch Nahrungsergänzungsmittel ergänzt werden, die systemisch wirken und die Hautgesundheit von innen unterstützen.

Nutrazeutische Präkursoren für die körpereigene Peptidproduktion, optimierte Mikronährstoffkomplexe und spezialisierte probiotische Formulierungen werden komplementär zu den äußerlich angewendeten molekularen Systemen wirken.

Diese Verschmelzung von innerer und äußerer Anwendung spiegelt ein tieferes Verständnis der Haut als integraler Teil des Gesamtorganismus wider – nicht isoliertes Organ, sondern Spiegel der systemischen Gesundheit.

Der Kreis schließt sich: Wissenschaft in den Diensten der natürlichen Schönheit

Diese unsichtbaren molekularen Revolutionäre der Hautpflege eröffnen ein neues Kapitel in der Geschichte der Hautverjüngung – eine Ära, in der die Grenze zwischen natürlichen Prozessen und wissenschaftlicher Innovation zunehmend verschwimmt. Hautpflege wird zu einem subtilen Dialog zwischen zellulärer Weisheit, molekularer Präzision und technologischer Raffinesse – ein Dialog, der die Haut nicht nur oberflächlich behandelt, sondern ihre inneren regenerativen Prozesse fundamental unterstützt.

Was wir heute als innovative Spitzentechnologie betrachten, wird morgen selbstverständlicher Teil unserer Hautpflegepraxis sein. Doch bei aller technologischen Raffinesse bleibt das ultimative Ziel unverändert: die natürliche Schönheit und Gesundheit der Haut zu bewahren und zu fördern – ihr inhärentes Potenzial für Regeneration und Strahlkraft zu entfalten.

In diesem Sinne schließt sich der Kreis: Die hochmodernen molekularen Technologien, die wir in diesem Buch erkundet haben, führen uns zurück zu den fundamentalen Prinzipien gesunder, vitaler Haut. Sie ahmen die Natur nicht nur nach, sondern verstärken ihre eigene Weisheit.

Im faszinierenden Feld der molekularen Hautoptimierung verschmelzen Wissenschaft und Natur zu einem harmonischen Ganzen. Das molekulare Triumvirat aus Exosomen, Liposomen und Peptid-Bioregulatoren steht beispielhaft für diesen Ansatz – ein wahrhaftiges Triumvirat in den Diensten gesunder Haut und eines erfüllten Lebens in jedem Alter.

In den vorangegangenen Kapiteln hast du eine tiefgreifende Reise durch die facettenreiche Welt der Haut unternommen – von den epigenetischen Grundlagen über die Hallmarks of Ageing bis hin zur ganzheitlichen Betrachtung von Körper, Geist und Seele. Du hast verstanden, wie Vitamine, Liposome, Peptide und pflanzliche Wirkstoffe auf zellulärer Ebene wirken, und wie selbst Hildegard von Bingens zeitlose Weisheit mit moderner Hautforschung korrespondiert. Angesichts dieses umfassenden Wissens erscheint der wahre Wert hochwertiger Hautpflege in einem neuen Licht. Während der Preis eines Produkts oft als erstes Auswahlkriterium herangezogen wird, zeigt sich nun, dass echte Qualität sich nicht allein in der Preisgestaltung widerspiegelt. Die kostbarsten Hautpflegeprodukte sind jene, die wissenschaftlich fundierte Wirkstoffe in optimaler Konzentration und Bioverfügbarkeit enthalten, die frei von unnötigen Füllstoffen und potenziellen Reizstoffen sind, und die eine nachhaltige, respektvolle Philosophie verfolgen. Ein höherer Preis kann durchaus gerechtfertigt sein, wenn er innovative Formulierungen, hochwertige Rohstoffe und ethische Produktionsstandards widerspiegelt – doch letztlich ist es das Zusammenspiel von Qualität, Verträglichkeit und Wirksamkeit, das den wahren Wert eines Produkts für deine einzigartige Haut bestimmt. Echte Hautpflege ist keine Frage des Luxus, sondern eine Investition in deine Hautgesundheit, die weit über oberflächliche Schönheitsideale hinausreicht.

Der Wert der Hautpflege

Nachdem wir die faszinierende Welt der Hautbiologie ergründet haben - von der epigenetischen Steuerung unserer Hautzellen über die Kraft der Vitamine bis hin zur tiefen Verbindung zwischen Körper, Geist und Seele - wenden wir uns nun einem Thema zu, das oft mit einem leisen Zögern oder hochgezogenen Augenbrauen verbunden ist: dem Preis von Hautpflege.

Wie oft hast du schon ein Produkt in die Hand genommen, das Etikett umgedreht, den Preis gesehen und es mit einem leisen Seufzen wieder zurückgestellt? Wie oft hast du den Satz gehört oder vielleicht selbst gedacht: "Das ist doch nur eine Creme!" Dabei verbirgt sich hinter diesem scheinbar einfachen Thema eine tiefgründigere Frage, die weit über Eurobeträge hinausgeht - eine Frage nach Werten, Prioritäten und dem Verständnis dessen, was wir wirklich pflegen, wenn wir unsere Haut pflegen.

"Das ist aber teuer!" - Eine andere Perspektive auf den Wert guter Hautpflege
Teuer? Im Vergleich wozu?
Lass uns einmal gemeinsam nachrechnen und nachdenken. Was bedeutet "teuer" wirklich, wenn es um deine Haut geht - dein größtes Organ, das dich ein Leben lang begleitet?

Eine kleine Rechnung
Nehmen wir ein hochwertiges Serum für 80 Euro:
- Haltbarkeit: 3 Monate
- tägliche Anwendung: 2-3 Tropfen
- das macht: etwa 0,89 Euro pro Tag

Zum Vergleich:
- ein Coffee-to-go: 4,50 Euro
- eine Packung Zigaretten: 7 Euro
- ein Glas Wein im Restaurant: 6-8 Euro
- ein Fast-Food-Menü: 9 Euro

Die wichtigste Frage jedoch lautet:

WAS BIN ICH, MIR, WERT?

Hast du dich je gefragt, warum der Gedanke an "teure" Hautpflege manchmal ein seltsames Unbehagen in dir auslöst? Jenes leise Flüstern der Selbstzweifel: "Bin ich das überhaupt wert?" Es ist ein flüchtiger Moment, in dem sich weit mehr offenbart als nur eine Preisfrage – es ist ein Spiegel dessen, was wir tief in unserem Inneren über unseren eigenen Wert glauben.

Wenn du zögerst, in deine Hautpflege zu investieren, frage dich einmal sanft: Würdest du genauso zögern, für jemanden, den du grenzenlos liebst? Für dein Kind, deinen Partner, deine beste Freundin? Oder würdest du innerlich lächeln und denken: "Natürlich verdienst du das Beste"?

Deine Haut – diese wunderbare, atmende Grenze zwischen deinem Innersten und der Welt – trägt dich durch jede Sekunde deines Lebens. Sie schützt dich vor unsichtbaren Gefahren, heilt sich selbst nach Verletzungen, spürt die zärtliche Berührung eines geliebten Menschen und errötet in Momenten der Freude. Sie ist der lebendige Mantel deiner Seele, der treue Begleiter deiner Reise.

Und doch – wie oft behandeln wir sie wie einen Fremden? Wie oft verweigern wir ihr die Fürsorge, die wir anderen so selbstverständlich schenken?

Der Wert einer sorgfältig ausgewählten Hautpflege liegt nicht im Preis auf dem Etikett. Er liegt in der stillen Erklärung an dich selbst: "Ich bin es wert, mit Achtsamkeit berührt zu werden. Ich verdiene Pflege, die mit Wissen, Respekt und Liebe hergestellt wurde. Mein Wohlbefinden ist keine Verschwendung, sondern eine Notwendigkeit."

Jedes Mal, wenn du bewusst ein Produkt wählst, das deine Haut wahrhaft nährt, statt sie nur oberflächlich zu maskieren, triffst du eine Entscheidung für Selbstachtung. Du durchbrichst jene tief verwurzelten Glaubenssätze, die dir vielleicht einmal eingeflüstert haben, dass Selbstfürsorge Eitelkeit sei, dass Sparsamkeit über Selbstliebe gehen müsse, dass deine Bedürfnisse weniger wichtig seien als die anderer.

Es gibt einen besonderen Moment in der morgendlichen oder abendlichen Pflegeroutine – jenen stillen Augenblick, in dem deine Hände sanft über dein Gesicht gleiten, in dem du deinen eigenen Zügen im Spiegel begegnest. Dieser Moment kann zu einer heiligen Begegnung mit dir selbst werden, zu einem täglichen Ritual des Zusagens: "Ich sehe dich. Ich ehre dich. Ich sorge für dich."

Wenn du das nächste Mal vor einem Regal stehst, ein Produkt in der Hand hältst und der Preis dich zögern lässt, halte einen Moment inne. Spüre hinein in dieses Zögern. Ist es vernünftige wirtschaftliche Abwägung – oder ist es die alte, vertraute Stimme, die dir sagt, du solltest dich mit weniger zufriedengeben?

Die tiefste Wahrheit über den Wert der Hautpflege ist nicht in Zahlen zu fassen. Sie liegt in der revolutionären Erkenntnis, dass die Art, wie wir mit unserem Körper umgehen, ein direkter Ausdruck unserer Beziehung zu uns selbst ist. Jede noch so kleine Geste der Fürsorge ist ein Samenkorn der Selbstliebe, das mit der Zeit zu tiefer Selbstachtung heranwächst.

Lass deine Entscheidungen für deine Hautpflege nicht von Schuld oder Scham leiten, sondern von dem ruhigen Wissen: Dies ist kein Luxus. Dies ist kein oberflächlicher Akt. Dies ist ein Versprechen an mich selbst, dass ich es wert bin, mit Liebe behandelt zu werden – von anderen und vor allem von mir selbst.

Denn am Ende geht es nicht um den Preis einer Creme. Es geht um den unbezahlbaren Wert des Menschen, der sie verwendet.

Dein Geschenk

Mein Geschenk an dich:
Eine kostenlose, professionelle Online-Hautanalyse im Wert von 79 €
In dieser persönlichen Beratung:
- Analysieren wir gemeinsam deine aktuelle Hautsituation
- Entschlüsseln die Botschaften deiner Haut
- Entwickeln eine maßgeschneiderte Pflegestrategie
- Besprechen deiner individuellen Hautbedürfnisse
- Finden Lösungen für deine spezifischen Hautanliegen

So einfach geht's:
1. Scanne den QR-Code … lade dir, den Fragebogen herunter
2. Fülle den Hautfragebogen aus
3. Vereinbare einen Besprechungstermin. Nimm dir 30 Minuten Zeit für dich und deine Haut
4. Erhalte deine persönliche Hautanalyse und Pflegeempfehlungen

Diese Einladung ist dein erster Schritt zu einem neuen Hautgefühl.
Lass uns gemeinsam herausfinden, was deine Haut wirklich benötigt. Denn jede Haut ist einzigartig - genau wie du.

Ich freue mich darauf, dich und deine Haut kennenzulernen!

Ein persönliches Schlusswort

Liebe Leserin, lieber Leser,
deine Haut ist mehr als nur eine Hülle. Sie ist dein größtes Organ, dein Schutzschild, dein Spiegel zum Ich und deine lebenslange Begleiterin. Sie erzählt deine Geschichte - von durchwachten Nächten, von Freude und Stress, von Sonnentagen und stürmischen Zeiten. Sie ist dein persönliches Tagebuch, das jeden Tag neue Seiten schreibt.

Die Reise zu gesunder, strahlender Haut ist wie eine wertvolle Freundschaft - sie braucht Zeit, Aufmerksamkeit und echtes Engagement. Es ist eine Reise, die Geduld erfordert, aber jeden einzelnen Schritt lohnt. Denn nichts ist schöner als eine Haut, die von innen heraus strahlt und dir ein gutes Gefühl gibt.

Der regelmäßige Besuch in einem professionellen Kosmetikstudio ist dabei wie ein Kompass auf dieser Reise. Hier findest du nicht nur Behandlungen, sondern echte Expertise, individuelle Beratung und einen sicheren Hafen für deine Hautgesundheit. Deine Kosmetikerin ist dabei mehr als eine Behandlerin - sie ist deine Wegbegleiterin, deine Hautexpertin und oft auch eine vertraute Beraterin.

Doch der wahre Erfolg liegt in der täglichen Pflege zu Hause. Die besten Behandlungen können nur dann nachhaltig wirken, wenn du sie durch die richtige häusliche Pflege unterstützt. Wie ein kostbarer Garten braucht deine Haut tägliche Aufmerksamkeit, die richtigen "Nährstoffe" und konsequenten Schutz.

Verstehe deine Hautpflege nicht als lästige Pflicht, sondern als wertvolle "Me-Time". Jede Reinigung, jedes sanfte Einmassieren deiner Pflegeprodukte ist ein Moment der Achtsamkeit, ein kleines Ritual der Selbstfürsorge. Diese Momente sind kostbar - sie sind deine tägliche Investition in deine Hautgesundheit und dein Wohlbefinden.

Denk daran: Es gibt keine "perfekte" Haut, aber es gibt deine beste Version davon. Der Weg dorthin ist so individuell wie du selbst. Mit dem richtigen Wissen, professioneller Unterstützung und liebevoller täglicher Pflege kann deine Haut ihr volles Potenzial entfalten.

Lass dich nicht von schnellen Versprechen verführen oder von vermeintlichen Wundermitteln blenden. Wahre Hautgesundheit braucht Zeit, Konstanz und Qualität - bei der Pflege wie bei der Beratung. Investiere in dich, in deine Haut, in professionelle Behandlungen und hochwertige Produkte. Deine Haut wird es dir mit Gesundheit und Strahlkraft danken.

Die Reise zu deiner besten Haut beginnt jetzt. Jeden Tag aufs Neue. Mit jedem bewussten Handgriff, jeder achtsamen Pflege, jedem Besuch im Kosmetikstudio schreibst du ein neues Kapitel deiner persönlichen Hautgeschichte. Deine Haut begleitet dich ein Leben lang. Gib ihr die Aufmerksamkeit und Pflege, die sie verdient. Denn wenn deine Haut strahlt, strahlst auch du.

Auf eine gesunde, strahlende Hautreise!
Deine Beauty Alchemistin

P.S.: Vergiss nie - du bist schön, und die richtige Pflege bringt diese Schönheit nur noch mehr zum Strahlen.

Danksagung

Widmung an meine Kunden - Ein Vierteljahrhundert gemeinsamer Hautreise

Für euch, die mein Herz berührt haben

Dieses Buch widme ich euch – meinen Kunden, meinen Wegbegleitern, meinen Lehrern. Euch, die ihr mir seit 25 Jahren eure kostbarste Hülle anvertraut: eure Haut.

In euren Gesichtern lese ich Geschichten – Geschichten von Freude und Kummer, von Hoffnung und Verzweiflung, von Stärke und Verletzlichkeit. Jede Falte, jede Narbe, jede Hautveränderung, die ihr mir anvertraut habt, war mehr als nur eine berufliche Aufgabe – sie war ein Privileg, ein intimer Einblick in eure Lebensreise.

Ihr wart dabei, als meine Hände noch zögerten. Als ich selbst noch lernte, wuchs und zweifelte. Ihr habt mir vertraut, als ich neue Wege erkundete, neue Methoden erprobte, mein Wissen vertiefte. Ihr habt meine Entwicklung miterlebt – vom ersten unsicheren Berühren eurer Haut bis zu dem tiefen Verständnis, das heute meine Arbeit prägt.

Wie oft saßt ihr vor mir, während eure Augen sich mit Tränen füllten – nicht wegen der Behandlung, sondern weil in diesem geschützten Raum endlich all das fließen durfte, was ihr im Alltag zurückhalten musstet. Wie oft habt ihr mir eure tiefsten Sorgen anvertraut, während meine Hände sanft über eure Gesichtskonturen glitten. Wie oft haben wir gemeinsam gelacht, bis uns die Tränen kamen, in dieser besonderen Verbindung, die entsteht, wenn ein Mensch einen anderen Menschen berührt.

Ihr habt meine Freudentränen gesehen, wenn eure Haut nach langer Mühe endlich heilte. Ihr habt meine Frustration miterlebt, wenn wir gemeinsam gegen hartnäckige Probleme kämpften. Ihr habt meine eigenen Lebenswendungen begleitet – die Höhen und Tiefen, die beruflichen Wagnisse, die persönlichen Veränderungen. Einige von euch kommen seit so vielen Jahren zu mir, dass wir gemeinsam gealtert sind, gemeinsam gereift, gemeinsam weiser geworden.

Jede einzelne von euch hat einen Abdruck in meinem Herzen hinterlassen. Die junge Frau mit Akne, deren Selbstvertrauen mit jeder Behandlung wuchs. Die Krebspatientin, deren Haut durch die Therapie so verletzlich wurde und die trotzdem nie ihren Mut verlor. Die ältere Dame, die mir bei jedem Besuch Weisheiten fürs Leben mitgab. Der Mann, der anfangs so verlegen war, zur Kosmetik zu kommen, und heute stolz auf seine gesunde Haut ist.

Ihr habt mir beigebracht, dass Hautpflege so viel mehr ist als das Auftragen von Produkten. Sie ist Zuwendung, Aufmerksamkeit, Berührung in einer Welt, die oft so berührungsarm ist. Sie ist ein heiliger Raum des Vertrauens, ein Moment der Stille in hektischen Leben, ein Akt der Selbstfürsorge in einer Gesellschaft, die uns lehrt, immer funktionieren zu müssen.

In all den Jahren haben wir gemeinsam gelacht und geweint. Wir haben Hautkrisen durchgestanden und Erfolge gefeiert. Wir haben über Kinder gesprochen, die geboren wurden, über Lieben, die vergingen, über Träume, die wuchsen, und über Ängste, die sich auflösten. Eure Geschichten sind in meine eigene Geschichte eingewoben, untrennbar verbunden mit meinem Weg.

Dieses Buch ist der Versuch, all das Wissen, alle Erfahrung, alle Weisheit festzuhalten, die ich durch euch sammeln durfte. Es ist mein Geschenk an euch, meine Art zu sagen: Danke. Danke für euer Vertrauen. Danke für eure Offenheit. Danke für eure Geduld. Danke, dass ihr mich gelehrt habt, was keine Ausbildung, kein Studium, kein Fachbuch jemals lehren könnte – die tiefe, menschliche Kunst des Zuhörens mit den Händen, des Sehens mit dem Herzen.

Jede Zeile dieses Buches ist durchdrungen von euren Gesichtern, euren Geschichten, eurem Vertrauen. Es ist für euch, die ihr mir erlaubt habt, Teil eurer Hautreise zu sein – eine Reise, die so viel tiefer geht als nur bis zur Dermis. Eine Reise, die bis ins Herz reicht.

In tiefer Dankbarkeit und Liebe, Eure Beauty Alchemistin

Christine Tontsch

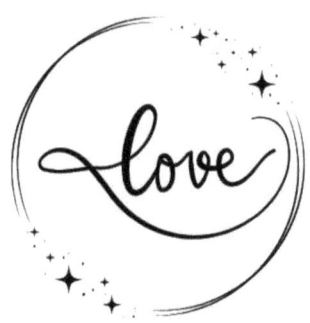

Glossar: Die Sprache der Hautpflege und Epigenetik

A

Adaptogene: Pflanzliche Wirkstoffe, die dem Körper helfen, sich an Stress anzupassen und seine Widerstandsfähigkeit zu erhöhen. In der Hautpflege werden sie zur Unterstützung der Hautabwehr und zur Stressreduktion eingesetzt.

Acetyl Hexapeptid-8: Ein Peptid (auch als Argireline bekannt), das die Muskelkontraktion reduziert und so mimische Falten mindern kann.

Antioxidantien: Substanzen, die freie Radikale neutralisieren und so oxidativen Stress und vorzeitige Hautalterung verhindern. Beispiele: Vitamin C, Vitamin E, Resveratrol.

AHA (Alpha-Hydroxysäuren): Fruchtsäuren wie Glykol-, Milch- oder Mandelsäure, die die Zellerneuerung fördern und abgestorbene Hautzellen lösen.

Azelainsäure: Eine natürlich vorkommende Säure mit antibakteriellen, entzündungshemmenden und aufhellenden Eigenschaften. Wird bei Akne, Rosazea und Hyperpigmentierung eingesetzt.

B

BHA (Beta-Hydroxysäure): Salicylsäure, die fettlöslich ist und tief in die Poren eindringen kann, um Verstopfungen zu lösen. Besonders wirksam bei Akne und Unreinheiten.

Barrierefunktion: Die Fähigkeit der Haut, Feuchtigkeit im Inneren zu halten und schädliche Umwelteinflüsse abzuwehren. Eine intakte Hautbarriere ist essentiell für gesunde Haut.

Biofilm: Eine strukturierte Gemeinschaft von Mikroorganismen auf der Hautoberfläche, die von einer selbst produzierten Matrix umgeben sind.

Brightness: Bezeichnet den Strahlungs- und Lichtreflexionsgrad der Haut, der durch eine gesunde Zellerneuerung, gute Durchblutung und gleichmäßige Pigmentierung entsteht.

C

Ceramide: Lipidmoleküle, die natürlich in der Hornschicht vorkommen und maßgeblich zur Barrierefunktion der Haut beitragen.

Cathelicidine: Antimikrobielle Peptide, die Teil des angeborenen Immunsystems der Haut sind und Infektionen abwehren.

Coenzym Q10: Ein körpereigenes Antioxidans, das die Energieproduktion in den Zellen unterstützt und vor oxidativem Stress schützt.

Collagen: Das häufigste Protein im Körper, das der Haut Struktur und Festigkeit verleiht. Die Produktion nimmt mit dem Alter ab.

D

Dermis: Die mittlere Hautschicht, die Kollagen, Elastin, Blutgefäße und Nervenendigungen enthält.

DNA-Methylierung: Ein epigenetischer Mechanismus, bei dem Methylgruppen an die DNA angelagert werden, um die Genexpression zu regulieren.

DML (Dermatologische Membran Lipide): Hautfreundliche Lipidkombinationen, die der natürlichen Hautbarriere nachempfunden sind und diese unterstützen.

E

Epidermis: Die äußerste Hautschicht, die aus mehreren Zelllagen besteht und die erste Barriere gegen Umwelteinflüsse bildet.

Elastin: Ein Protein in der Dermis, das der Haut Elastizität verleiht und sie nach Dehnung in ihre ursprüngliche Form zurückkehren lässt.

Epigenetik: Das Studium von Veränderungen in der Genexpression, die nicht auf Veränderungen der DNA-Sequenz selbst beruhen. Umwelteinflüsse können epigenetische Veränderungen bewirken.

Exfoliation: Der Prozess der Entfernung abgestorbener Hautzellen von der Hautoberfläche, entweder mechanisch oder chemisch.

F

Ferulasäure: Ein potentes Antioxidans, das die Wirkung von Vitamin C und E verstärkt und vor UV-Schäden schützt.

Freie Radikale: Instabile Moleküle, die Zellschäden verursachen können und zu vorzeitiger Hautalterung beitragen.

Filaggrin: Ein Protein, das eine wichtige Rolle in der Hautbarrierefunktion spielt. Mutationen im Filaggrin-Gen sind mit Neurodermitis verbunden.

G

Glykolsäure: Eine Alpha-Hydroxysäure (AHA), die die Zellerneuerung fördert und die Hautstruktur verbessert.

Glykation: Die nicht-enzymatische Verbindung von Zuckerverbindungen mit Proteinen, die zu Veränderungen der Proteinstruktur und -funktion führt. Trägt zur Hautalterung bei.

Genomische Instabilität: Die erhöhte Tendenz von Zellen, genetische Veränderungen anzusammeln, was zu Zellschäden und Alterung beitragen kann

H

Hautbarriere: Die oberste Schicht der Epidermis (Stratum corneum), die vor Umwelteinflüssen schützt und den Feuchtigkeitshaushalt reguliert.

Hallmarks of Ageing: Die grundlegenden biologischen Mechanismen, die den Alterungsprozess kennzeichnen, einschließlich genomischer Instabilität, Telomerverkürzung, epigenetischer Veränderungen und mehr.

Hyaluronsäure: Ein natürlicher Feuchtigkeitsspender, der große Mengen Wasser binden kann und der Haut Volumen und Feuchtigkeit verleiht.

Hyperpigmentierung: Dunkle Flecken auf der Haut, die durch übermäßige Melaninproduktion entstehen.

I

INCI: International Nomenclature of Cosmetic Ingredients – das standardisierte System zur Benennung von Inhaltsstoffen in Kosmetikprodukten.

Inflammaging: Chronische, niedrigschwellige Entzündungsprozesse, die mit dem Altern einhergehen und zur Hautdegradation beitragen.

Interzelluläre Kommunikation: Der Informationsaustausch zwischen Zellen, der für koordinierte Hautfunktionen essentiell ist.

K

Keratinozyten: Die häufigsten Zellen in der Epidermis, die Keratin produzieren und die Hautbarriere bilden.

Kollagenase: Ein Enzym, das Kollagen abbaut. Seine Aktivität nimmt mit dem Alter und durch UV-Exposition zu.

Konservierungsstoffe: Substanzen in Hautpflegeprodukten, die mikrobielle Kontamination verhindern. Beispiele: Parabene, Phenoxyethanol.

L

Liposome: Mikroskopisch kleine Vesikel aus Phospholipiden, die Wirkstoffe transportieren und deren Eindringen in die Haut fördern können.

LSF (Lichtschutzfaktor): Ein Maß für den Schutz eines Sonnenschutzmittels gegen UVB-Strahlung.

Lipidschicht: Die Fettschicht zwischen den Hautzellen, die zur Barrierefunktion beiträgt und Feuchtigkeitsverlust verhindert.

M

Melanozyten: Zellen in der Epidermis, die Melanin produzieren, das Pigment, das der Haut ihre Farbe gibt.

Mikrobiom: Die Gesamtheit der Mikroorganismen, die auf und in der Haut leben und eine wichtige Rolle für die Hautgesundheit spielen.

Mitochondriale Dysfunktion: Die verminderte Leistungsfähigkeit der Mitochondrien (Zellkraftwerke), die zu Energiemangel in den Zellen und beschleunigter Alterung führt.

Matrix-Metalloproteinasen (MMPs): Enzyme, die Kollagen und andere Proteine in der extrazellulären Matrix abbauen können.

N

Niacinamid (Vitamin B3): Ein vielseitiger Wirkstoff, der die Hautbarriere stärkt, Entzündungen reduziert, Hyperpigmentierung mindert und die Porenerscheinung verbessert.

NMF (Natural Moisturizing Factor): Eine Mischung aus Aminosäuren, Salzen und anderen Substanzen in der Hornschicht, die Feuchtigkeit bindet.

Nährstoffsensitivität: Die Fähigkeit der Zellen, die Verfügbarkeit von Nährstoffen zu erkennen und ihre Aktivität entsprechend anzupassen.

O

Oxidativer Stress: Ein Ungleichgewicht zwischen freien Radikalen und Antioxidantien im Körper, das zu Zellschäden führen kann.

Okklusion: Der Effekt, wenn ein Produkt eine physische Barriere auf der Haut bildet, die verhindert, dass Feuchtigkeit entweicht.

P

Peptide: Kurze Ketten von Aminosäuren, die spezifische Funktionen in der Haut erfüllen, wie die Stimulation der Kollagenproduktion.

PHA (Polyhydroxysäuren): Sanfte chemische Exfolianten wie Gluconolacton, die besonders für empfindliche Haut geeignet sind.

Phospholipide: Hauptbestandteile von Zellmembranen und Liposomen, wichtig für die Hautbarriere.

POD (Periorale Dermatitis): Eine entzündliche Hauterkrankung, die sich rund um den Mund, die Nase und manchmal die Augen manifestiert.

Proteostase: Das Gleichgewicht zwischen Proteinproduktion, -faltung und -abbau in den Zellen.

R

Retinol (Vitamin A): Ein potenter Anti-Aging-Wirkstoff, der die Zellerneuerung fördert, Kollagenproduktion stimuliert und Falten reduziert.

Reaktive Sauerstoffspezies (ROS): Instabile, reaktive Moleküle, die Zellschäden verursachen können.

Rosazea: Eine chronische Hauterkrankung, die durch Rötungen, sichtbare Blutgefäße und manchmal Pusteln gekennzeichnet ist.

S

Stammzellen: Zellen mit der Fähigkeit zur Selbsterneuerung und Differenzierung in spezialisierte Zelltypen. Wichtig für die Hautregeneration.

Sirtuine: Eine Klasse von Proteinen, die epigenetische Prozesse regulieren und mit verlängerter Lebensdauer und Anti-Aging-Effekten in Verbindung gebracht werden.

Seneszenz: Ein Zustand, in dem Zellen sich nicht mehr teilen, aber metabolisch aktiv bleiben und Entzündungsmediatoren freisetzen können.

Stratum Corneum: Die äußerste Schicht der Epidermis, bestehend aus toten Hautzellen (Korneozyten) und Lipiden.

T

Telomere: Schützende Strukturen an den Enden der Chromosomen, die mit jedem Zellzyklus kürzer werden und mit dem Alterungsprozess zusammenhängen.

Transepidermaler Wasserverlust (TEWL): Die Menge an Wasser, die durch die Epidermis verdunstet – ein wichtiger Indikator für die Barrierefunktion der Haut.

Tocopherol: Vitamin E, ein fettlösliches Antioxidans, das die Haut vor Schäden durch freie Radikale schützt.

U

UV-Strahlung: Ultraviolette Strahlung der Sonne, die in UVA-, UVB- und UVC-Strahlung unterteilt wird und Hautschäden verursachen kann.

V

Viriditas: Ein von Hildegard von Bingen geprägter Begriff für die "Grünkraft" oder Lebensenergie in allen Lebewesen.

Vitamin C (Ascorbinsäure): Ein starkes Antioxidans, das die Kollagenproduktion fördert, vor UV-Schäden schützt und Hyperpigmentierung aufhellt.

Vitamin D: Ein fettlösliches Vitamin, das in der Haut unter Einfluss von UVB-Strahlung produziert wird und wichtig für die Hautgesundheit ist.

W

Wachstumsfaktoren: Proteine, die Zellwachstum und -teilung regulieren und in der Hautpflege zur Förderung der Hautregeneration eingesetzt werden.

Z

Zelluläre Seneszenz: Ein permanenter Wachstumsstopp von Zellen, der mit dem Alterungsprozess zusammenhängt.

Zytokine: Signalmoleküle, die die Immunantwort regulieren und bei Entzündungsprozessen in der Haut eine Rolle spielen.

Quellverzeichnis

[1] DNA methylation age of human tissues and cell types - PubMed

[2] Britton, G. J. & Faith, J. J. Ursächliche Mikroben in Wirt-Mikrobiom-Interaktionen. *Annu. Rev. Mikrobiol.* **75**, 223–242 (2021).

[3] NIH Human Microbiome Project defines normal bacterial makeup of the body, NIH, News and Events, 13. Juni 2012

[4] https://adc.bmj.com/content/90/9/892 –
Die Häufigkeit von Propionibacterium acnes korreliert umgekehrt mit Staphylococcus aureus: Daten aus dem Hautmikrobiom der atopischen Dermatitis.

[5] Francuzik W, Franke K, Schumann RR, Heine G, Worm M.Acta Derm Venereol. 27. April 2018; 98(5):490-495. DOI: 10.2340/00015555-2896.PMID: 29379979

[6] „Association of Facial Exercise With the Appearance of Aging", Murad Alam et al.; JAMA Dermatology, DOI: 10.1001/jamadermatol.2017.5142

[vii] 2009 Nobel Prize in Physiology or Medicine: telomeres and telomerase.Elizabeth H Blackburn, Carol W Greider and Jack W Szostak

[viii] Die Antizipation von Stresssituationen beschleunigt die Zellalterung | UC San Francisco

[ix] Harvard Second Generation Study

[x] Erhöhte Telomerase-Aktivität und umfassende Änderungen des Lebensstils: eine Pilotstudie.

Noch mehr Platz für AHA - Momente

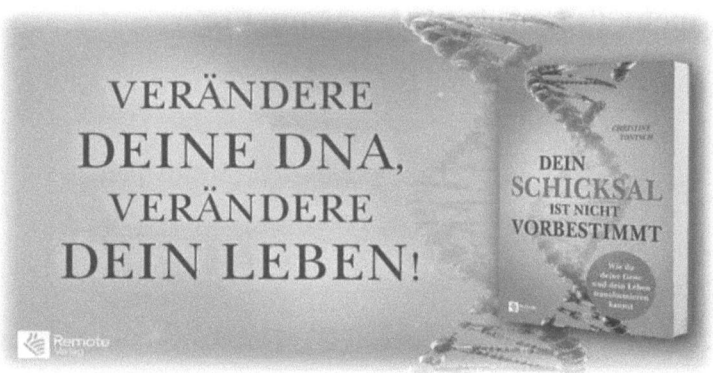

Mehr von Christine Tontsch

„Dein Schicksal ist nicht vorbestimmt – Wie du deine Gene und dein Leben transformieren kannst"

Verwandle dein genetisches Erbe

Spürst du tief in dir, dass es mehr gibt als das, was die klassische Medizin erkennt? Fühlst du dich manchmal wie gefangen in alten Mustern, die größer scheinen als dein eigenes Leben? Ahnst du, dass die Wurzeln deiner heutigen Herausforderungen vielleicht Generationen zurückreichen?

Was wäre, wenn das, was du für dein persönliches Schicksal hältst, in Wahrheit ein transformierbares Erbe ist? Die bahnbrechenden Erkenntnisse der Epigenetik zeigen: Deine Gene sind keine unveränderliche Blaupause. Sie sind ein lebendiges Archiv, dass du aktiv umschreiben kannst.

Finde zurück in deine Energie

In *„Dein Schicksal ist nicht vorbestimmt"* verbindet Christine Tontsch modernste wissenschaftliche Erkenntnisse mit jahrtausendealtem Heilungswissen. Sie öffnet dir damit einen völlig neuen Zugang zur Transformation deiner Familienmuster, zur Aktivierung deiner verborgenen Potentiale und zur nachhaltigen Heilung über Generationen hinweg.

Sichere dir dieses unverzichtbare Standardwerk, wenn du bereit bist, dein genetisches Potential voll zu entfalten und echte Transformation zu erleben!

Hier zu bestellen:
https://www.amazon.de/Dein-Schicksal-nicht-vorbestimmt-transformieren/dp/B0DY479N2K/

Über die Autorin

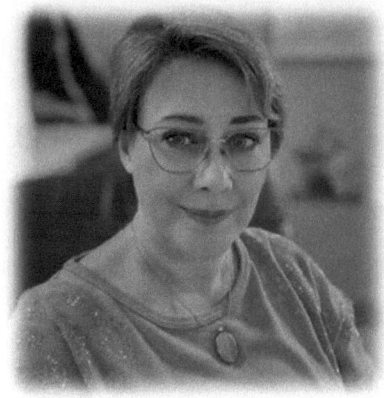
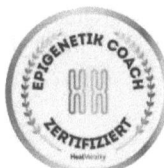

Christine Tontsch wurde am 15. Juli 1971 in Großau, Rumänien geboren. 1990 wagte sie den mutigen Schritt nach Deutschland, wo sie eine neue Heimat fand und sich ihren beruflichen Traum erfüllte. Schon früh zeigte sich ihre Faszination für Kosmetik und Naturheilkunde – eine Leidenschaft, die ihr weiteres Leben prägen sollte.

1998 absolvierte sie ihre erste Ausbildung im Bereich Kosmetik und sammelte anschließend zwei Jahre wertvolle Erfahrungen als Angestellte. Mit diesem Fundament und einer klaren Vision baute sie 2001 ein etabliertes Unternehmen auf, das sie 22 Jahre lang erfolgreich führte. Heute wird das Unternehmen von ihrem Sohn weitergeführt, während sie sich weiterhin ihrer Expertise in kosmetischen und naturheilkundlichen Behandlungen widmet.

Getrieben von ihrer unerschöpflichen Neugier und dem Wunsch, Menschen ganzheitlich zu unterstützen, erweitert sie kontinuierlich ihr Wissen und ihre Fähigkeiten. Als medialer Coach entwickelte sie eine besondere Sensibilität für das Unausgesprochene – eine Gabe, die ihr erlaubt, Menschen auf einer tieferen Ebene zu verstehen und zu begleiten.

2024 führte sie ihre Suche nach den Wurzeln von Krankheiten zur Epigenetik. Das transgenerationale Erbe, die Weitergabe von Erfahrungen über Generationen hinweg, wurde zu ihrem neuen Forschungs- und Arbeitsfeld. Diese Erkenntnisse integriert sie nun in ihre ganzheitliche Begleitung von Menschen, die nach Heilung auf körperlicher, geistiger und seelischer Ebene suchen.

In ihrer Freizeit widmet sie sich intensiv dem Lesen, Schreiben und Malen – Tätigkeiten, die ihre kreative und spirituelle Seite nähren. Ihre tiefgehende Verbindung zur geistigen Welt und ihr Interesse am Menschsein mit all seinen Facetten spiegeln sich auch in ihrer Arbeit wider. Sie bildet Menschen in energetischen Wirkweisen aus und begleitet jene, die wie sie selbst von der

Neugierde an der unsichtbaren Welt getrieben sind.

Ihre fundamentale Motivation entspringt dem Wunsch, das Leben in seiner Ganzheit zu verstehen. Die Fragen nach dem Sinn des menschlichen Daseins und der individuellen Seelenmission treiben sie dabei stetig voran. Diese tiefgründige Auseinandersetzung mit den existenziellen Fragen des Lebens macht sie zu einer authentischen und verständnisvollen Begleiterin für Menschen auf ihrem persönlichen Entwicklungsweg. Heute verbindet sie in ihrer Arbeit traditionelles Wissen der Naturheilkunde mit spiritueller Weisheit und modernen wissenschaftlichen Erkenntnissen. Ihr ganzheitlicher Ansatz, gepaart mit ihrer medialen Sensibilität und dem Verständnis für epigenetische Zusammenhänge, ermöglicht es ihr, Menschen auf ihrer Reise zu Heilung und Selbsterkenntnis einfühlsam und kompetent zu unterstützen.

Folge mir auf:

https://www.facebook.com/epigenetiknuernberg

https://instagramm.com/christinetontsch